一目了然的反射區對症按壓圖典

腳底按摩身體排毒地圖

Matty / 著

「解毒」是維持健康的關鍵！

排出不需要的東西，

便能使身體煥然一新

我以腳底按摩師的身份，持續服務了將近20年以上，有許多客人光臨我所服務的沙龍。我的腳底按摩服務當中，最大的特徵就是從刺激腳底穴道開始，促使堆積在體內不必要的新陳代謝產物進行解毒。據說此做法比按壓一般的腳底穴道擁有更強的解毒效果，許多接受過我的腳底按摩服務的客人也給予我滿意的回饋，表示許多身體上的問體與生病情況有獲得改善。

從長年工作上的經驗來看，我發現要維持身體健康最重要的事情就是「如何將體內不需要的東西排出」，也就是「解毒」。若不必要的新陳代謝產物，能順利地隨著尿液或糞便排出體外，只需這樣就能改善身體問題，也能夠保持年輕與美麗。

這本書是我截至目前為止累積知識的集大成，內容用讀者容易了解的方式，整合了不僅腳底，也包含了身體與臉部，透過解毒對身體與美容問題有效的穴道，以最新的「解毒地圖」介紹給大家。你可以一邊對照書中的地圖，依照自己所苦惱的地方，透過刺激穴道，來改善身體不適的部位，也能提早預防疾病的到來。

此外，這也是我第一次在書中介紹到怎麼幫他人進行足部保養，也非常推薦從事長期照護行業的人閱讀。那麼就立刻一邊對照解毒地圖，一邊試著按摩看看吧！

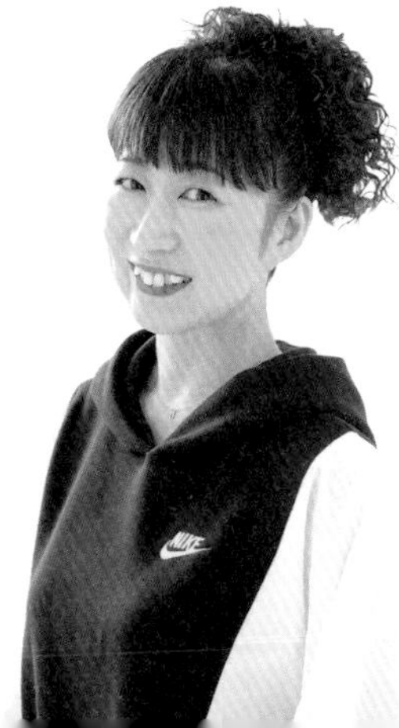

不論是誰都能簡單做到，在反覆不斷研究的Matty式腳底按摩，解毒效果也相當出色！

自身的健康狀況不佳，成為我當腳底按摩師的契機！

我成為腳底按摩師的契機是因為自身的健康狀況不佳。以前我在公司上班時，因工作與人際關係的壓力導致身體狀況亮起紅燈。雖然辭掉工作，但之後發現自己得了卵巢癌，並接受了部分切除手術。手術雖然成功，但身體一點也沒有恢復，在身心俱疲到了極限時，以意想不到的事情為契機，接觸到了台灣式腳底按摩。我當初也半信半疑「真的會有效嗎？」，但從接觸的第一次開始就感受到效果，在持續接受按摩到至今為止，身體不適的狀況漸漸獲得改善，並且變得健康了。

因此，我也想學會這個方法，而學習了台灣的腳底按摩等中醫學。此外，也接受了德國、法國、義大利以及英國等足部保養先進國所開設的健康與美容研討會。將這些學習到的知識，在每日的腳底按摩中去一一驗證與確立的就是Matty式腳底按摩。

這本書中介紹的方法，都是就算第一次做也能輕鬆又簡單做到這樣的想法來撰寫。台灣式腳底按摩會就穴道這一點來給予刺激，不過對於從沒接觸過的人來做的話容易偏離穴道位置，但若使用Matty式腳底按摩的按壓方式，不論是誰都能確實地抓到穴道的位置，解毒效果也相當出色，請努力養成按摩習慣吧！

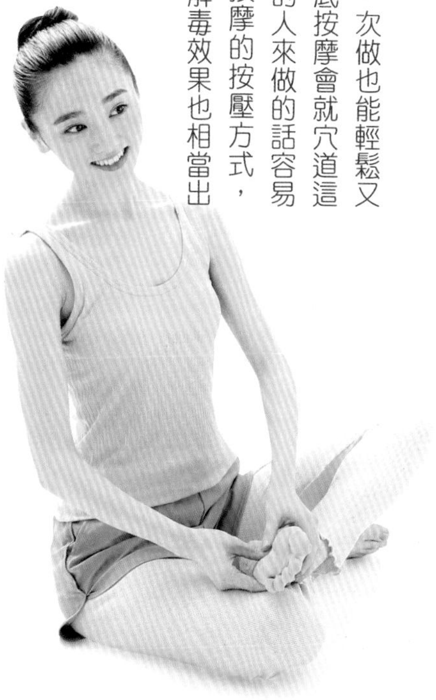

目次

chapter 3 臉部及全身的解毒地圖

chapter 4

對心理疾病有效的解毒地圖 115

chapter 5

在外出時有效解決身體不適的緊急解毒地圖 129

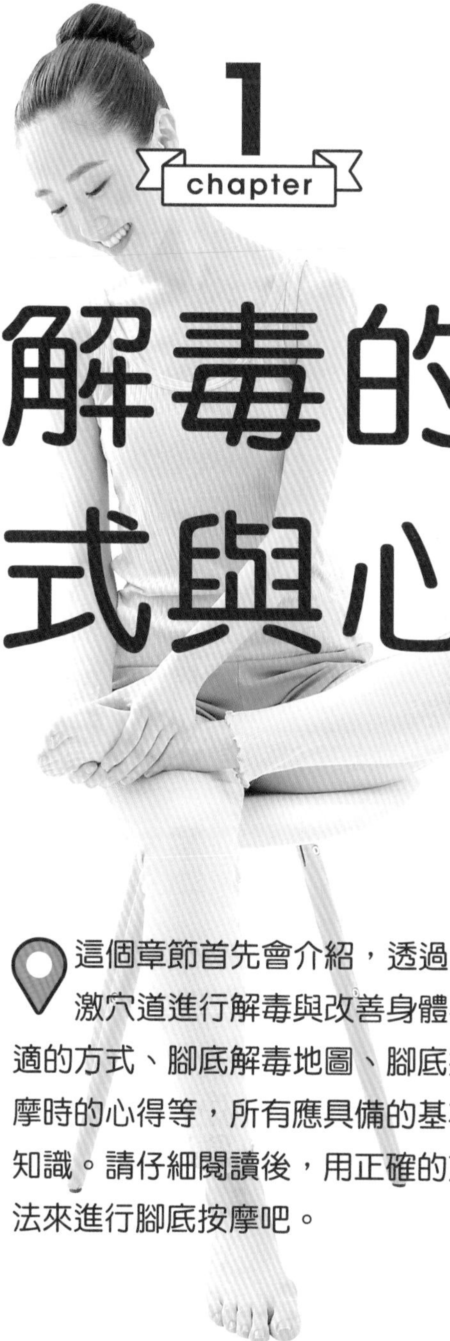

1
chapter

解毒的方式與心得

這個章節首先會介紹，透過刺激穴道進行解毒與改善身體不適的方式、腳底解毒地圖、腳底按摩時的心得等，所有應具備的基本知識。請仔細閱讀後，用正確的方法來進行腳底按摩吧。

腳底可是藏著能解讀身體不適祕密的地圖！

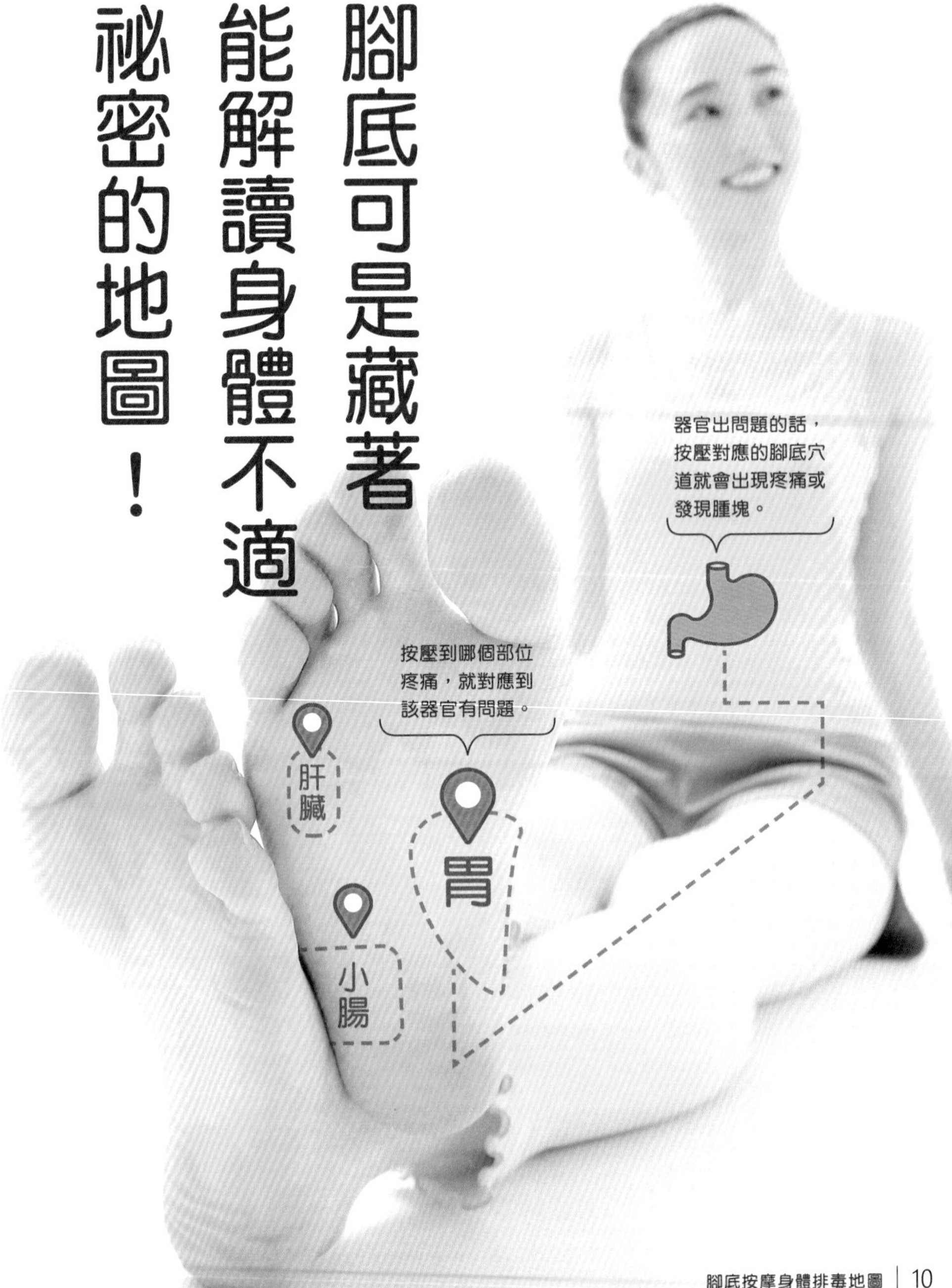
器官出問題的話，按壓對應的腳底穴道就會出現疼痛或發現腫塊。
按壓到哪個部位疼痛，就對應到該器官有問題。
肝臟
胃
小腸

就如同這本書的標題名為「解毒地圖」一般，其實，每個人的腳底都擁有能夠讀出你的身體不適或現在健康狀況的地圖。

那就是「腳底穴道」。

所謂腳底穴道是日本新近創造的詞語，正式名稱應該叫做「足部反射區」。中國的醫書中記載，據說透過腳底來診斷病狀的治療方法，自古以來傳承至今，已經有三千年以上歷史。在這漫長歲月當中，以臨床為基礎建構起來的這個方法，後來正式命名為「區域反射療法」。

反射區是指位於腳底或手部等，與身體器官或臟器連結的末梢神經集中區域。我們無法直接觸摸到臟器，但是可以透過位於腳底的反射區，也就是腳底穴道可以輕易地用自己的手來進行刺激。利用這一點，我們可以從腳底穴道接近體內的臟器，將它們導向健康狀態，這就是區域反射療法。

這本解毒地圖以簡單易懂的方式，將腳底穴道的位置呈現出來。你可以按壓看看解毒地圖內容中出現的穴道，若有感到疼痛，或是發現有硬硬的腫塊，所對應到的就是你身上器官變得虛弱的信號。反過來說，試著按壓自己體內感到不適的臟器所對應到的腳底穴道時，應該會感到疼痛或發現腫塊。

也就是說，你的身體狀況會完全顯現在解毒地圖當中。只要透過刺激狀況不好的器官所對應到的腳底穴道，就能有所改善。

只要刺激與臟器有連結的穴道，身體的各種狀況馬上就能獲得改善！

刺激穴道後為什麼能改善身體狀況呢？針對這部份，我再說得更詳細一些吧。

所謂穴道，指的是位於骨頭附近，末梢神經集中的部分。只要刺激位於皮膚深處的穴道，就會透過末梢神經傳達至與那個穴道相對應的臟器，因此能達到活化該臟器的功能。

此外，藉由刺激穴道，能夠促使腳部血液與淋巴液的肌肉幫浦作用效能提高，也能改善血液與淋巴循環，順暢地將堆積在體內不必要的新陳代謝產物推除。

再加上，Matty式腳底按摩一開始會先刺激與解毒息息相關的腎臟與膀胱對應的穴道，在那之後，再針對自己的身體狀況來刺激相對應的穴道。

若腎臟或膀胱的功能變弱，即使好不容易刺激了穴道，也很難將不必要的老廢物給排出體外。但若事先刺激腎臟與膀胱的穴道，就能以尿液的方式將它快速的排出體外。實際上，在我按壓這些穴道或進行按摩後，透過尿液來達到新陳代謝的廢物排出量，比一般狀況下的排出量還要提升許多的實驗數據。而透過這樣的方式，就能獲得改善身體狀況的高度效果。

除此之外，用這個方式也能有效改善水腫、促進分解體內多餘的脂肪，所以也有打造身體曲線的效果。

請務必利用按壓腳底穴道，維持健康與保持美麗吧！

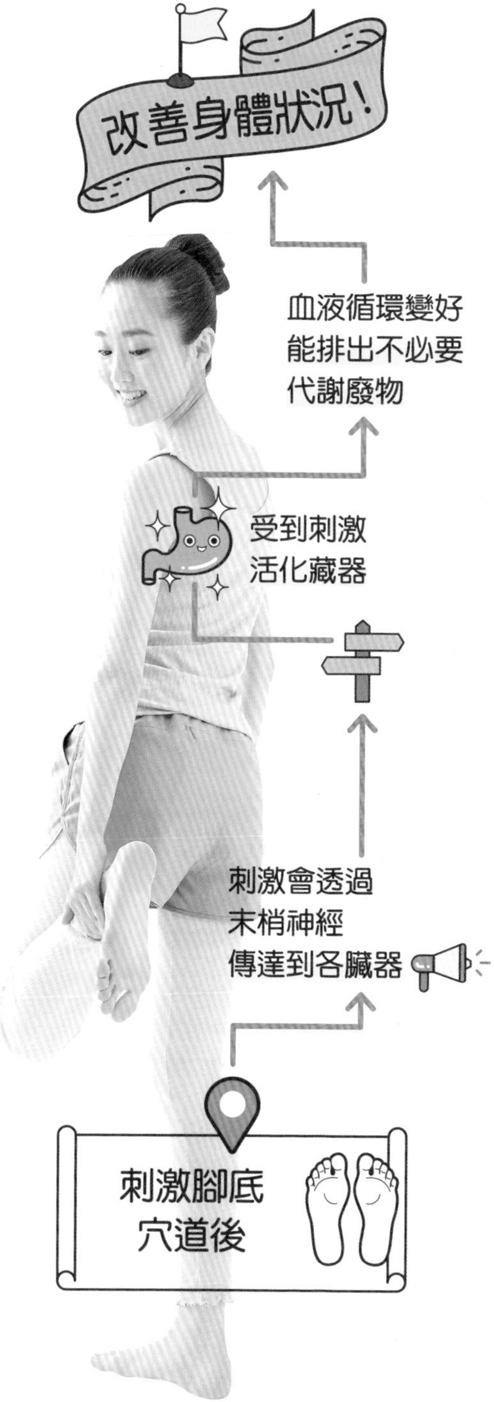

改善身體狀況！
血液循環變好
能排出不必要
代謝廢物
受到刺激
活化藏器
刺激會透過
末梢神經
傳達到各臟器
刺激腳底
穴道後

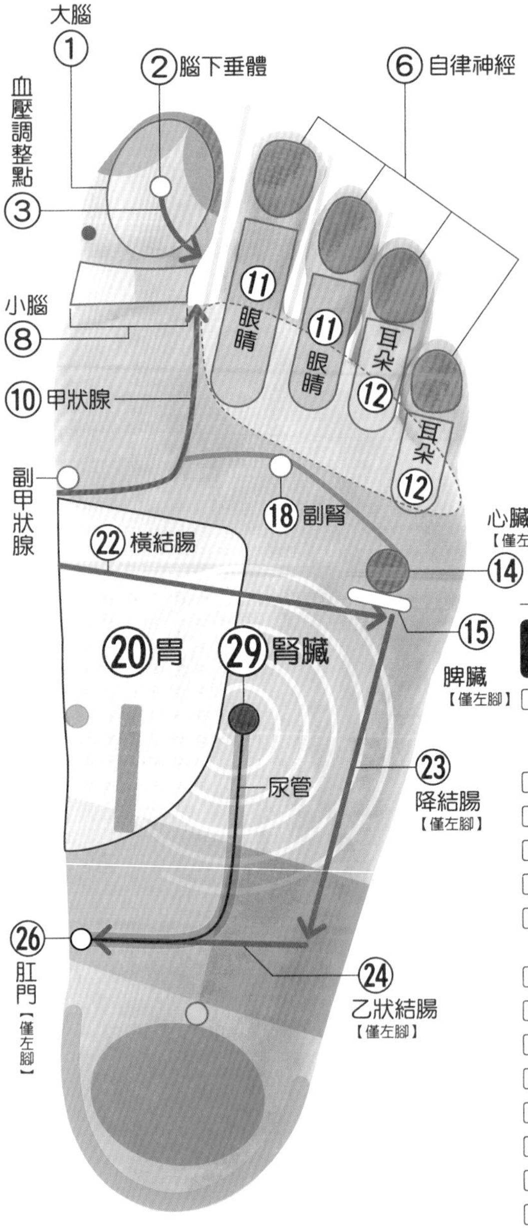

左腳

※心臟、脾臟、降結腸、乙狀結腸、肛門僅左腳

腳底的解毒地圖

這就是腳底的解毒地圖。若按壓到哪部分疼痛，或是發現硬硬的有塊狀物的話，就將那個部位與地圖比對一下，所對應到的就是你身上比較弱的器官。

＊器官列表旁的頁碼是代表如何調整對應器官的相關頁數。
＊穴道的位置會因人而有些許差異。一邊仔細閱讀P.31之後的步驟，一邊找出正確的穴道位置吧。
＊若沒特別標記則為左右腳對稱。

腳底 解毒地圖CHECK!

- □① 大腦……Page | 44、52、54、56、60、62、66、72、100、104、116、124
- □② 腦下垂體……Page | 104、116
- □③ 血壓調整點……Page | 58、60
- □④ 三叉神經……Page | 44、54、68、80、118
- □⑤ 鼻……Page | 70、82、84、126
- □⑥ 自律神經……Page | 52、56、58、68、80、100、116、118、120、124
- □⑦ 趾間淋巴……Page | 56、76、122
- □⑧ 小腦……Page | 116、120、124
- □⑨ 頸部……Page | 40、80
- □⑩ 甲狀腺……Page | 62、80、100
- □⑪ 眼睛……Page | 32、124
- □⑫ 耳朵……Page | 80
- □⑬ 僧帽肌……Page | 32
- □⑭ 心臟【僅左腳】……Page | 54、56、58、60、62、72、76、90、116、118
- □⑮ 脾臟【僅左腳】……Page | 54、58、72、76、92
- □⑯ 肝臟【僅右腳】……Page | 60、66、70、72、76、104、120、122、126
- □⑰ 膽囊【僅右腳】……Page | 76

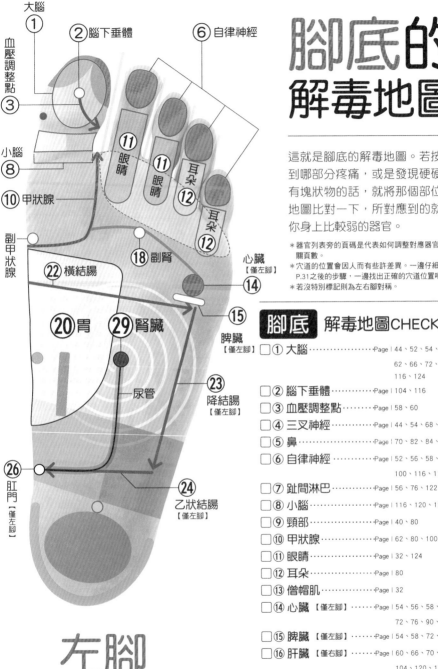

穴道的位置會因人而有些許差異。以這個地圖為基準，來找看看自己腳底的腳讀地圖吧。按壓看看，若有腫腫硬硬的觸感，那就是按壓到正確部位的證據！

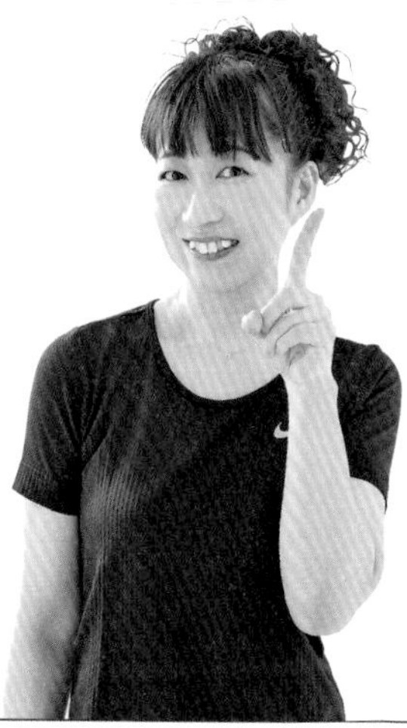

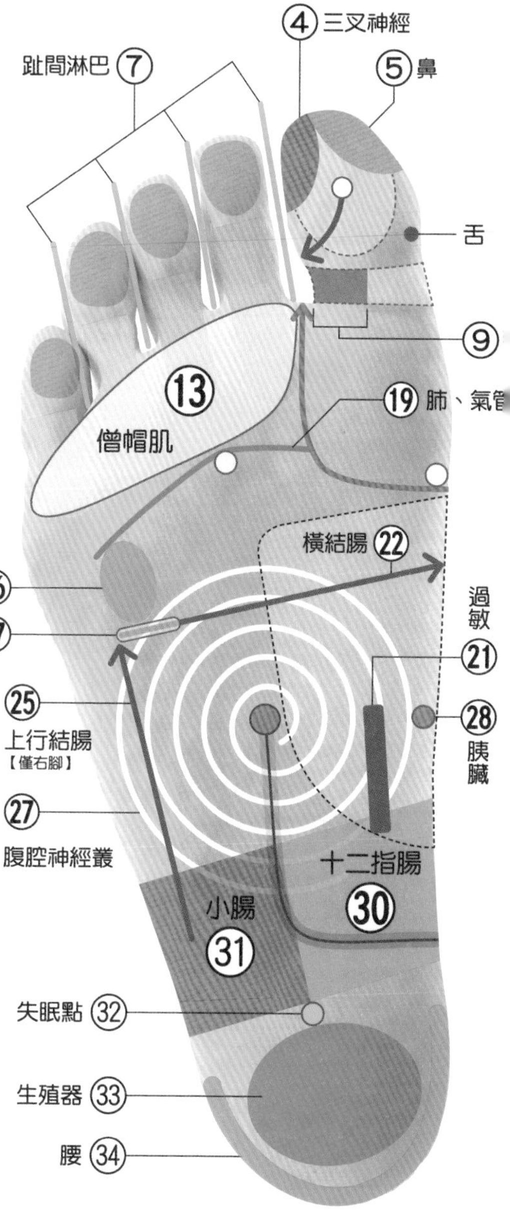

右腳

※肝臟、膽囊、上行結腸僅右腳

腳外側・腳內側・腳背側的解毒地圖

腳的外側、內側及腳背側也有穴道，以下就是這些部位的解毒地圖。
若按壓到哪部分疼痛，或是發現硬硬的有塊狀物的話，就表示對應到部位的器官比較弱。

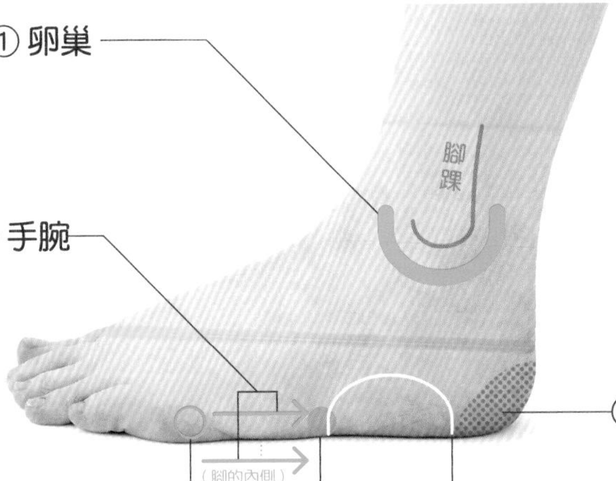

＊若沒特別標記則為左右腳對稱。

腳外側 解毒地圖CHECK!

- □ ① 卵巢⋯⋯⋯⋯Page | 64、66、68
- □ ② 手腕⋯⋯⋯⋯Page | 34
- □ ③ 肩膀⋯⋯⋯⋯Page | 34
- □ ④ 膝蓋⋯⋯⋯⋯Page | 41
- □ ⑤ 外尾骨⋯⋯⋯Page | 36、42

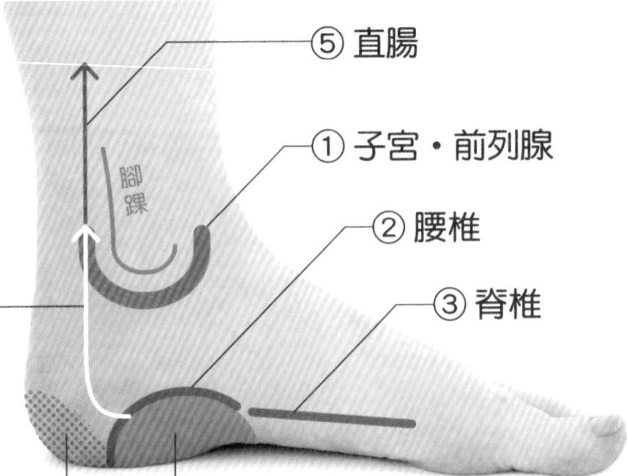

腳內側 解毒地圖CHECK!

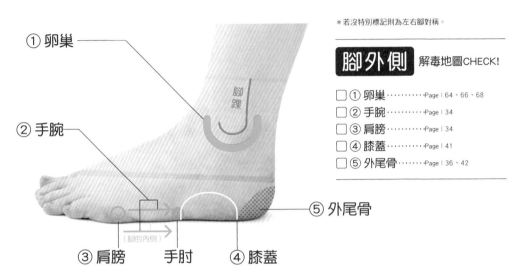

- □ ① 子宮・前列腺⋯⋯⋯⋯⋯⋯⋯⋯⋯Page | 56、64、66、88
- □ ② 腰椎⋯⋯⋯⋯Page | 38、42、64
- □ ③ 脊椎⋯⋯⋯⋯Page | 42
- □ ④ 膀胱⋯⋯⋯⋯Page | 26
- □ ⑤ 直腸⋯⋯⋯⋯Page | 104
- □ ⑥ 輸尿管⋯⋯⋯Page | 88、104
- □ ⑦ 內尾骨⋯⋯⋯Page | 36、42

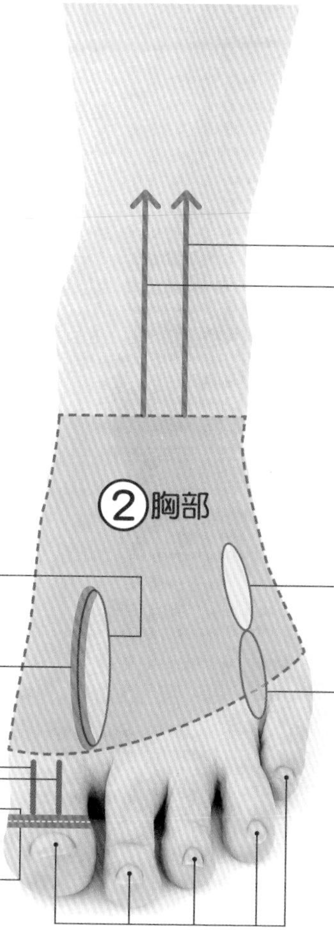

腳背側 解毒地圖CHECK!

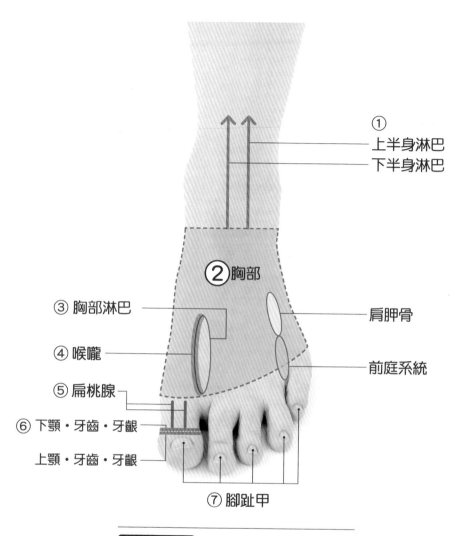

開始按摩之前 Check!

提高腳底按摩效果 5個小知識

進行腳底按摩時的5個小知識看這裡！只要好好遵守這幾個規則去做，就能得到正確的效果。

也為了不造成身體負擔，務必遵守這些規則唷！

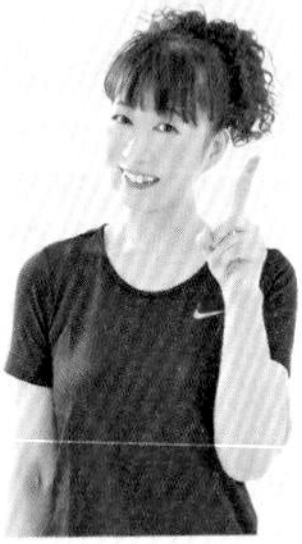

1 POINT 將腳洗乾淨！確實清除老廢角質之後再開始按摩

進行腳底按摩時，要先將腳洗淨，維持在清潔狀態之後再開始。先用食指固定住要洗的腳趾，用手的大拇指側面的骨頭，從腳底側往腳趾縫方向，由下往上搓洗，前後方向搓洗腳趾縫隙。接著往腳背側由上往下搓洗，最後用毛巾擦乾腳指縫的水分，並輕拉隔壁的腳趾。

2 POINT 吃飽飯不能立刻按壓穴道！請相隔30分鐘以上再開始。

基本上，腳底穴道按摩在一天當中的什麼時候進行都可以。選擇自己方便的時間來進行按壓。但是，吃飽飯後，因為血液大量聚集到胃部，這時若進行腳底按摩，會對消化器官造成負擔，因此不建議這麼做。請務必於飯後相隔30分鐘以上再進行。

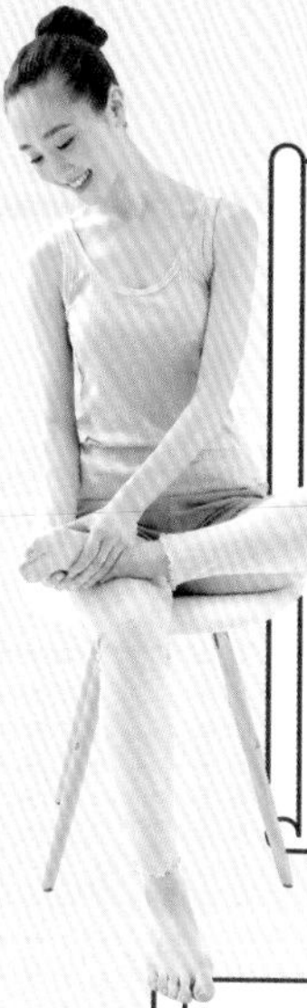

3 POINT

坐在坐墊不會下陷的椅子或是地板上進行

腳底穴道按摩需要確實按壓到深處才會得到效果，如果坐在棉被或沙發等柔軟的地方進行按壓的話，就會無法正常施力，沒辦法得到正確的效果。建議坐在坐墊不會下陷，較硬的椅子上，或是地板上進行。

4 POINT

請務必使用乳液或肥皂來進行腳底穴道按摩

如果要在洗澡時間進行腳底穴道按摩，為了不造成肌膚負擔，以及進行時能更順暢，建議使用肥皂來降低摩擦力。在洗澡時間之外要進行腳底穴道按摩，建議先在要進行的部位塗抹身體乳液再開始按摩，感覺會更為舒暢。

5 POINT

按壓完穴道之後，飲用200mL以上白開水，排出體內的不必要新陳代謝產物

為了使按壓穴道之後流出的不必要新陳代謝產物，能夠以尿液形式儘早排出體外，建議在腳底穴道按摩結束之後，飲用一杯與體溫差不多溫度的白開水200mL。若經過1小時還沒有出現尿意的話，就再喝一杯。

按照個人身體狀況來調整

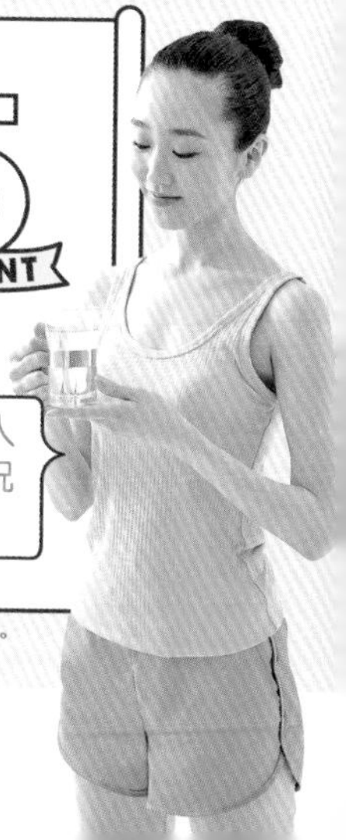

※按照個人身體狀況來調整，若有水分飲用限制的人，請與醫生討論之後，依照指示來攝取白開水。

開始按摩之前 Check!

每日的足部保養方式

接著介紹正確的洗腳方式與如何泡足浴。足浴可以在沒時間泡澡，或是在生理期間，想要避開泡澡時進行。

連腳趾也要確實清潔！

腳的洗法

在進行腳底穴道按摩之前，或是每天入浴時，按照這個順序來洗腳吧。也能藉此刺激腳趾之間的「趾間淋巴」穴道，促進血液及淋巴循環，達到助眠・抒壓的效果。

1 用食指固定住要洗的腳趾

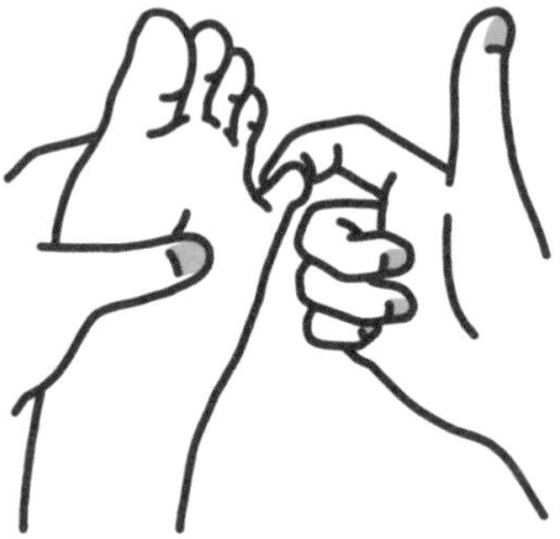

坐在浴缸，用食指將要洗的腳趾撐著固定住。不論要坐在浴缸內的小椅子或是浴缸裡面進行都OK。

2 用手的大拇指側面的骨頭，從腳底側往腳趾縫方向，由下往上搓洗

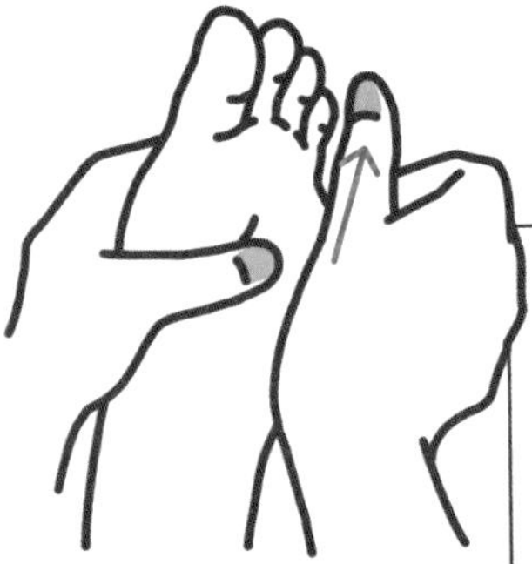

將手的拇指第一關節外側的骨頭對準腳趾之間，並將腳趾縫當作山頂，由腳底側朝向腳趾縫方向，由下往上搓洗。

3 前後方向搓洗腳趾縫隙。接著往腳背側由上往下搓洗

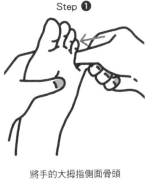

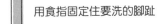

將手的大拇指側面骨頭垂直對準腳趾縫，以前後方向搓洗。

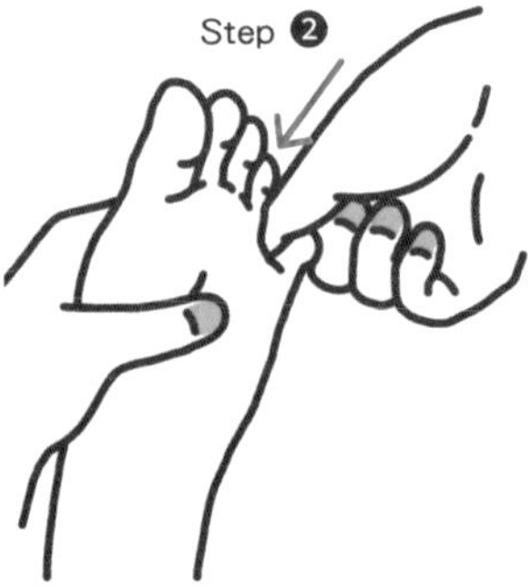

朝向腳背側，想像經過山頂後正在下山，由上往下搓洗。全部的腳趾縫都用同樣的方式搓洗。

4 用毛巾擦乾腳指縫的水分，並輕拉隔壁的腳趾

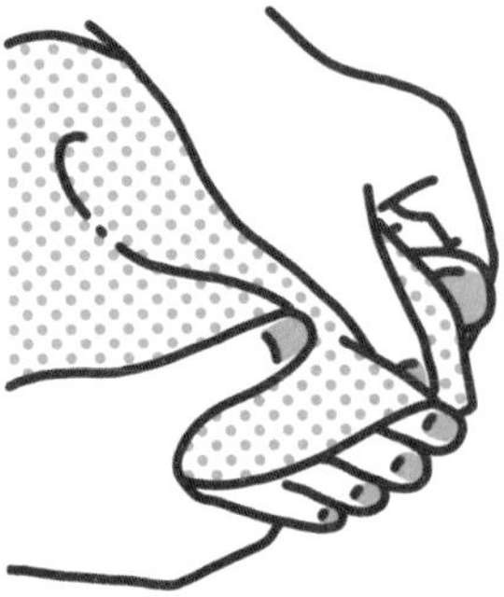

用毛巾擦乾全身之後，也將腳指縫之間的水分用毛巾輕捏擦乾，並輕拉隔壁腳趾的根部。所有的腳趾都用相同方式擦乾。

足浴如何泡

足浴可以簡單地促進腳步的血液循環，也能有效改善手腳冰冷與水腫的情況。也很推薦在進行腳底穴道按摩之前先泡足浴。按照以下介紹的方式來泡，就能讓解毒效果更上一層樓。

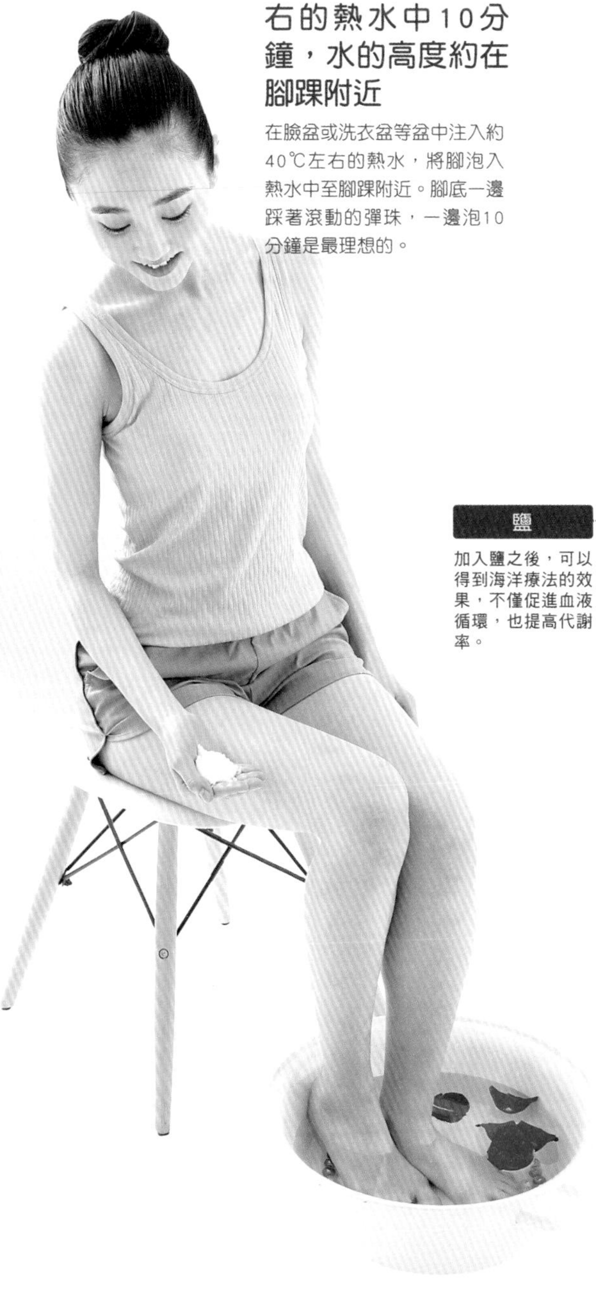

將腳泡入約40℃左右的熱水中10分鐘，水的高度約在腳踝附近

在臉盆或洗衣盆等盆中注入約40℃左右的熱水，將腳泡入熱水中至腳踝附近。腳底一邊踩著滾動的彈珠，一邊泡10分鐘是最理想的。

可以搭配心情和身體狀況加入一些小道具！

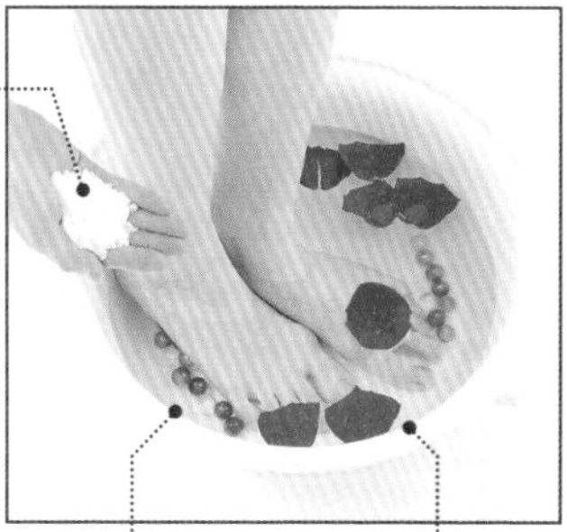

鹽

加入鹽之後，可以得到海洋療法的效果，不僅促進血液循環，也提高代謝率。

彈珠

放入彈珠，用腳底踩著彈珠滾動，就能刺激許多腳底穴道，促進解毒。

玫瑰花瓣

據說玫瑰具有能夠調整女性荷爾蒙分泌的效果，讓花瓣漂浮在水面上也很不錯。

推薦商品

一週2～3次將細微的髒東西清理乾淨吧

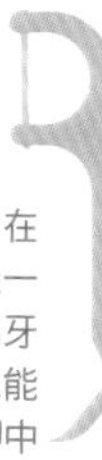

污垢或髒污會堆積在腳趾甲中，因此建議一週清理2～3次。使用牙籤或牙線的前端，就能輕鬆又方便地將趾甲中縫的髒東西清除乾淨。清理完之後一定要記得消毒。

始按摩之前 Check!

基本的按壓方式

進行Matty式腳底按摩時，有幾種不同種類的按壓方式，這邊來為各位介紹。不同的穴道會分成下面這幾種按壓方式。

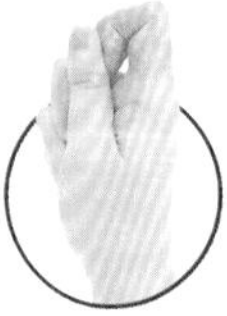

使用手指第二關節處

將手指彎成90度，使用第2關節的按壓方式。一般來說較常使用食指，不過使用拇指的第1關節處也可以。要刺激較小穴道那一點時，只以單側按壓。

壓

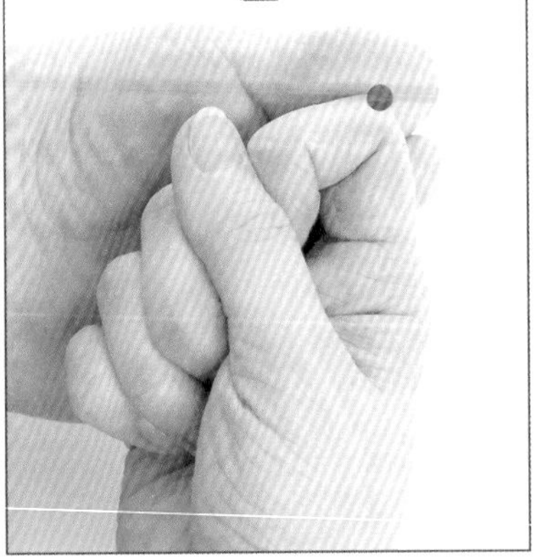

壓著滑動

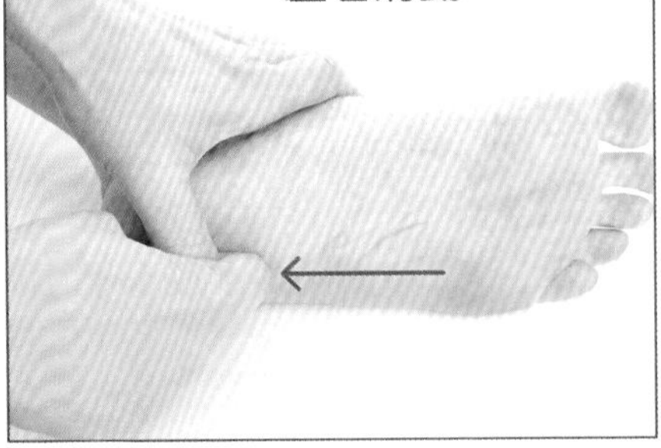

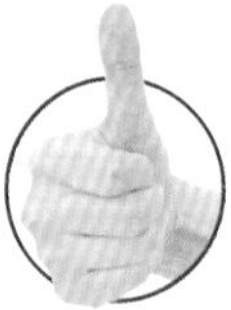

使用大拇指的指腹

使用大拇指指腹的按壓方式。將大拇指指腹對準穴道，用感到稍微有點痛又舒服的力道，直接垂直按到底，或壓著滑動手指。

壓

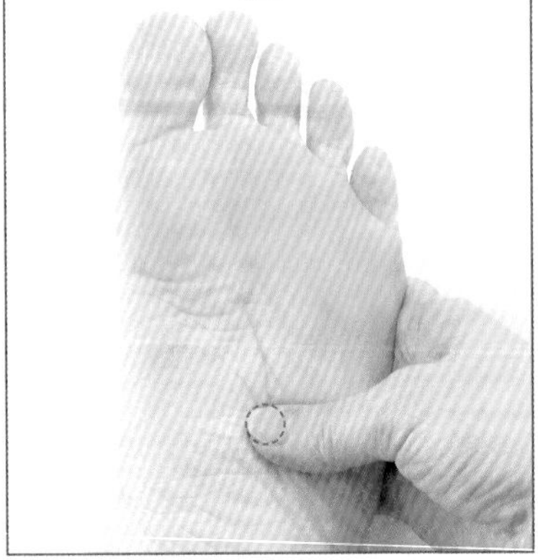

壓著滑動

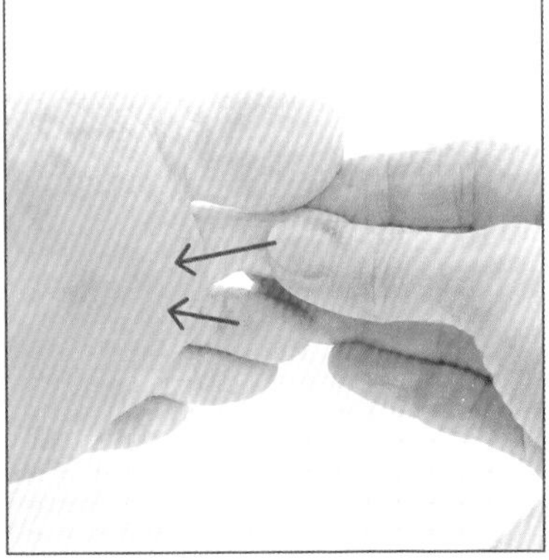

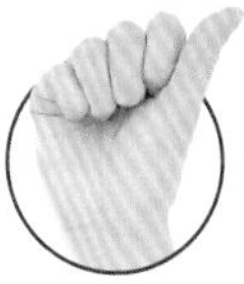

使用拳頭

在刺激範圍較長的穴道等情況時使用的方式。將手握拳，使用食指、中指和無名指這3隻手指，或使用食指與中指這2隻手指。也會依關節或穴道使用不同方式。

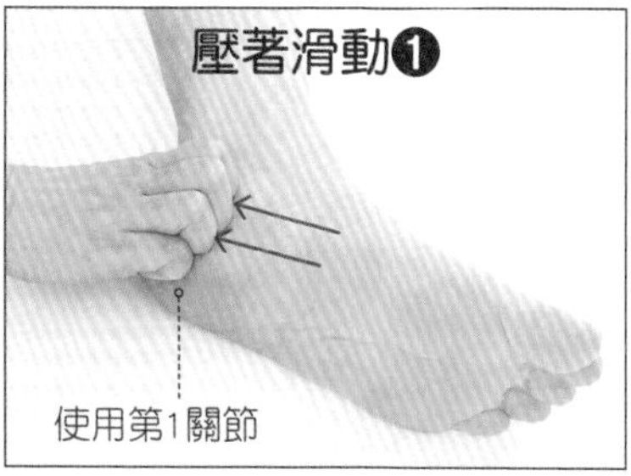

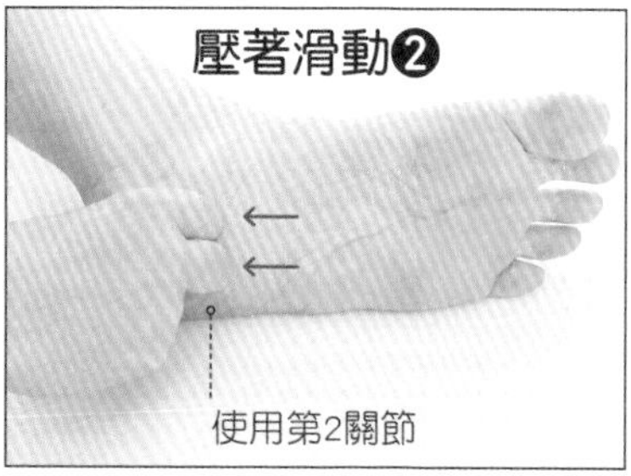

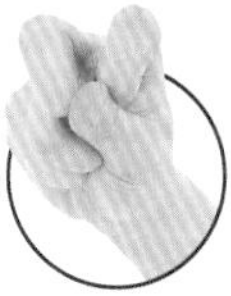

使用食指與中指的內側

將食指與中指彎曲，並使用其內側的方式。在穴道位於腳趾或足部側面等情況時使用。用兩隻手指夾住穴道左右轉動，或是夾住穴道之後壓著滑動來進行按摩。

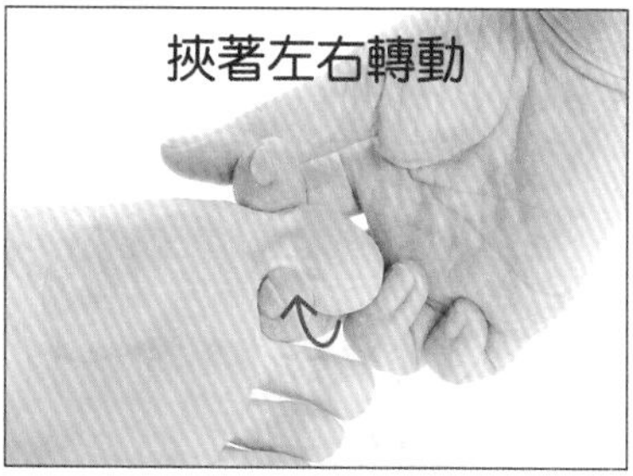

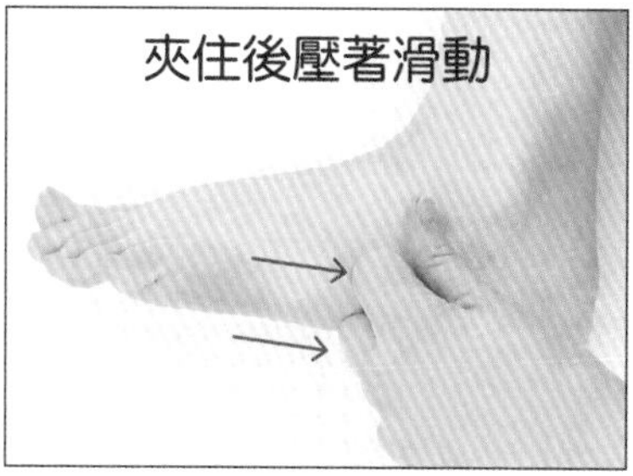

壓著滑動。

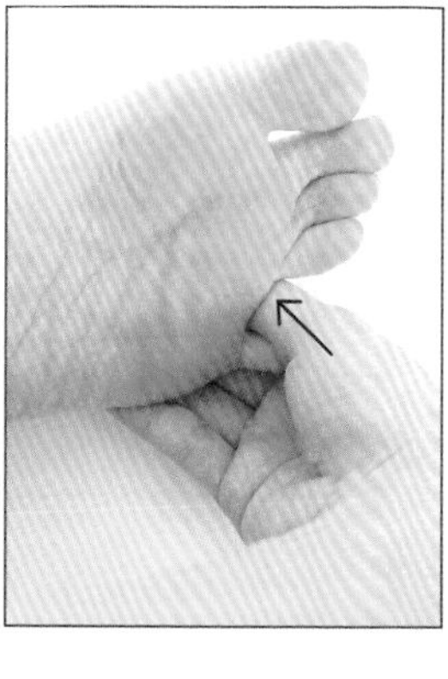

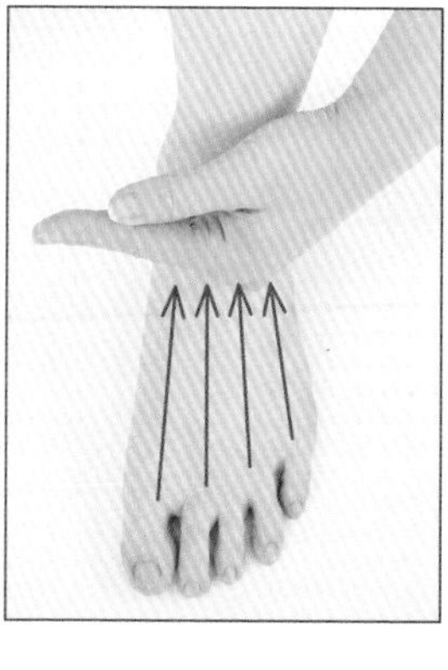

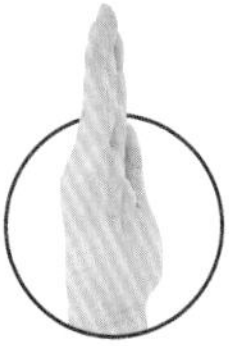

使用手指的側面

要給予整個腳背等廣闊的範圍或是腳趾之間等較狹窄的部分刺激時使用的方式。用小指那一側的側面對著腳背壓著滑動，或在腳趾之間用拇指的側面如摩擦一樣

開始按摩之前
Check!

按壓方式的規則

按壓穴道時，若遵守接下來介紹的6個規則，就能提高效果，將這些規則融會貫通吧。

RULE 1

一定要從左腳開始

由於幫助推動新陳代謝廢物的心臟的穴道位於左腳的緣故，因此腳底穴道按摩一定是從左腳開始，這是基本。一開始就先透過刺激身體垃圾桶的腎臟・膀胱的穴道，提高解毒效果。左腳結束之後才輪到右腳按摩。

RULE 2

按壓到「沒辦法再按下去了」按到底為止

再按壓穴道時，要按壓到感覺已經無法再按下去為止。透過按壓到底部時最接近骨頭的末梢神經，可以得到正確的穴道按摩效果。直接垂直按壓到腳底深處。

RULE 3

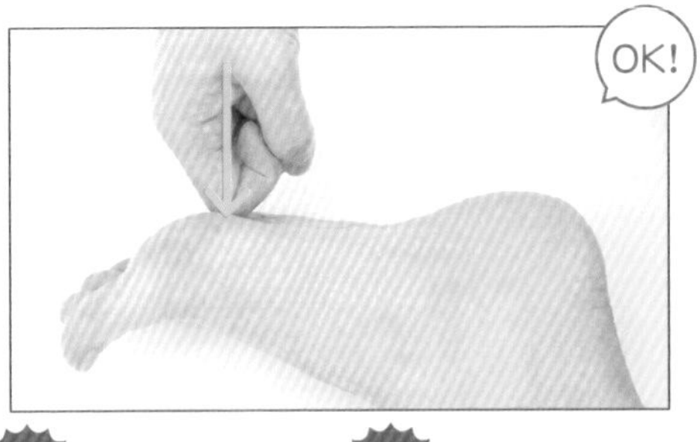

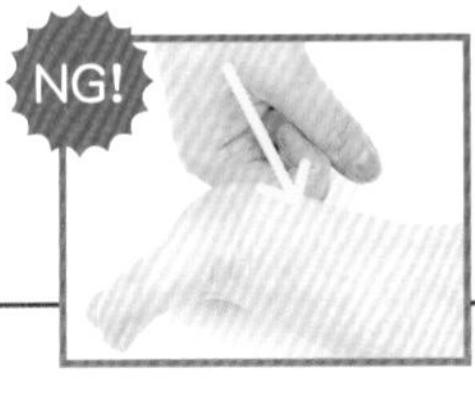

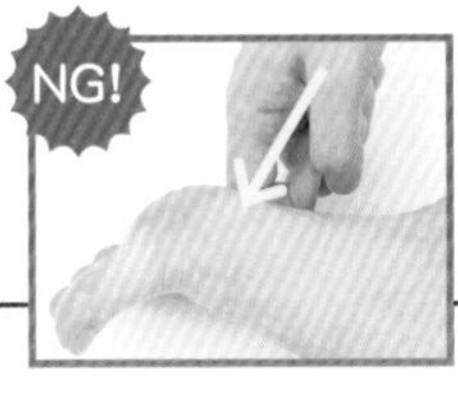

手指關節要垂直對準按壓

使用手指關節按壓的情況下，關鍵是要對準穴道垂直按壓。將關節往前倒或傾斜著對準按壓都是錯誤的方式。按壓時，將關節垂直對準穴道，直直按壓到底，壓著滑動時，也要保持垂直對準的狀態直到結束為止用同樣姿勢滑動按壓。

4 RULE

按壓3秒之後 手指貼著皮膚放鬆力道

這是穴道按摩技巧中所謂的「3秒規則」。這時，讓手指不離開皮膚，只要放鬆力道就可以。只放鬆力道，再用同樣的力道按壓3秒，如此重複動作。若按壓3秒以上，可能會發生骨頭或筋疼痛的狀況。

5 RULE

同一處大約至少 按壓10次左右

考慮到刺激穴道時，按壓位置會有些微的偏移狀況，因此建議同一處大約至少按壓10次左右。刺激10次，正確按壓到穴位的次數也會增加，隨著次數增加，也會確實得到效果。不建議一處只按2～3次就結束。

6 RULE

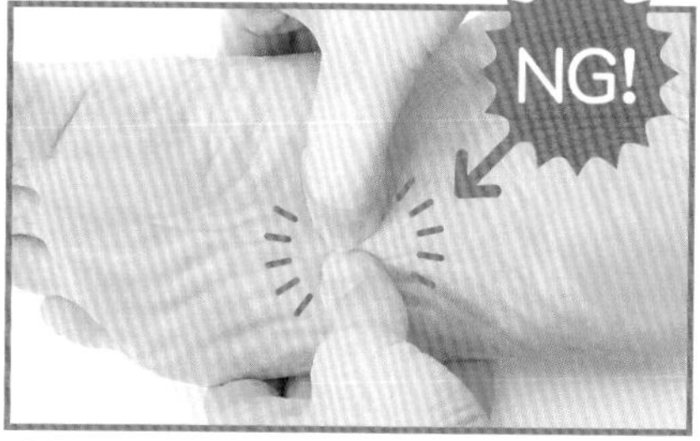

1處穴道用左右兩手的手指按壓的話，會對2處造成刺激。若用兩手按1處穴道時，可以將手指重疊來進行按壓。

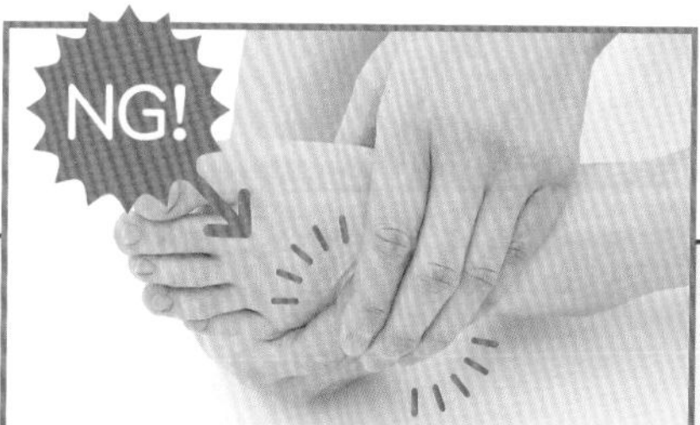

像這樣握著腳掌整體來按壓穴道，或是用沒有按壓穴道的手握著腳的拇指支撐也算是握著按壓，同樣不建議這麼做。

不能2點按壓或握著按壓！

穴道靠著只按那1點就能得到效果。若1個穴位用左右兩手的手指來按壓，會變成「2點按壓」，將無法得到效果，因此不建議。此外，也不建議以手握著腳部按壓穴道的「握著按壓」，作為支撐的那隻手會施加較大壓力的關係，因此建議避開這種方式。

首先從這裡開始施加刺激！

腎臟（輸尿管）・膀胱的穴道

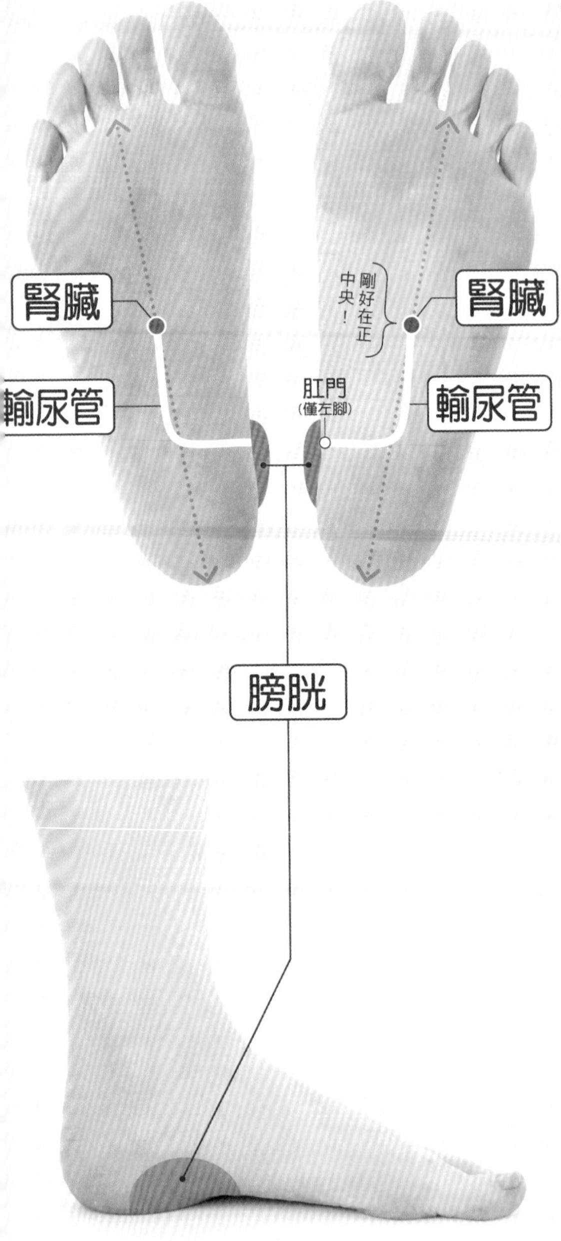

一開始就要刺激與排出不必要新陳代謝產物息息相關的器官

Matty式腳底按摩，基本上一開始一定會先從腎臟與膀胱的穴道開始刺激。這2個臟器身兼將堆積在體內的新陳代謝廢物，以尿液的方式排出的「身體的垃圾處理場」這樣重要任務，因此若是功能變弱的話，解毒能力也會下降。首先先刺激左腳的腎臟與膀胱的腳底穴道之後，再依照自己的身體狀況來進行穴道按壓，就能藉此得到確實的效果。若沒什麼時間時，只按壓這兩個腳底穴道也能維持身體健康，努力養成習慣吧。

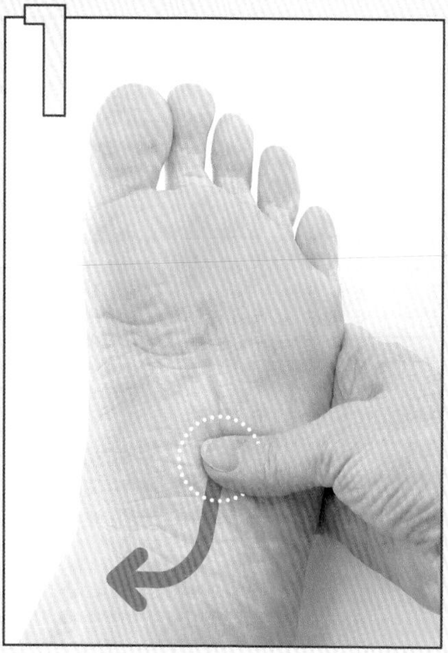

腎臟（輸尿管）

在腎臟的穴道上，將大拇指橫放，並用第1關節以上的部分按壓

不算腳趾，將大拇指橫放，並用指腹按壓在整個腳長的正中央那一點上，往下方壓著滑動到腳跟前，手指就會自然轉彎呈現Ｊ字型，按壓到內側的腳踝下方為止。將此步驟做10次。

× 10次

按壓下去
感覺到凹處就是
膀胱的穴道

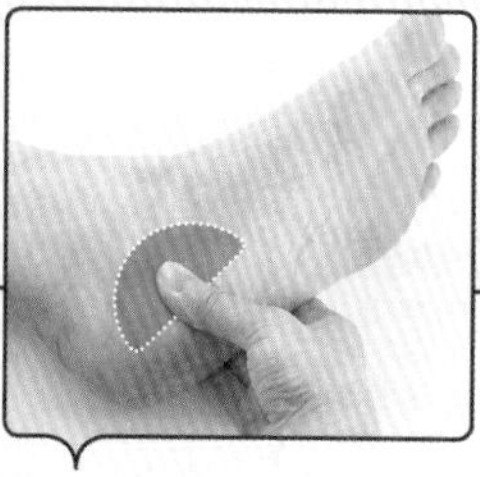

膀胱

膀胱的關節要使用3隻手指的第1關節壓著滑動

步驟1，大拇指最後抵達的內側腳踝下方骨頭的內側，有個半圓型狀的凹處，那就是膀胱的穴道。將手的大拇指掛在腳踝上，以食指、中指、無名指的第1關節盡可能地推遠一些，用像草耙的手勢往自己方向壓著滑動。將此步驟做10次。

× 10次

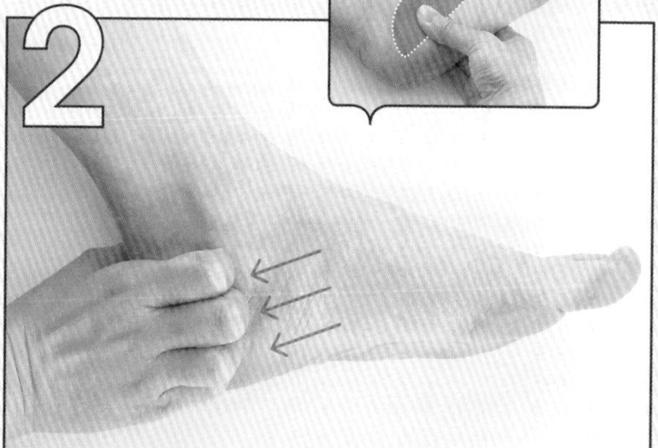

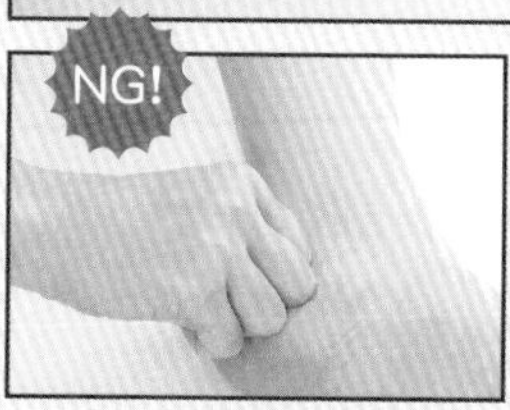

若將手握拳頭狀移動的話，關節就會朝向下方，很難得到按摩效果。

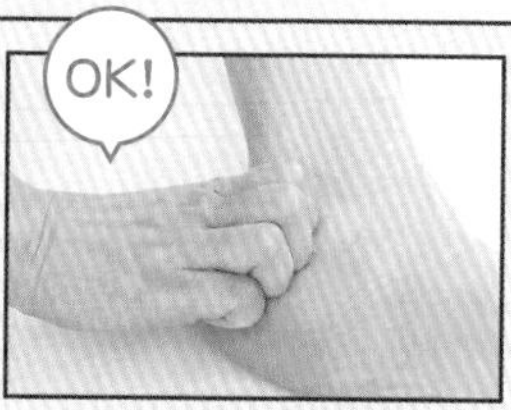

手肘處施力往後拖，關節就能維持在正確角度壓著滑動。

提升解毒效果的腳底穴道按摩進行方式

首先要清潔腳部，從左腳的腎臟・膀胱的穴道按摩之後，再依照自己的目的來刺激其他穴道。右腳也是以這個流程進行，最後飲用溫開水。

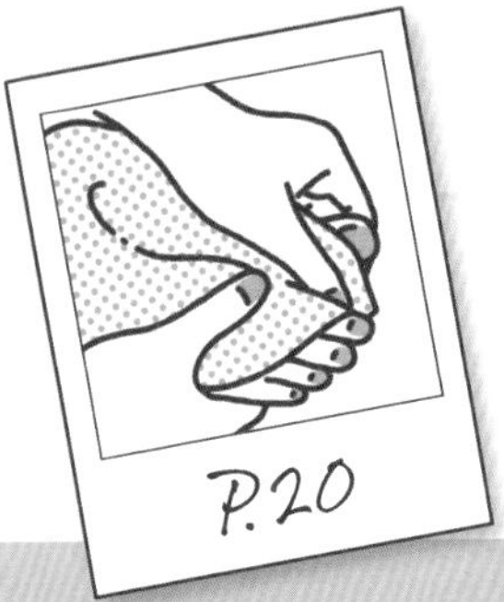

將腳洗乾淨至清潔的狀態

從左腳開始

↓

左腳

腎臟（輸尿管）・膀胱的穴道（參考P.26）

依照身體不適部位的穴道（P.31～參考）

按壓下去會痛的部分對應到的器官相關的穴道（參考P.14～17的相關頁面）

↓

左腳結束之後換右腳

↓

右腳

腎臟（輸尿管）・膀胱的穴道（參考P.26）

依照身體不適部位的穴道（P.31～參考）

按壓下去會痛的部分對應到的器官相關的穴道（參考P.14～17的相關頁面）

↓

飲用200mL以上的溫開水

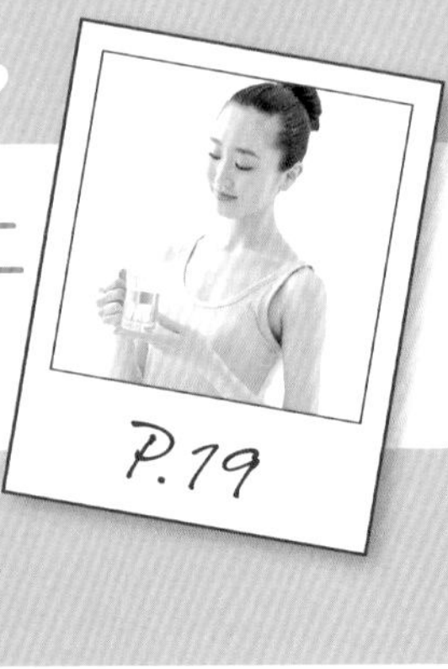

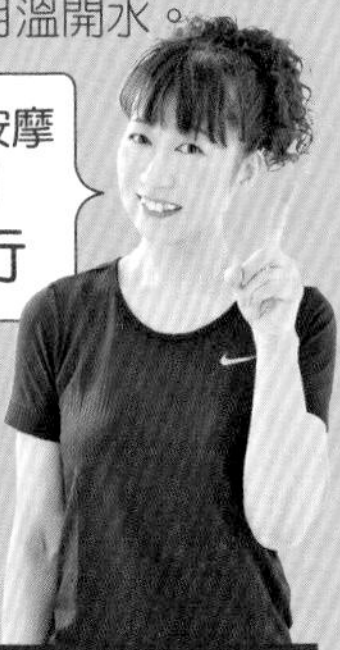

腳底穴道按摩要從左腳開始進行

本書的使用方式

首先確認按照不舒服部部對應位穴道分類的介紹頁面（P.31～）的基本閱讀方式。

3 介紹各部位刺激的方式・重點。按照步驟，依序進行刺激。

2 首先確認需要給予刺激的部位與進行按摩的順序吧。

1 說明可以改善的症狀，與刺激穴道對於改善症狀有效的理由等。

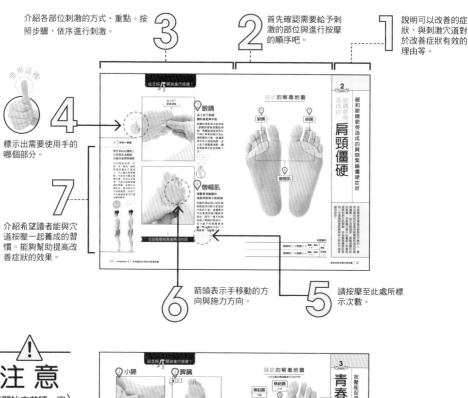

4 標示出需要使用手的哪個部分。

7 介紹希望讀者能與穴道按壓一起養成的習慣。能夠幫助提高改善症狀的效果。

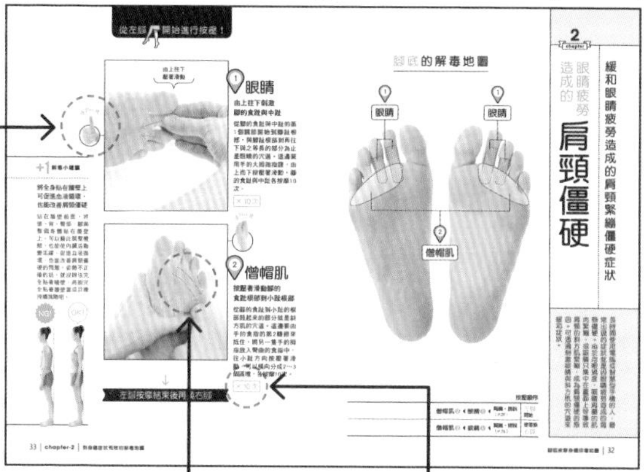

6 箭頭表示手移動的方向與施力方向。

5 請按摩至此處所標示次數。

注意

（在開始之前請一定要閱讀此注意事項）

●罹患疾病、正在治療中的患者、孕婦請與醫生討論之後再進行。

●若疼痛或身體不適沒有改善的情況，請立刻終止，並尋求適當的醫療機關就診。

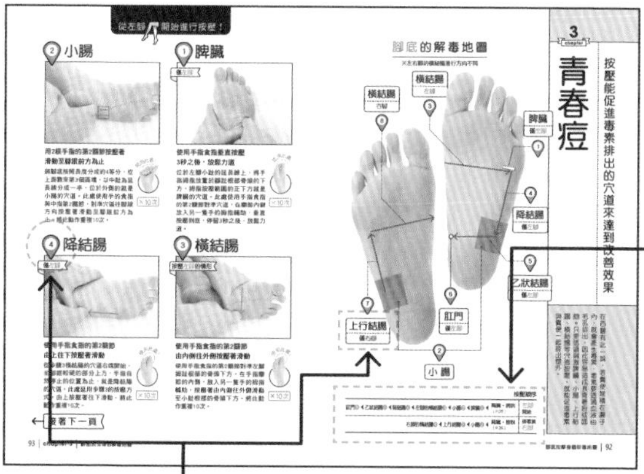

8 標示出左右腳腳底穴道的按壓順序。也有只有單一隻腳才有的穴道，因此先確認好按壓順序吧。

9 若是只有單一隻腳才有的穴道，會在下方做這樣的標示。

上行結腸
僅右腳

僅左腳

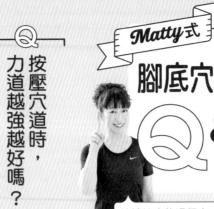

Matty式 腳底穴道按摩 Q&A

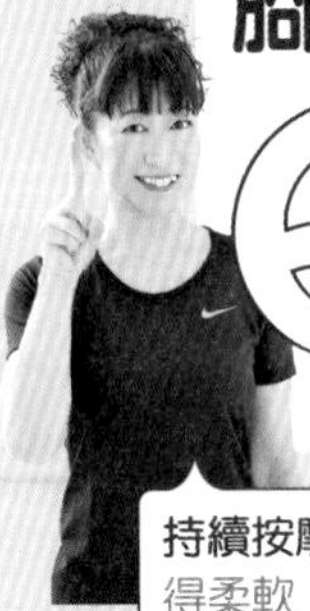

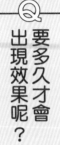

持續按摩的過程中，腳底會變得柔軟，也會越按越健康。

Q 按壓穴道時，力道越強越好嗎？

A 穴道按壓並非按得力道越強越好，若不小心按到骨頭就是錯誤的作法。用感到微痛但舒服這樣的力道，按壓到稍微碰到骨頭的程度就可以了。用這樣的力道就能得到很好的效果了。

Q 要多久才會出現效果呢？

A 像是解毒效果、水腫・手腳冰冷等的症狀改善，以及按壓手部穴道大多只要按壓穴道就會出現效果。但像是慢性病等症狀，通常需要數周後效果才會慢慢顯現，需要耐心地持續按壓穴道。

Q 若一天之內儘量多按壓幾次穴道，會提升效果嗎？

A 一天之內排出體外的要新陳代謝廢物的量是有限的，並非多按壓幾次就能提升效果。比起一天之內硬是多按壓幾次，還是建議每天持續地進行按壓會更好。

Q 身體不舒服時或生理期間也能按壓穴道嗎？

A 身體不舒服時或生理期間也能進行穴道按壓，沒問題。特別推薦在生理期的第一天，刺激感到不舒服部位的穴道，會變得較容易改善下個月的生理痛與荷爾蒙的平衡。

Q 可以穿著襪子按壓穴道嗎？

A 不建議穿著襪子直接進行腳底穴道按摩。若穿著襪子進行的話，不僅沒辦法刺激穴道，無法得到效果，還有可能造成皮膚與襪子摩擦而受傷，最後導致肌膚暗沉，請一定要進行腳底按摩。

2 chapter

對身體症狀有效的解毒地圖

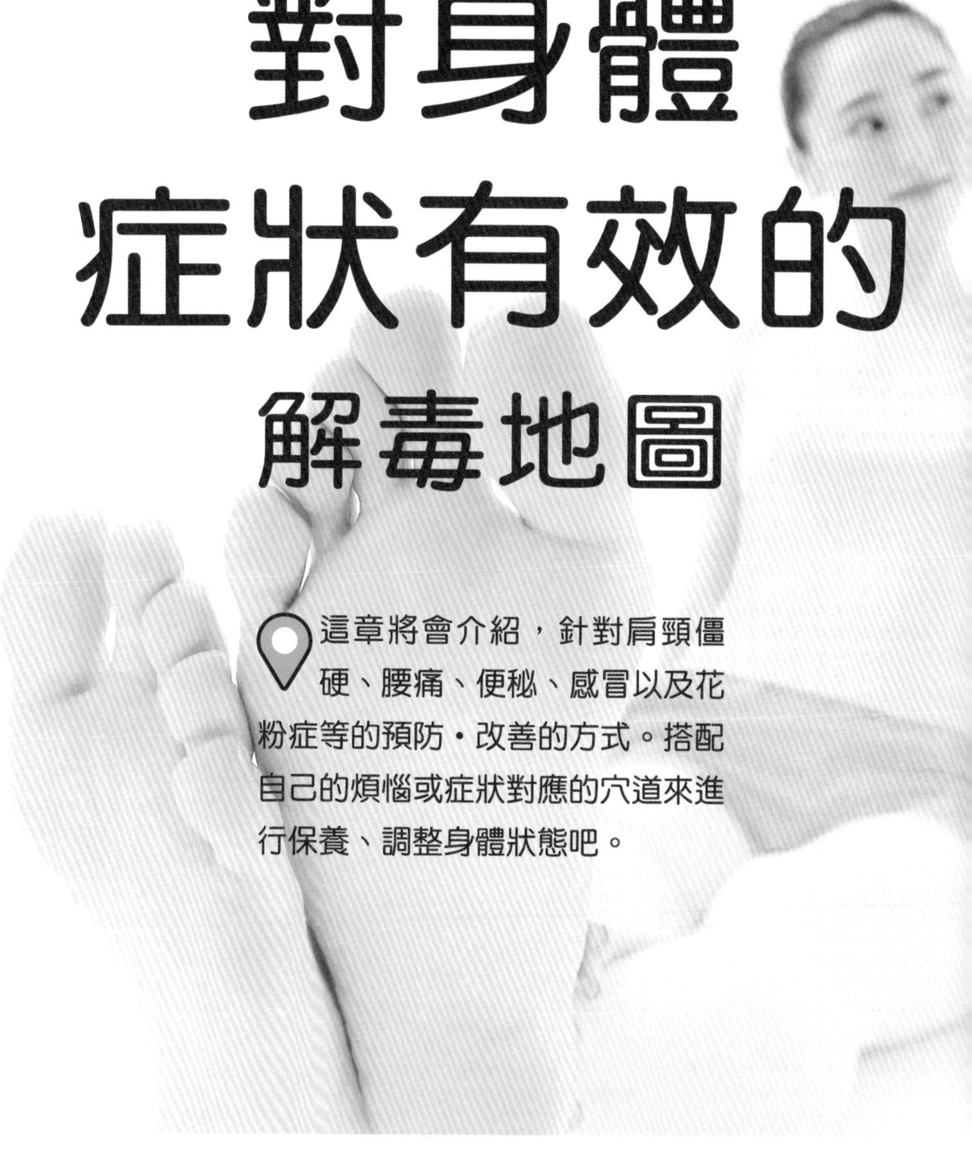

這章將會介紹，針對肩頸僵硬、腰痛、便秘、感冒以及花粉症等的預防・改善的方式。搭配自己的煩惱或症狀對應的穴道來進行保養、調整身體狀態吧。

2
chapter

眼睛疲勞造成的肩頸僵硬

緩和眼睛疲勞造成的肩頸緊繃僵硬症狀

長時間使用電腦或智慧型手機的人，最常出現的症狀就是因眼睛疲勞造成的肩頸僵硬。由於用眼過度，眼睛周圍的肌肉緊繃，或眼睛只集中在畫面上等導致肩頸的僧帽肌緊繃，成為肩頸僵硬的原因。可透過刺激眼睛與僧帽肌的穴道來緩和症狀。

腳底的解毒地圖

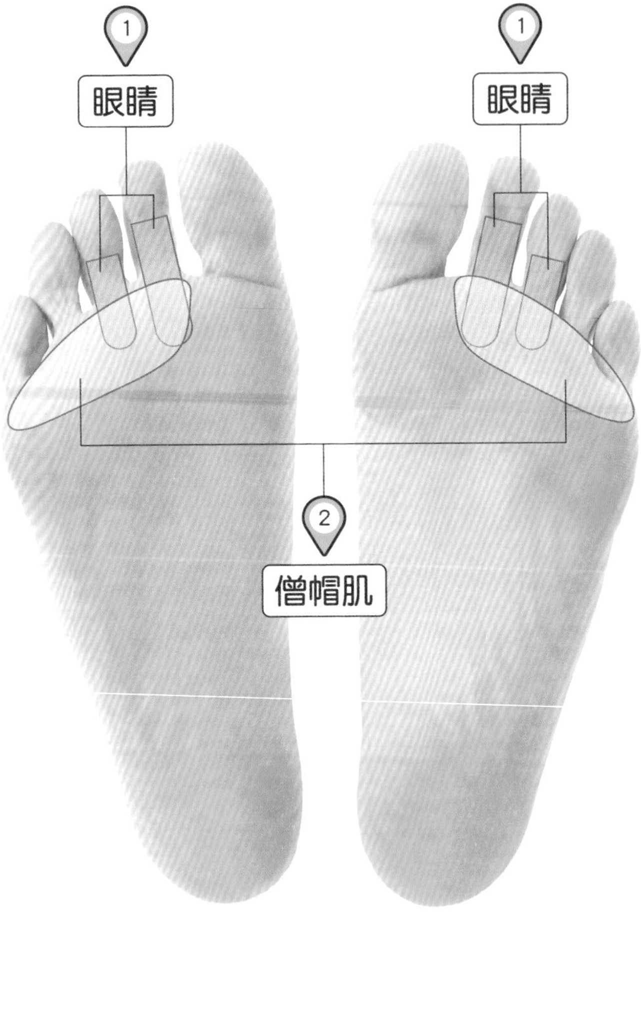

按壓順序

左腳開始	腎臟・膀胱（P.26） ◀ 眼睛❶ ◀ 僧帽肌❷
接著換右腳	腎臟・膀胱（P.26） ◀ 眼睛❶ ◀ 僧帽肌❷

從左腳開始進行按壓！

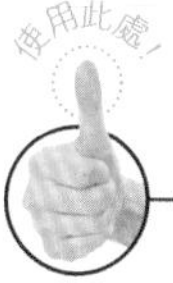

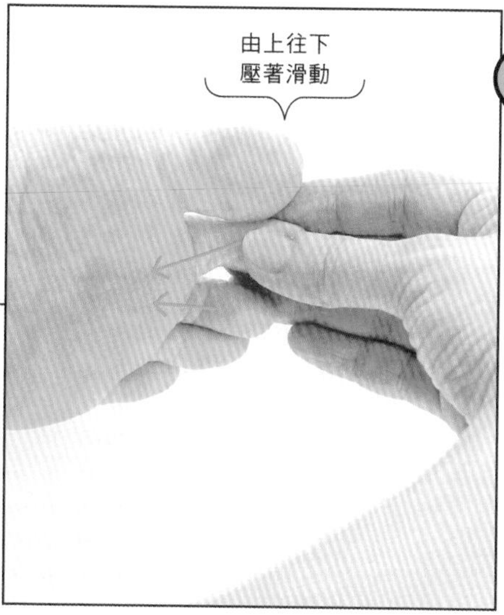

1 眼睛

由上往下刺激
腳的食趾與中趾

從腳的食趾與中趾的第1個關節開始到腳趾根部，與腳趾根部到再往下與之等長的部分為止是眼睛的穴道。這邊要用手的大拇指指腹，由上而下按壓著滑動。腳的食趾與中趾各按摩10次。

× 10次

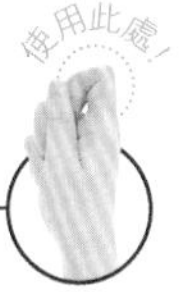

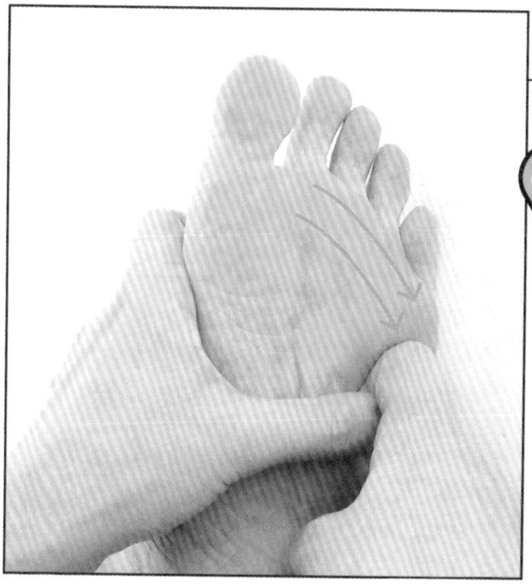

2 僧帽肌

按壓著滑動腳的
食趾根部到小趾根部

從腳的食趾到小趾的根部鼓起來的部分就是僧帽肌的穴道。這邊要由手的食指的第2關節來抵住，將另一隻手的拇指放入彎曲的食指中，往小趾方向按壓著滑動。可以橫向分成2～3個區塊，各按摩10次。

× 10次

↓

左腳按摩結束後再換右腳

+1 解毒小建議

將全身貼在牆壁上
可促進血液循環，
也能改善肩頸僵硬

站在牆壁前面，將頭、背、臀部、腳與整個身體貼在牆壁上。可以藉此調整體態、也能使內臟活動變活躍、促進血液循環、也能改善肩頸僵硬的問題。姿勢不正確的話，就沒辦法完全貼著牆壁，將能完全貼著牆壁當成目標持續挑戰吧。

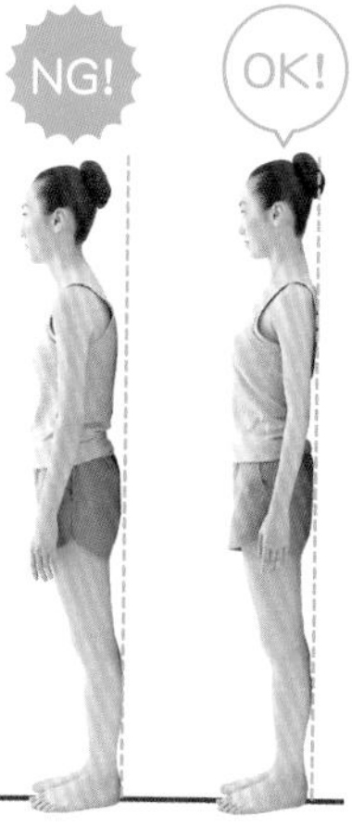

按壓手腕與肩膀的穴道

因手腕疲勞造成的肩頸僵硬

因為搬運重物，或是辦公室的桌椅高度不合等各式各樣的理由造成手腕疲勞的話，也會導致肩頸肌肉產生負擔，進而發生肩頸僵硬的狀況。若想改善就需要刺激肩頸與手腕的穴道。同時也留意一邊轉動手腕與肩頸，讓緊繃的肌肉能夠放鬆。

腳外側的解毒地圖

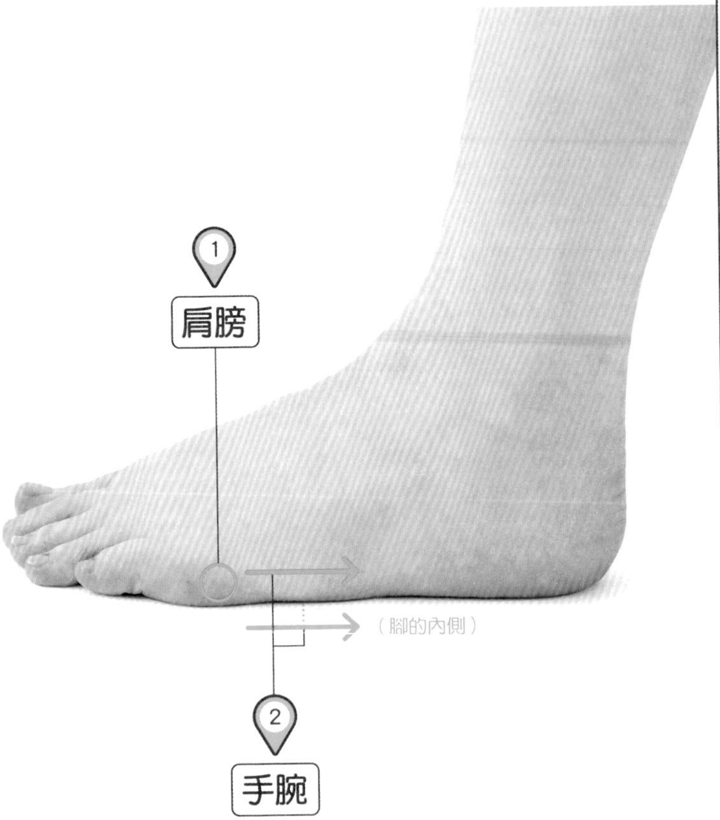

按壓順序

左腳開始	腎臟・膀胱（P.26）	▶ 肩膀① ▶ 手腕②
接著換右腳	腎臟・膀胱（P.26）	▶ 肩膀① ▶ 手腕②

從左腳開始進行按壓！

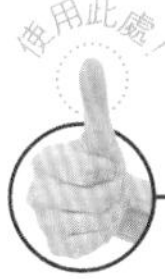
使用此處！

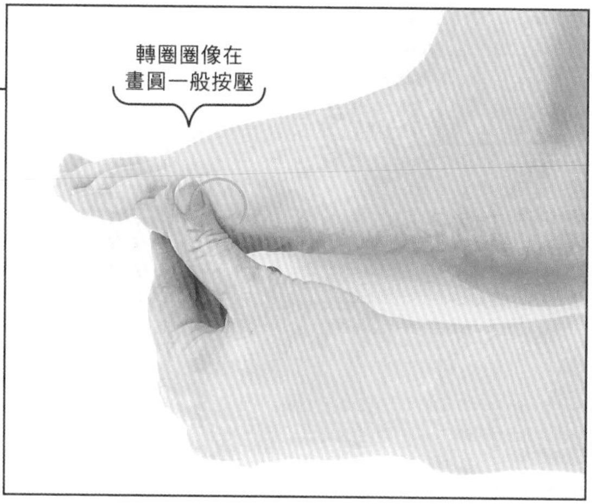
轉圈圈像在
畫圓一般按壓

1 肩膀

**腳的小趾根部的骨頭周邊
如同畫圓形一般按壓著滑動**

用手的拇指指腹內側對準腳的小趾根部骨頭周邊，轉圈圈如同畫圓形一般按壓著滑動。用自己正在將骨頭周邊打掃乾淨的想像來進行按壓。將此動作重複10次。

× 10次

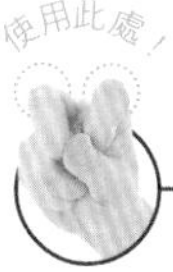
使用此處！

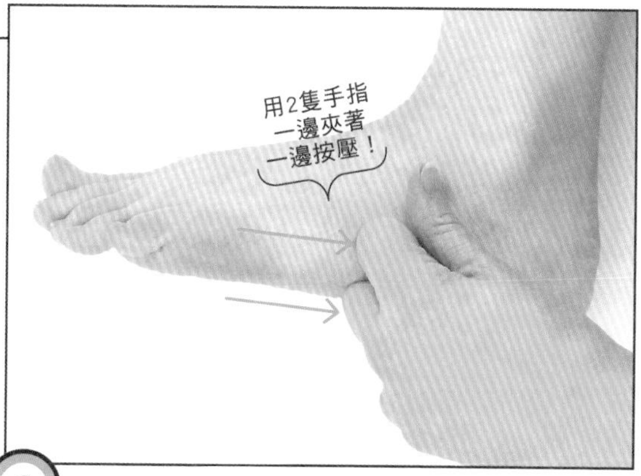
用2隻手指
一邊夾著
一邊按壓！

2 手腕

**用2根手指的第2關節
夾著一邊壓著滑動**

將手的食指與中指彎曲，夾住腳部小趾側的側面，用手指的第2關節，從小趾根部的骨頭下方開始壓著滑向腳跟處。將此動作重複10次。

× 10次

↓

左腳按摩結束後再換右腳

+1 解毒小建議

**透過2段式萬歲
這個動作，
讓血液循環變好，
消除肩頸僵硬問題！**

要有效改善肩頸僵硬的就是2段式萬歲這個動作。首先將兩手緩緩舉起，再將手直直伸長到靠近天花板，讓手舉到耳朵後面伸直做出萬歲動作。藉由讓肩胛骨周圍動作2次，從手指到心臟的血液回流變得更容易，也能促進肩膀周圍排出老廢物，也能消除肩頸僵硬的問題。建議可以在工作空檔等來進行這個動作。

2 chapter

緩解因姿勢不良等造成的疼痛・倦怠感

因肌肉疲勞造成的 腰部疼痛

導致腰痛的最大原因是平常姿勢不良，或提重物、長時間走路或站立，造成加諸在腰的同一個部位的負擔過大。透過刺激腰部的穴道以及連結腰椎的尾骨的穴道來改善狀況吧。日常生活中注意保持良好姿勢也是很重要的。

腳內側的解毒地圖

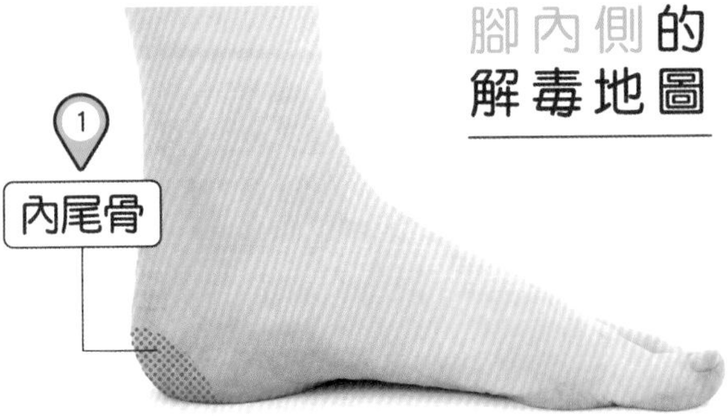

腳底的解毒地圖

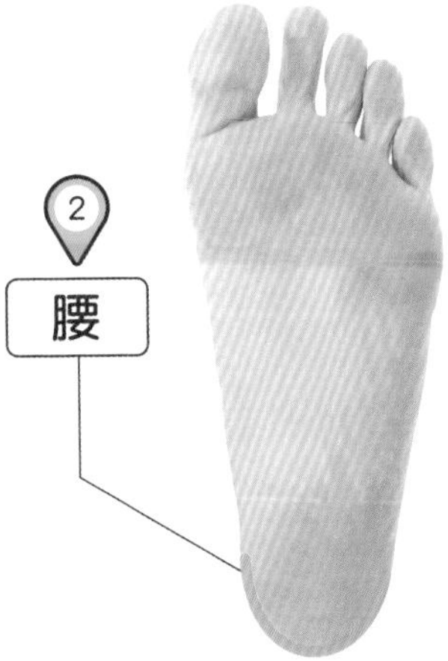

腳外側的解毒地圖

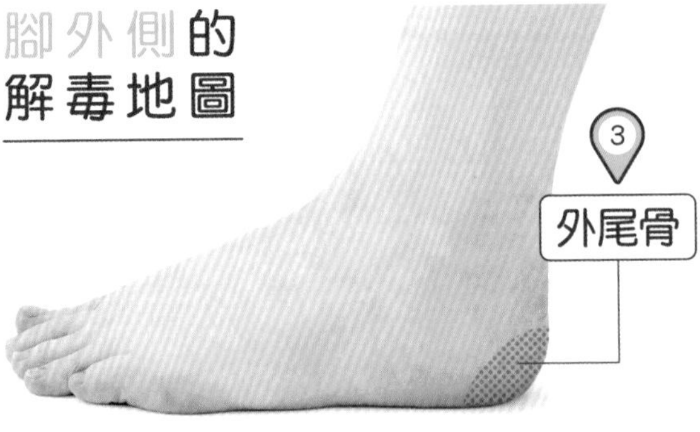

按壓順序

左腳開始	腎臟・膀胱（P.26） ◀	內尾骨❶ ◀	腰❷ ◀	外尾骨❸
接著換右腳	腎臟・膀胱（P.26） ◀	內尾骨❶ ◀	腰❷ ◀	外尾骨❸

從左腳開始進行按壓！

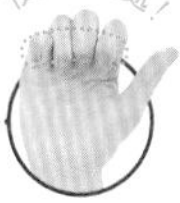

這一頁通通都使用此處進行按壓！

1 內尾骨

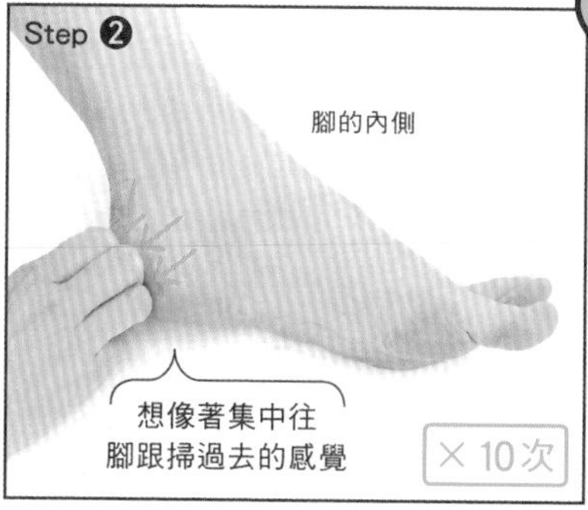

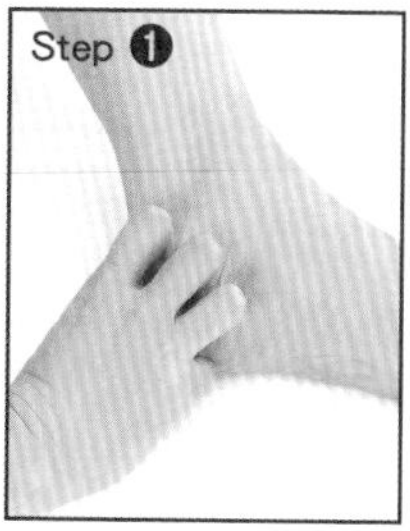

使用3根手指的第1關節在腳後跟內側壓著滑動

腳後跟內側的角落有個三角形的區域就是內尾骨的穴道。使用手的食指、中指與無名指的第1關節，邊想像著正在將不必要的代謝產物集中往腳跟掃過去的感覺壓著滑動。將這個動作重複10次。

2 腰

像是在幫腳後跟抓癢一般壓著滑動

使用手的食指、中指與無名指的第1關節像是在抓癢腳後跟的部分一般，由下壓著往上滑動。想像著要將附著在腳後跟上的不必要的代謝產物剝除的感覺來按壓。將這個動作重複10次。

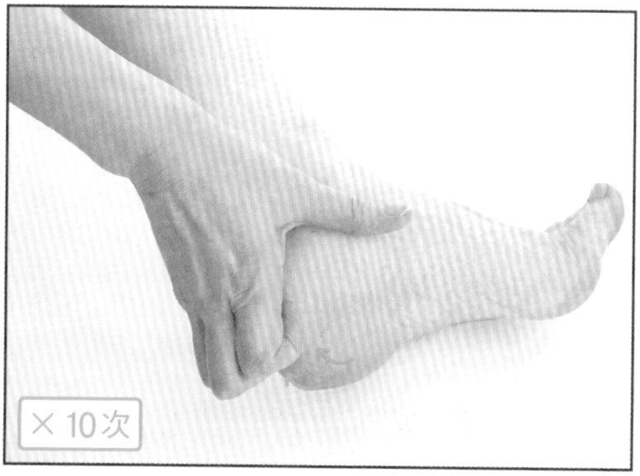

3 外尾骨

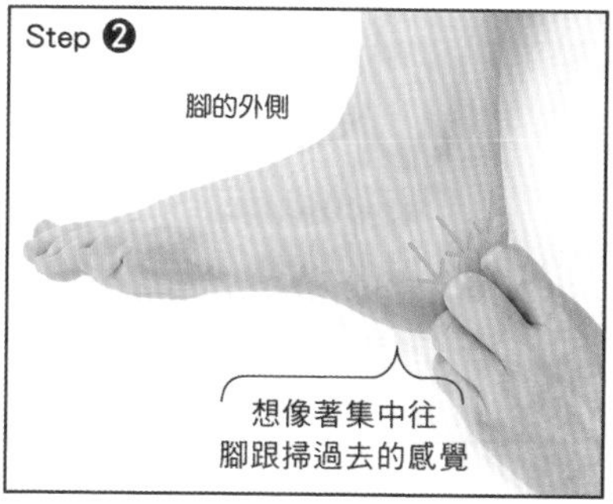

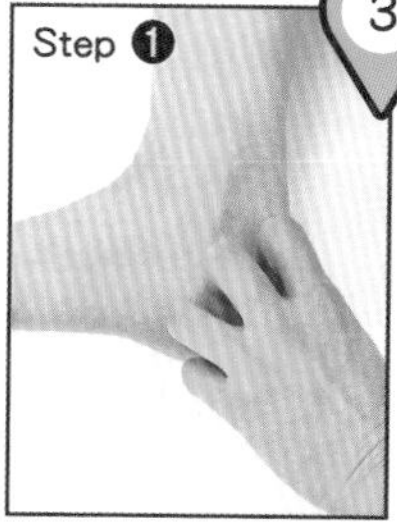

× 10次

使用3根手指的第1關節在腳後跟外側壓著滑動

腳後跟外側的角落有個三角形的區域就是外尾骨的穴道。這邊使用手的食指、中指與無名指的第1關節，邊想像著正在將不必要的代謝產物集中往腳跟掃過去的感覺壓著滑動。將這個動作重複10次。

↓

左腳按摩結束後再換右腳

2
chapter

藉由提昇內臟的功能改善腰痛症狀

內臟疲勞造成的腰部疼痛

對腰不造成負擔的姿勢或明明沒有做什麼卻感到腰痛或倦怠感的話，其原因很有可能是因為內臟疲勞。透過刺激平常生活中特別容易造成負擔的胰臟、十二指腸、小腸的穴道與腰椎的穴道來改善。也能夠起到預防內臟生病的功效。

腳底的解毒地圖

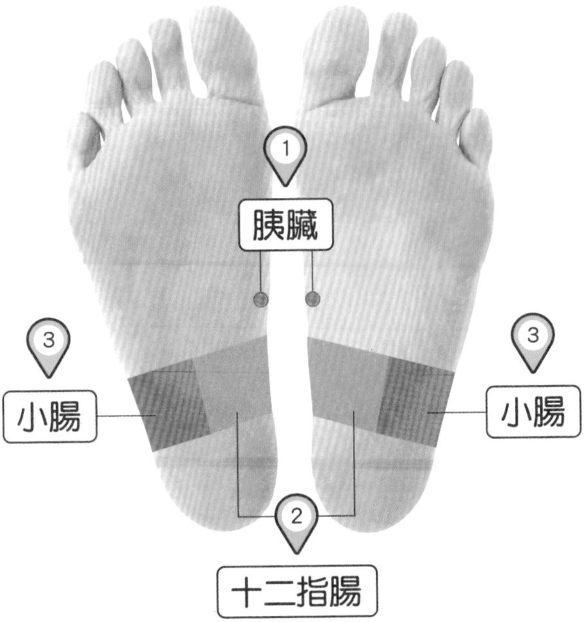

腳內側的解毒地圖

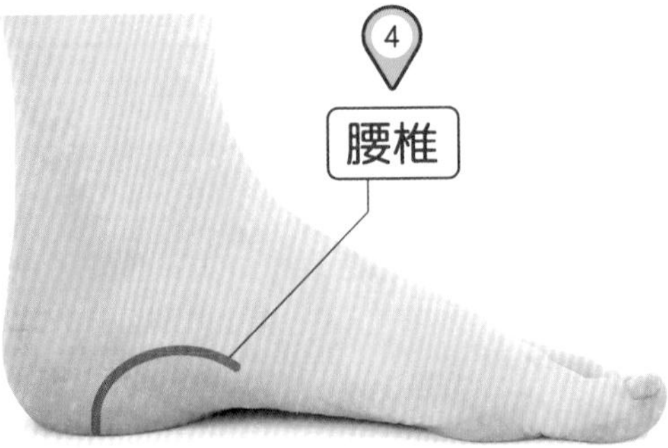

按壓順序

腰椎❹ ◀	小腸❸ ◀	十二指腸❷ ◀	胰臟❶ ◀	腎臟・膀胱（P.26）	左腳開始
腰椎❹ ◀	小腸❸ ◀	十二指腸❷ ◀	胰臟❶ ◀	腎臟・膀胱（P.26）	接著換右腳

從左腳開始進行按壓！

① 胰臟

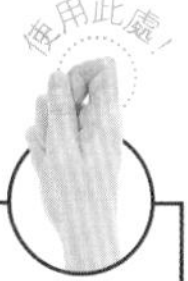

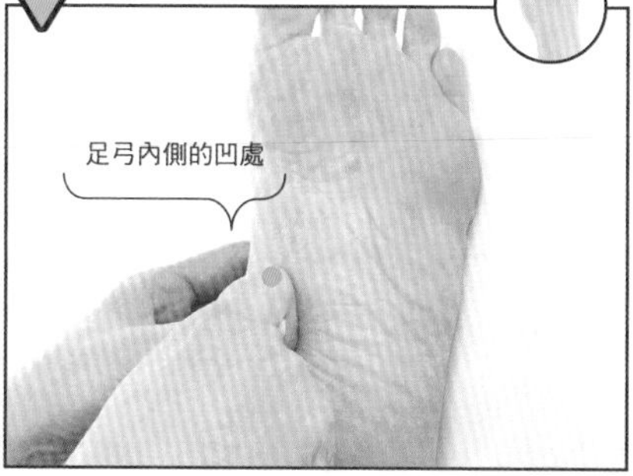

垂直方向按壓足弓內側的凹處

位於腳的拇指的延長線上，足弓凹處的部分就是胰臟的穴道。此處使用手的食指第2關節對準垂直按壓，直到無法再按下去為止時，放鬆力道。將此動作重複10次。

× 10次

② 十二指腸

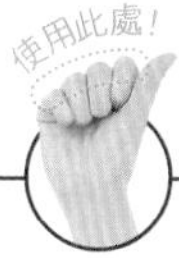

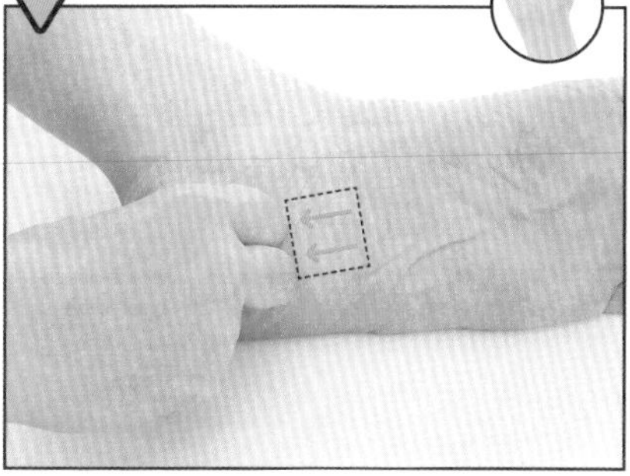

使用2隻手指的第2關節按壓著滑動

將腳底依長度分為4等分，從上面數來第3個部分，以腳的中趾畫一條延長線分一半，位於內側部分的就是十二指腸的穴道。此處使用手指食指與中指的第2關節對準穴道，按壓著滑動至腳跟前為止，將此動作重複10次。

× 10次

③ 小腸

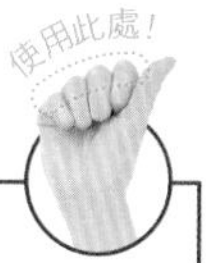

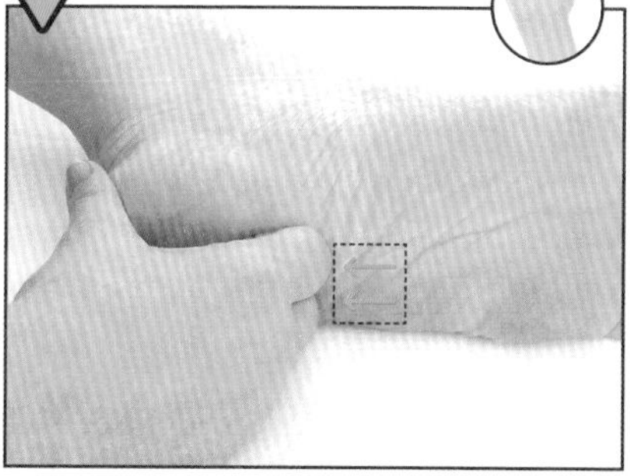

使用2隻手指的第2關節按壓著滑動

位於步驟2的十二指腸穴道的另外半邊，外側部分就是小腸的穴道。此處也是一樣使用手指食指與中指的第2關節，按壓著滑動至腳跟前方為止，將此動作重複10次。

× 10次

④ 腰椎

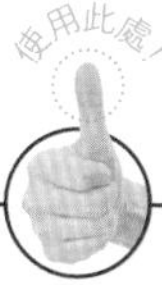

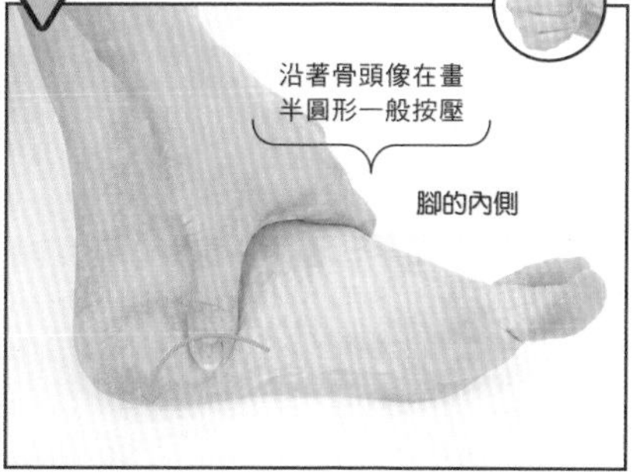

使用手指拇指指腹沿著骨頭壓著滑動

位於腳內側腳踝下方的半圓形狀骨頭的邊緣處，就是腰椎的穴道。此處使用手指拇指指腹對準穴道，沿著骨頭像在畫半圓形一般，壓著往腳踝方向滑動。將此動作重複10次。

× 10次

左腳按摩結束後再換右腳

2
chapter

頸部僵硬

透過刺激頸部穴道來緩解脖子位置前傾症狀

頸部僵硬是由以低頭的姿勢看手機、長時間盯著電腦、或使用不合適的枕頭等各式各樣的原因造成。透過刺激頸部的穴道來改善不適的狀況吧。也建議隨時注意自己的姿勢是否不正確，以及更換合適的枕頭搭配做調整。

腳底的解毒地圖

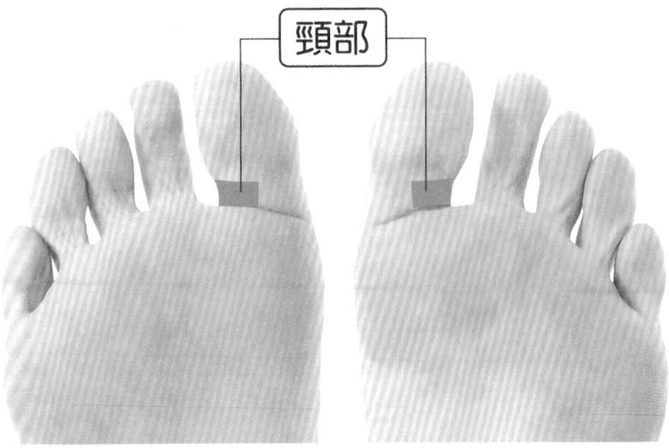

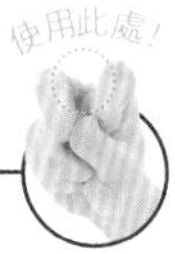

從左腳開始進行按壓！

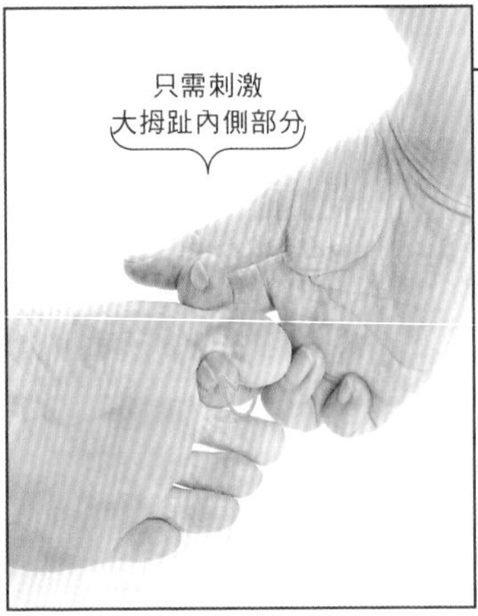

用2隻手指夾住大拇趾的根部，按壓著左右轉動來給予刺激

頸部的穴道位於腳部大拇趾根部的內側部分。此處用手指食指與中指的第1關節至第2關節部分夾住，按壓著左右轉動來給予刺激。將此動作重複10次。

× 10次

↓

左腳按摩結束後再換右腳

按壓順序

左腳開始	腎臟・膀胱（P.26）	◀ 頸部
接著換右腳	腎臟・膀胱（P.26）	◀ 頸部

2
chapter

膝蓋疼痛

走路時鞋子發出很大聲音的人要特別注意

穿著不合腳的鞋子長距離步行的話，容易引發膝蓋疼痛。走路時，鞋子發出很大聲音的人，也會對膝蓋造成負擔，需多加注意。可以透過刺激膝蓋的穴道來改善不適的症狀。同時也儘量養成不讓鞋子發出聲音的走路習慣吧。

腳外側的解毒地圖

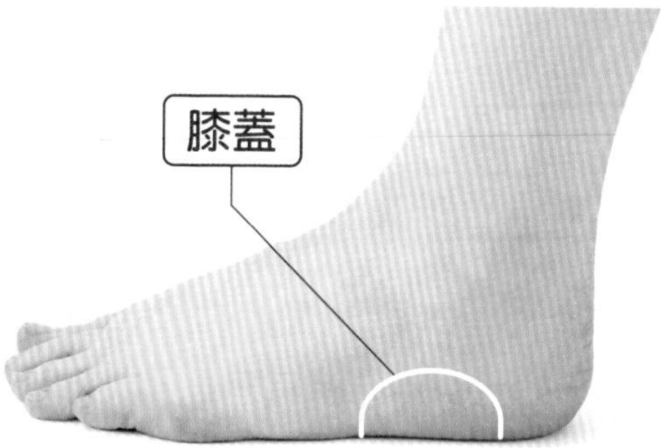

膝蓋

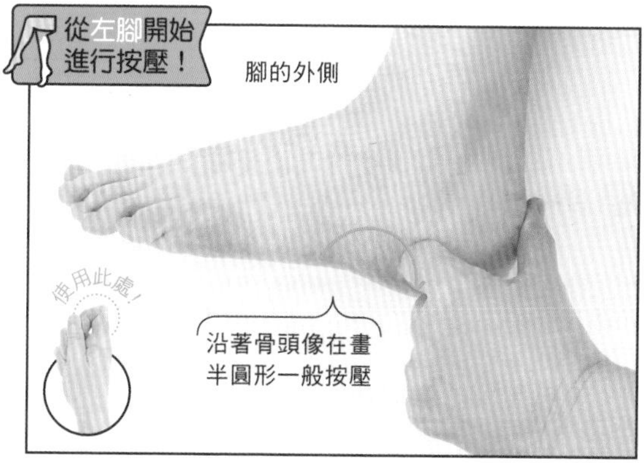

從左腳開始
進行按壓！
腳的外側
使用此處！
沿著骨頭像在畫
半圓形一般按壓

如同在畫半圓形一般壓著滑動

位於腳外側腳踝下方的半圓形狀骨頭的邊緣就是膝蓋的穴道。將手的拇指放在腳跟處，用食指的第2個關節對準膝蓋的穴道，沿著骨頭像在畫半圓形一般，壓著往腳踝方向滑動10次。

× 10次

左腳按摩結束後再換右腳

按壓順序

膝蓋 ◀	腎臟・膀胱（P.26）	接著換右腳	膝蓋 ◀	腎臟・膀胱（P.26）	左腳開始

2

chapter

坐骨神經痛

透過按壓脊椎及腰椎的穴道來緩和疼痛症狀

因年齡增長或因坐姿不良造成脊椎側彎的話，很容易引起坐骨神經痛。為進行改善，可對脊椎、腰椎、內尾骨與外尾骨的穴道進行按壓，非常有效果。從日常生活中就留意，若坐姿不良的話，馬上調整坐姿讓骨盆轉正吧。

腳內側的解毒地圖

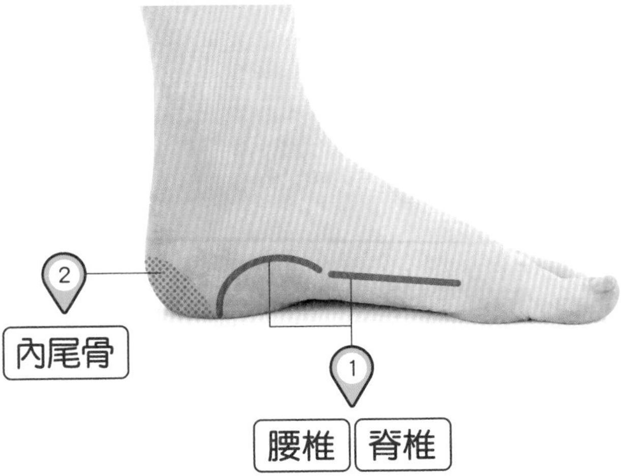

腳外側的解毒地圖

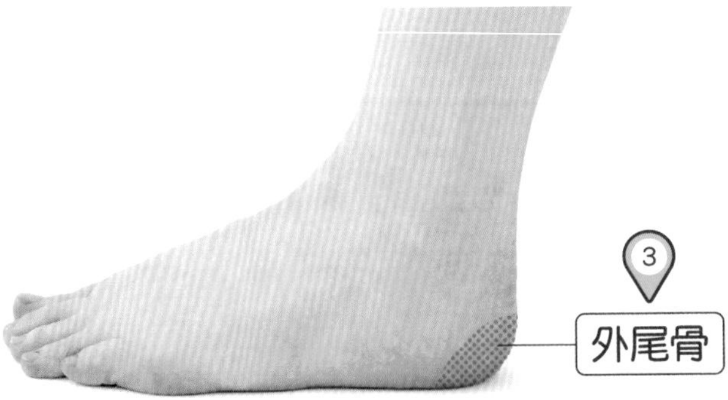

按壓順序

外尾骨③ ◀ 內尾骨② ◀ 脊椎 腰椎① ◀	腎臟・膀胱（P.26）	左腳開始
外尾骨③ ◀ 內尾骨② ◀ 脊椎 腰椎① ◀	腎臟・膀胱（P.26）	接著換右腳

從左腳開始進行按壓！

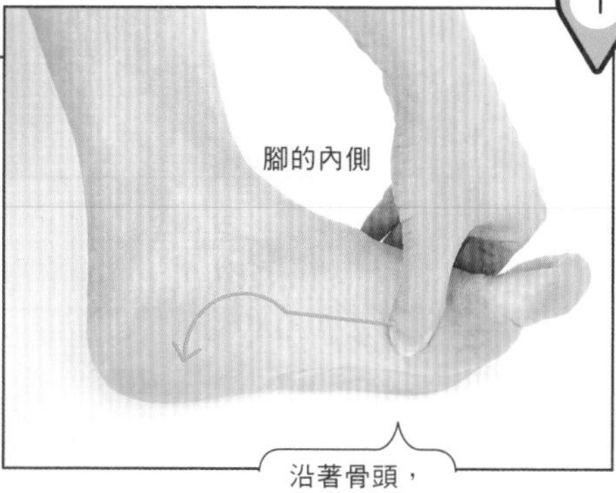

① 脊椎 腰椎

使用手的大拇指指腹沿著骨頭壓著滑過2個穴道

從腳部大拇趾的根部骨頭下方開始，沿著骨頭內側的邊緣至腳踝下方為止，是脊椎與腰椎的穴道。此處使用手的大拇指指腹對準穴道，沿著骨頭壓著往自己方向滑動。將此動作重複10次。

× 10次

② 內尾骨

按壓著腳後跟內側滑動

腳後跟內側的角落有個三角形的區域就是內尾骨的穴道。此處使用手的食指、中指與無名指的第1關節，邊想像著正在將不必要的新陳代謝產物集中往腳跟掃過去的感覺壓著滑動。將此動作重複10次。

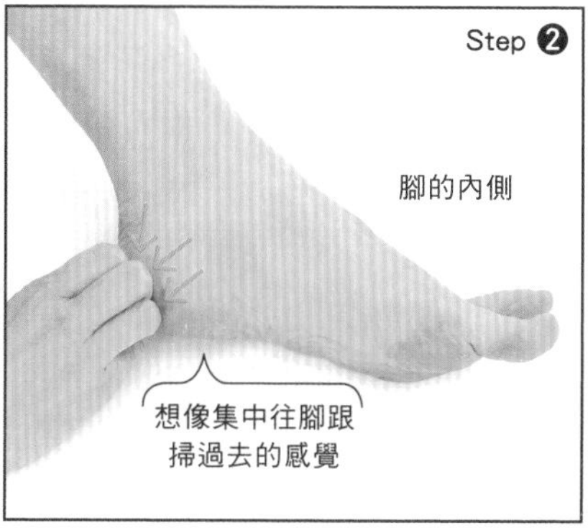

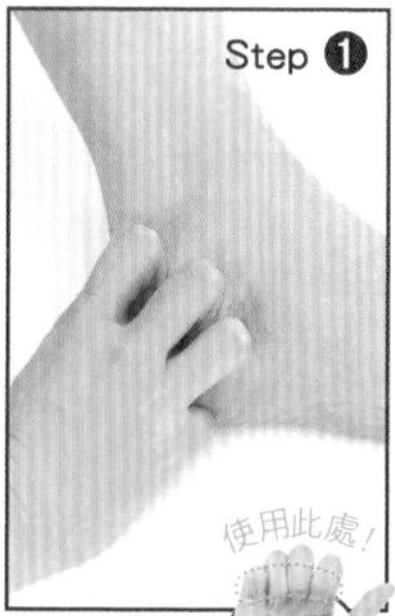

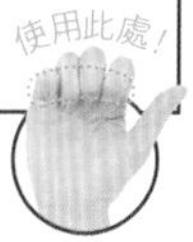

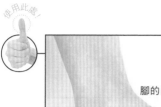

× 10次

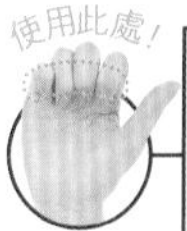

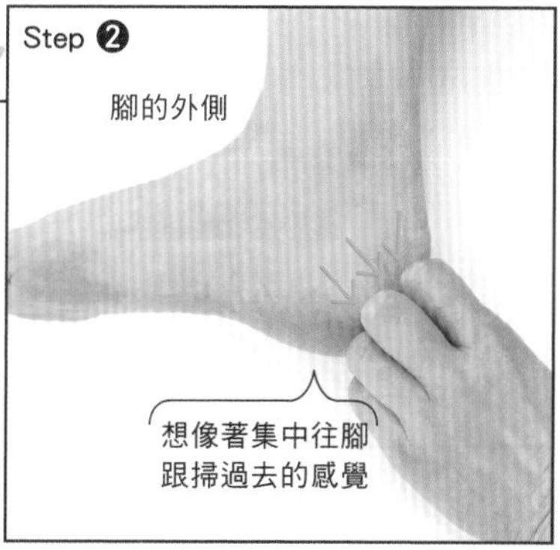

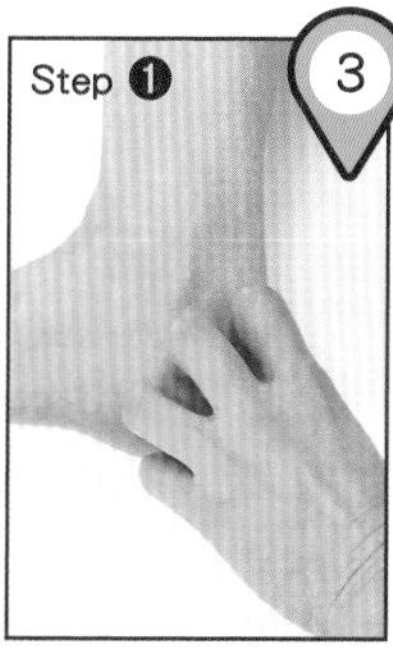

× 10次

③ 外尾骨

按壓著腳後跟外側滑動

腳後跟外側的角落有個三角形的區域就是外尾骨的穴道。此處使用手的食指、中指與無名指的第1關節，邊想像著正在將不必要的新陳代謝產物集中往腳跟掃過去的感覺壓著滑動。將此動作重複10次。

↓

左腳按摩結束後再換右腳

頭痛・偏頭痛

透過刺激三叉神經與大腦的穴道來改善不適症狀

在用腦過度等狀況下很容易引起頭痛。刺激位於腳部大拇趾的大腦與三叉神經穴道，就能調整各處的機能，也變得容易改善症狀。有頭痛症狀的人，腳的大拇趾趾腹很容易變硬，因此日常就經常按壓放鬆來預防。

腳底的解毒地圖

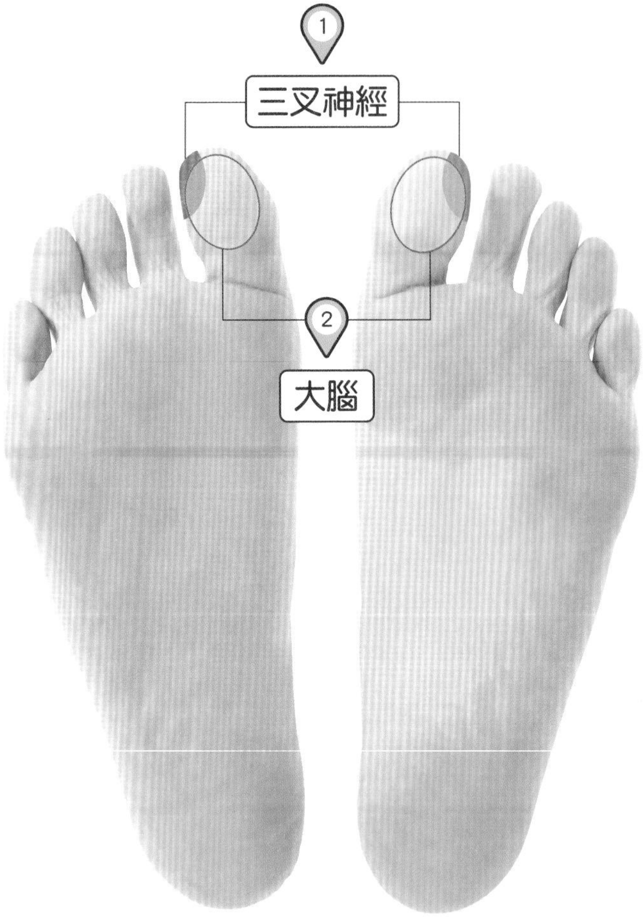

按壓順序

左腳開始	腎臟・膀胱（P.26）▶ 三叉神經① ▶ 大腦②
接著換右腳	腎臟・膀胱（P.26）▶ 三叉神經① ▶ 大腦②

從左腳開始進行按壓！

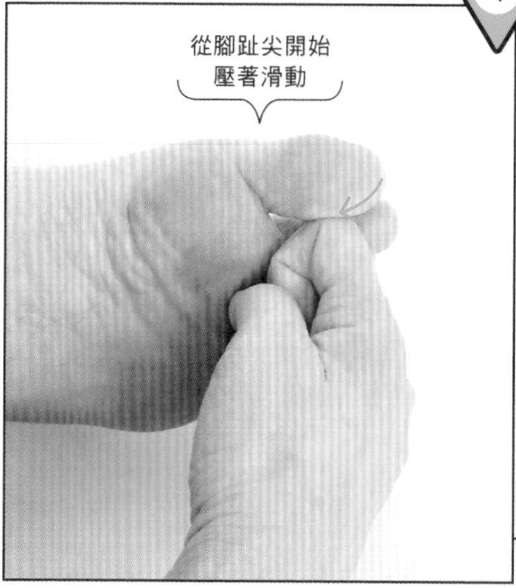

從腳趾尖開始
壓著滑動

① 三叉神經

從大拇趾尖開始往腳趾甲邊緣的內側給予刺激

從腳趾大拇趾腳底那側的內側指尖開始，到腳趾甲邊緣內側為止的範圍是三叉神經的穴道。此處用手指食指的第2關節對準穴道，由上往下按壓著滑動。將此動作重複10次。

× 10次

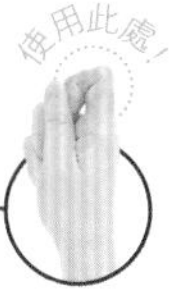

使用此處！

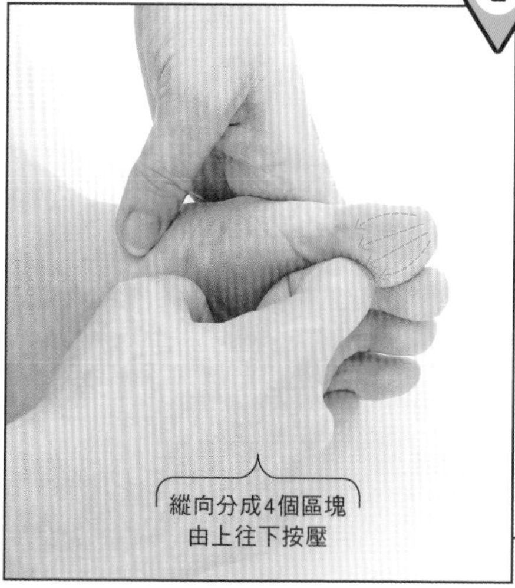

縱向分成4個區塊
由上往下按壓

② 大腦

用手的食指對準腳的大拇趾趾腹，壓著由上往下滑動

位於腳底大拇趾趾腹的就是大腦的穴道。此處使用手的食指的第2關節對準穴道，由上往下按壓著滑動。將大拇趾以縱向分成4個區塊，各區塊重複按壓10次。

× 10次

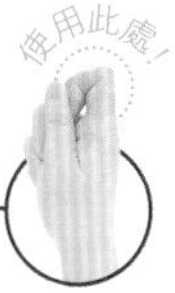

使用此處！

↓

左腳按摩結束後再換右腳

2
chapter

便秘・腹脹

刺激腸道的穴道來促進排便

便秘與腹脹是女性較多會出現的症狀。糞便是堵在大腸的上行結腸、橫結腸、降結腸還是乙狀結腸的哪個部分引起便秘，因人而異，因此要刺激這些部位的穴道與小腸的穴道。有按壓到變硬的部分就特別給予充分按壓。

腳底的解毒地圖

※橫結腸左右腳的按壓進行方向不同

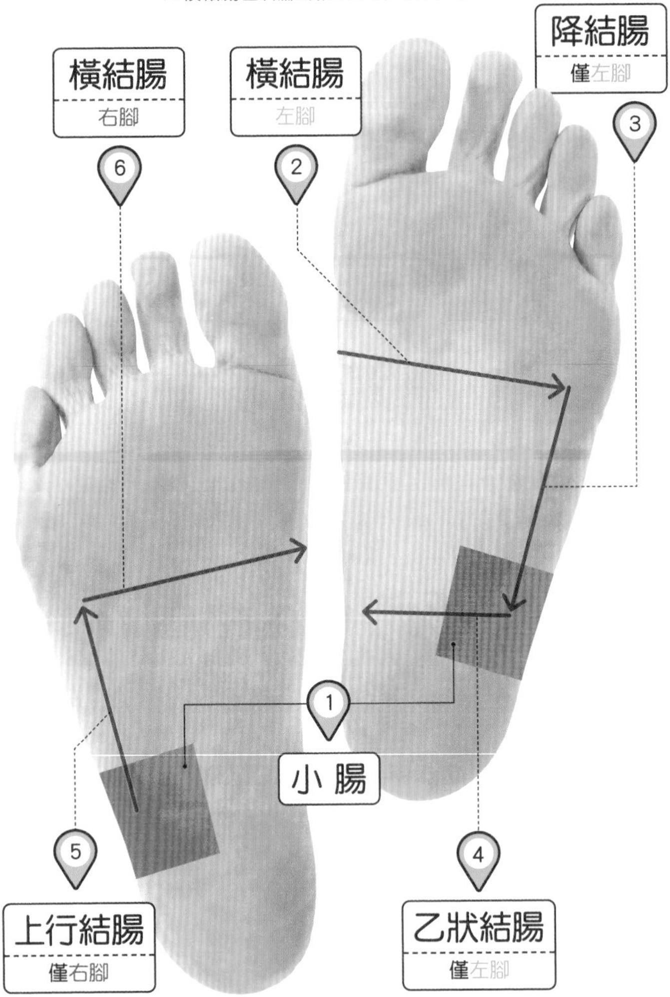

按壓順序

乙狀結腸❹ ◀ 降結腸❸ ◀ 左腳的橫結腸❷ ◀ 小腸❶ ◀ 腎臟・膀胱（P.26）	左腳開始
右腳的橫結腸❻ ◀ 上行結腸❺ ◀ 小腸❶ ◀ 腎臟・膀胱（P.26）	接著換右腳

從左腳開始進行按壓！

① 小腸

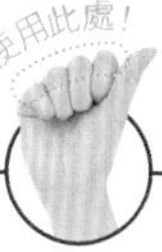

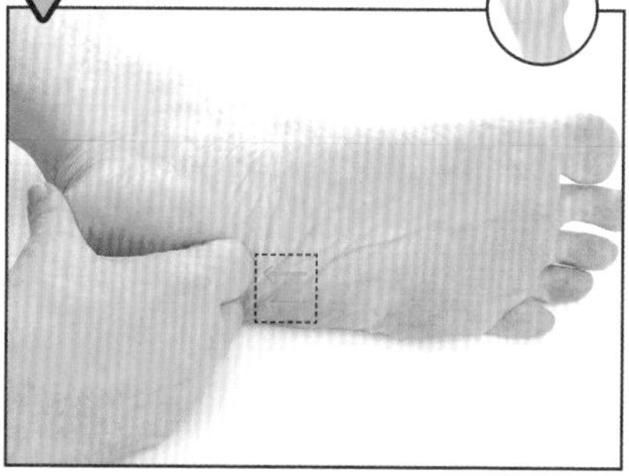

用2根手指的第2關節按壓著滑動

將腳底按照長度分成約4等分，從上面數來第3個區塊，以中趾為延長線分成一半，位於外側的就是小腸的穴道。此處使用手的食指與中指第2關節，對準穴道往腳跟方向按壓著滑動至腳跟前方為止。將此動作重複10次。

×10次

② 橫結腸

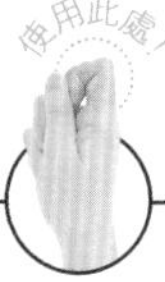

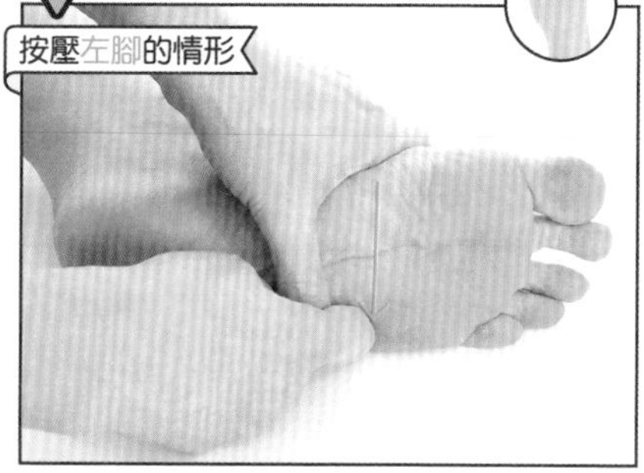

由內側往外側按壓著滑動

使用手指食指的第2關節對準左腳拇趾根部的骨頭下方，在手指關節的內側，放入另一隻手的拇指輔助，按壓著由內側往外側滑動至小趾根部的骨頭下方。將此動作重複10次。

×10次

③ 降結腸

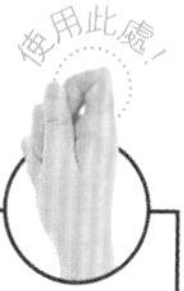

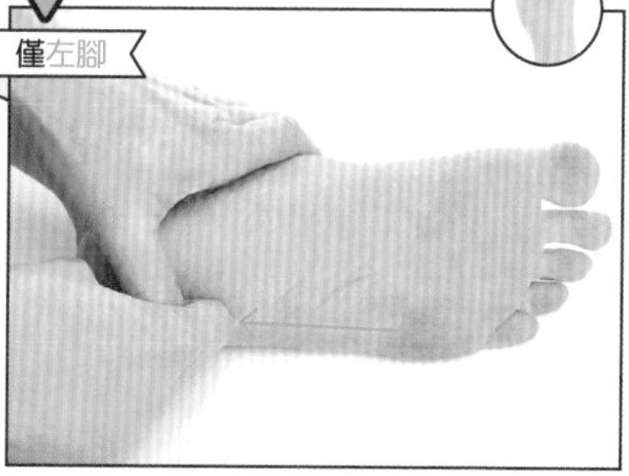

由上往下按壓著滑動

從步驟2橫結腸的穴道右端開始，至腳跟硬的部分上方，手指自然停止的位置為止，就是降結腸的穴道。此處延用步驟2的按壓方式，由上按壓著往下滑動。將此動作重複10次。

×10次

④ 乙狀結腸

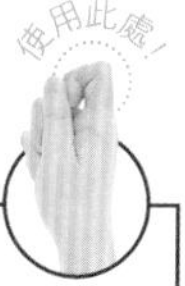

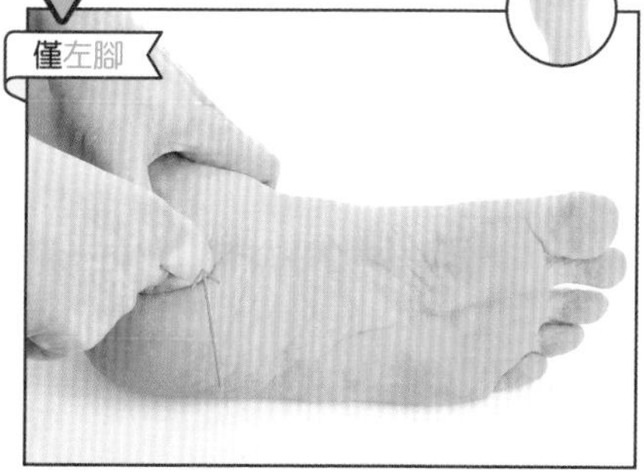

由外側往內側按壓著滑動

從步驟3降結腸的穴道下端開始，至內側腳踝下方的膀胱穴道（參考P.26）前方為止的區塊就是乙狀結腸的穴道。此處延用步驟3的按壓方式，由外側按壓著往內側滑動。將此動作重複10次。

×10次

到此為止將左腳按壓完畢之後，就換右腳進行❶與下一頁的❺❻穴道按壓

接著下一頁 ←

上行結腸

5

由下往上按壓著滑動

右腳的小趾延長線上，從腳跟的上方開始往腳趾方向前進，到手指自然停止位置的範圍就是上行結腸的穴道。此處使用手指食指的第2關節對準，在關節內側放入另一隻手的拇指輔助，由下按壓著往上滑動。將此動作重複10次。

僅右腳

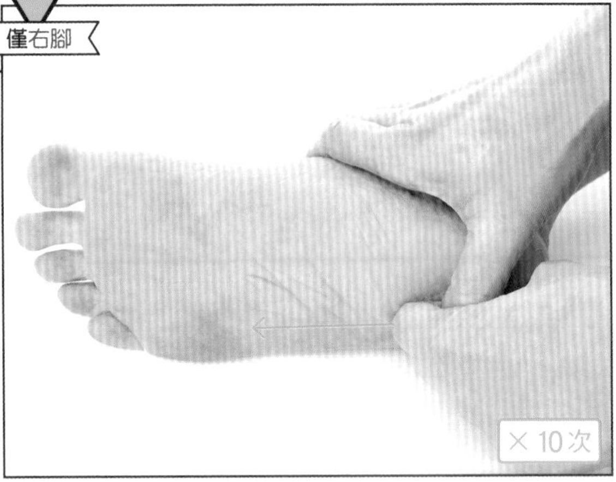

接續前一頁

6

按壓右腳的情形

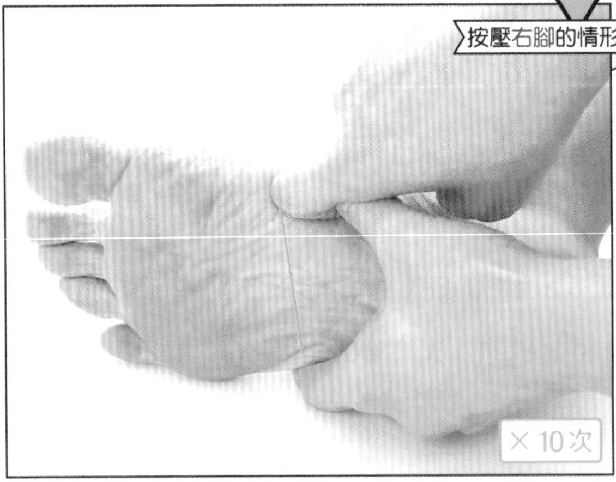

橫結腸

由外側往內側按壓著滑動

從步驟5的上行結腸穴道的上方開始，至拇趾根部的骨頭下方為止的範圍，就是橫結腸的穴道。此處使用手指食指的第2關節對準穴道，並在手指關節的內側，放入另一隻手的拇指輔助，按壓著由外側往內側滑動。將此動作重複10次。

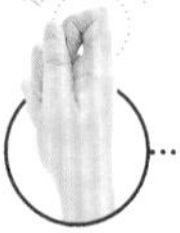

這一頁通通使用此處按壓！

2
chapter

消化不良・過量飲食

透過按壓位的穴道改善症狀

消化不良或過量飲食時，就直接刺激胃的穴道吧。若有吃太快的壞習慣，或是吃飯時用彎腰的姿勢吃飯的話，容易造成消化不良，改善這些壞習慣也是預防症狀的重點。

腳底的解毒地圖

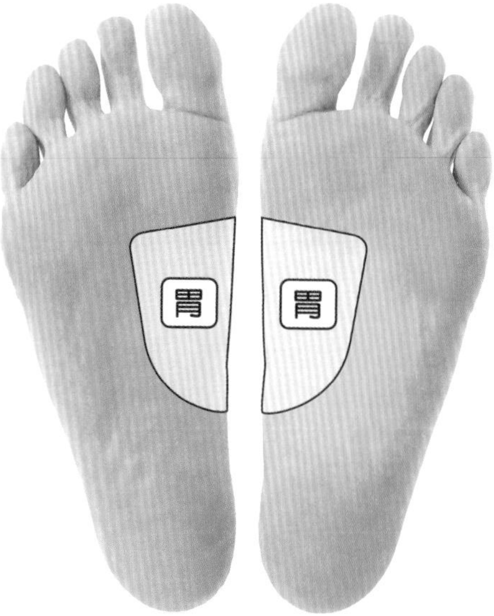

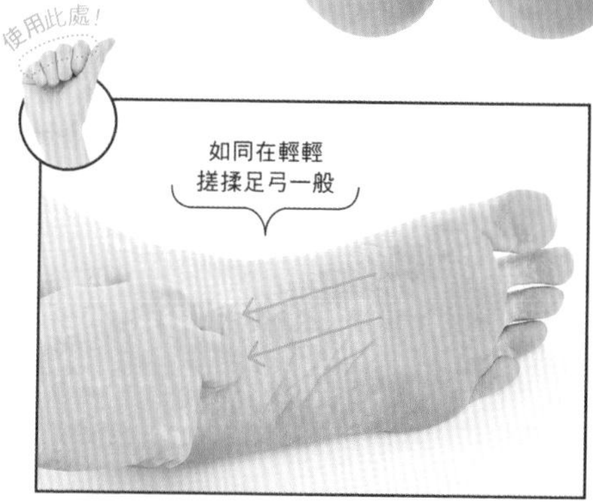

從左腳開始進行按壓！

由上往下刺激足弓

使用握拳的手的食指與中指的第2關節，對準拇趾根部骨頭的正下方的足弓，由上而下按壓著滑動至足弓最下方為止。將此動作重複10次。

× 10次

左腳按摩結束後再換右腳

按壓順序

胃 ◀	腎臟・膀胱（P.26）	接著換右腳	胃 ◀	腎臟・膀胱（P.26）	左腳開始

+1 解毒小建議

吃飯之前將舌頭直直伸出來就能促進消化

為了防止胃消化不良，建議可以在吃飯之前盡情將舌頭伸出來。如此就能充分地分泌唾液，由於唾液中富含消化酵素，此動作可以促進消化。建議在吃飯之前將此動作多做幾次。

2 chapter

拉肚子

要注意若拖太久的話會導致脫水症狀

糞便內含水分過多的狀態就是拉肚子。若拉肚子狀態持續太久就有可能引起脫水症狀或營養吸收不良的狀況，需要特別注意。這時就透過按壓胃與十二指腸的穴道來改善症狀吧。如廁之後，別忘了多喝白開水補充水分。

腳底的解毒地圖

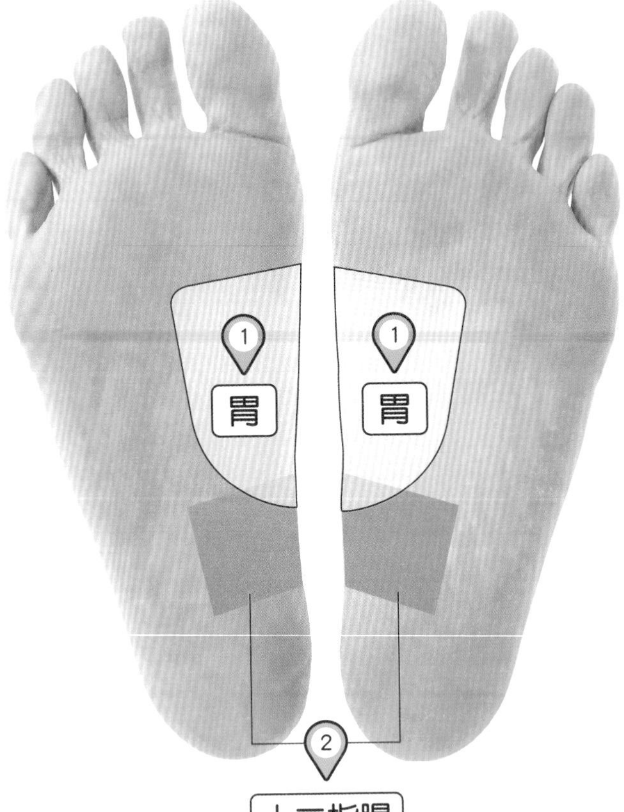

按壓順序

十二指腸❷ ◀ 胃❶ ◀	腎臟・膀胱（P.26）	左腳開始
十二指腸❷ ◀ 胃❶ ◀	腎臟・膀胱（P.26）	接著換右腳

從左腳開始進行按壓！

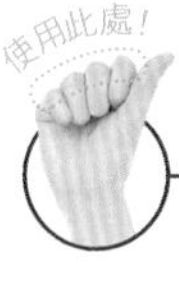

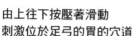

① 胃

由上往下按壓著滑動
刺激位於足弓的胃的穴道

使用握拳的手的食指與中指的第2關節，對準拇趾根部骨頭的正下方的足弓處，由上而下按壓著滑動至足弓最下方為止。將此動作重複10次。

× 10次

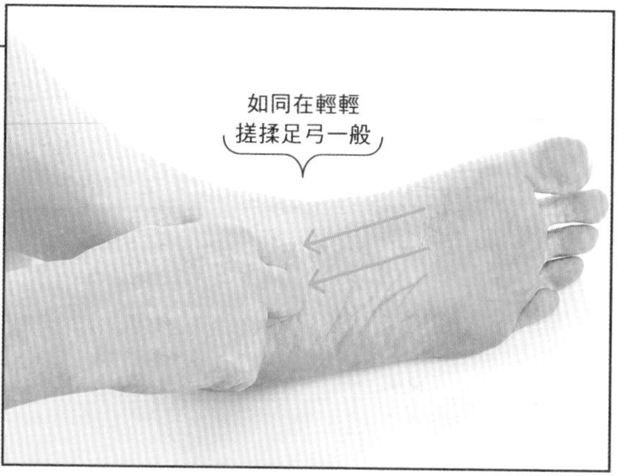

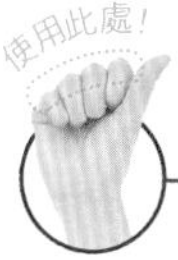

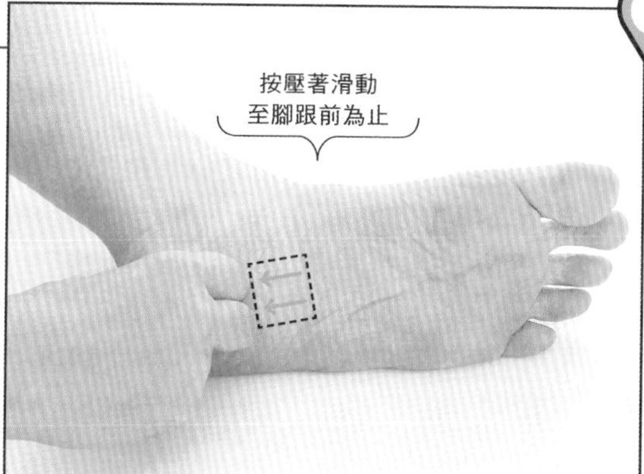

② 十二指腸

使用2隻手指的第2關節
按壓著滑動

將腳底依長度分為4等分，從上面數來第3個部分，以腳的中趾畫一條延長線分一半，位於內側部分的就是十二指腸的穴道。此處使用手指食指與中指的第2關節對準穴道，按壓著滑動至腳跟前為止，將此動作重複10次。

× 10次

↓

左腳按摩結束後再換右腳

+1 解毒小建議

在中醫學來看，
據說若持續拉肚子不停
恐怕會導致不孕

在中醫學來看，據說若持續拉肚子不停，可能會對生殖器官造成影響而導致不孕，有這樣的說法。因此，特別是希望懷孕的人建議儘早改善此症狀。此外，若是有拉肚子的症狀，水分與鹽分就會從體內流失，必須隨時補充。

2 chapter

壓力造成的胃痛

調整自律神經的平衡狀態

若感到壓力，就會造成自律神經失調，容易導致胃痛與出現不舒服的症狀。此時，不只要按壓胃的穴道，還要按壓自律神經的穴道與自律神經相關的大腦的穴道才會有效。搭配好好休息，不要讓壓力累積也是很重要的。

腳底的解毒地圖

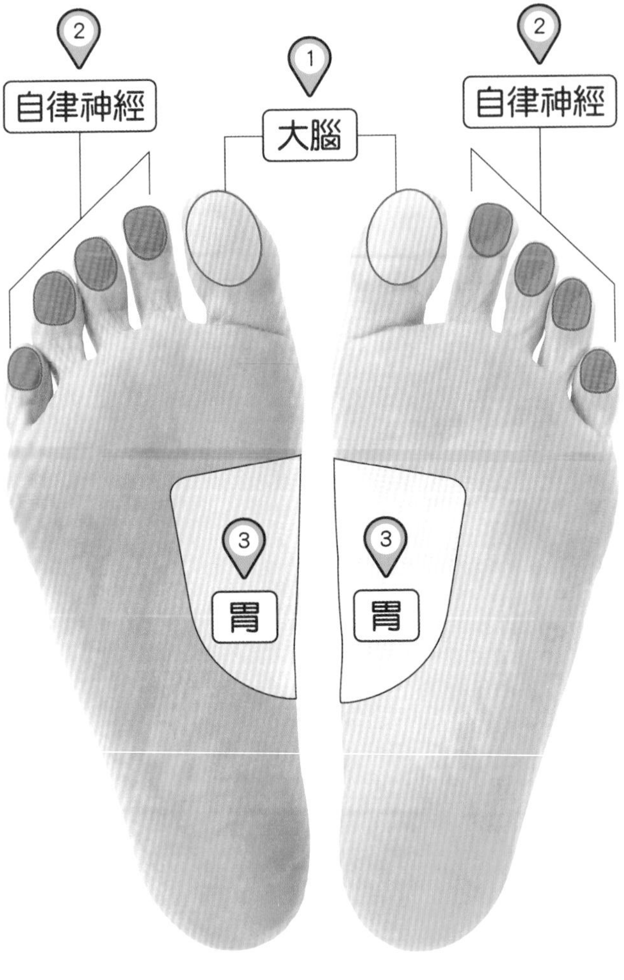

按壓順序

左腳開始	腎臟・膀胱（P.26）	▶ 大腦①	▶ 自律神經②	▶ 胃③
接著換右腳	腎臟・膀胱（P.26）	▶ 大腦①	▶ 自律神經②	▶ 胃③

從左腳開始進行按壓！

從上往下按壓
大拇趾趾腹

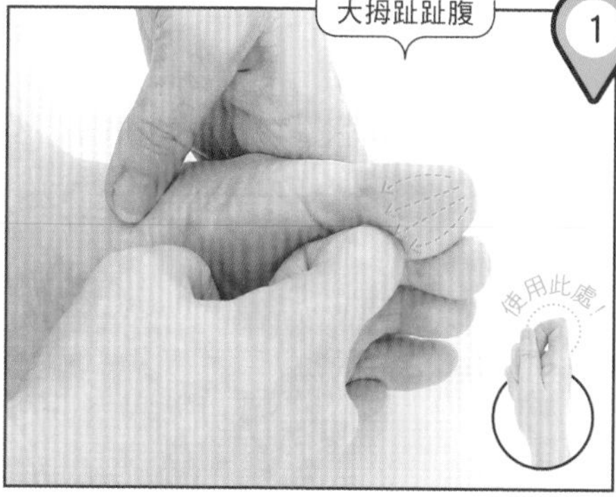
使用此處！

① 大腦

用手的食指對準腳的大拇趾趾腹，壓著由上往下滑動

位於腳底大拇趾趾腹的就是大腦的穴道。此處使用手的食指的第2關節對準穴道，由上往下按壓著滑動。將大拇趾以縱向分成4個區塊，各區塊重複按壓10次。

× 10次

② 自律神經

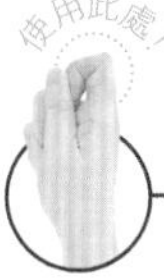
使用此處！

按壓著4個腳趾趾腹由上往下滑動

除了拇趾以外，其他4個腳趾的第1關節以上的範圍是自律神經的穴道。將每個腳趾的此處穴道縱向分成2個區塊，用手指食指的第2關節從上往下按壓著滑動，各區塊重複按壓10次。

× 10次

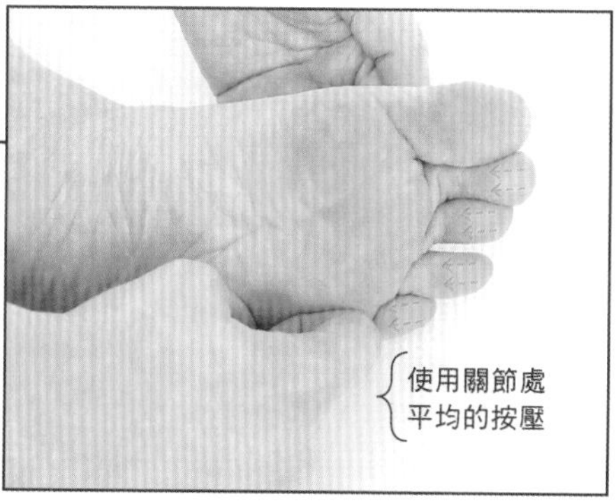
使用關節處
平均的按壓

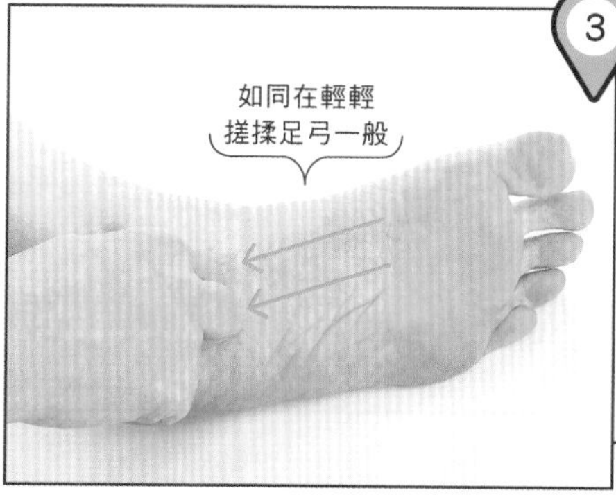
如同在輕輕
搓揉足弓一般

③ 胃

由上往下按壓著滑動刺激位於足弓的胃的穴道

使用握拳後的食指與中指的第2關節，對準拇趾根部骨頭的正下方的足弓處，由上而下按壓著滑動至足弓最下方為止。將此動作重複10次。

× 10次

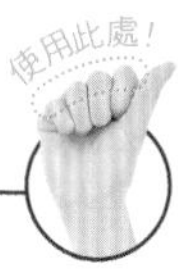
使用此處！

↓

左腳按摩結束後再換右腳

2 chapter

貧血

按壓使血液循環到各臟器的穴道

在中醫學當中，據說若加諸負擔在大腦的話，負責讓血液循環全身的心臟與脾臟功能就會下降，很容易造成貧血。為了有效預防・改善，需按壓腦、三叉神經、心臟與脾臟的穴道。在飲食上也要注意確實補充鐵質。

腳底的解毒地圖

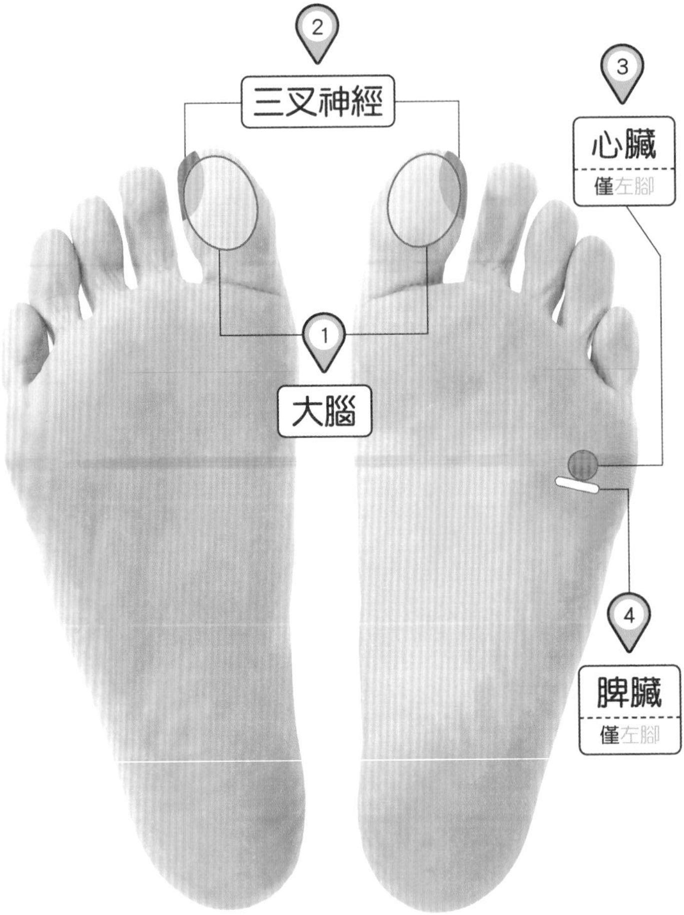

按壓順序

左腳開始	腎臟・膀胱（P.26）▶ 大腦1 ▶ 三叉神經2 ▶ 心臟3 ▶ 脾臟4
接著換右腳	腎臟・膀胱（P.26）▶ 大腦1 ▶ 三叉神經2

從左腳開始進行按壓！

① 大腦

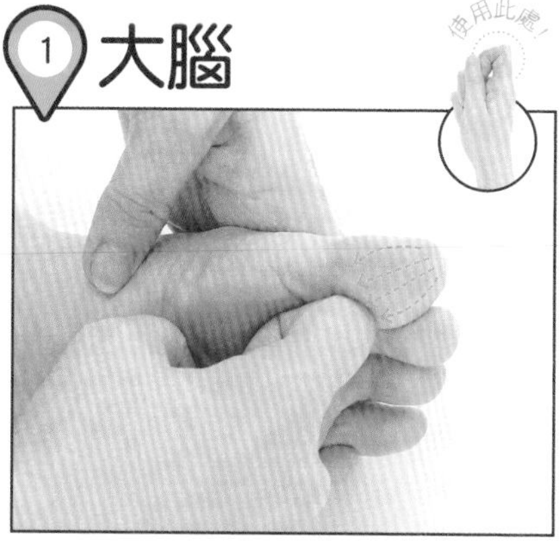

對準腳的大拇趾趾腹由上往下刺激

位於腳底大拇趾趾腹的就是大腦的穴道。此處使用手的食指的第2關節對準穴道，由上往下按壓著滑動。將大拇趾以縱向分成4個區塊，各區塊重複按壓10次。

×10次

② 三叉神經

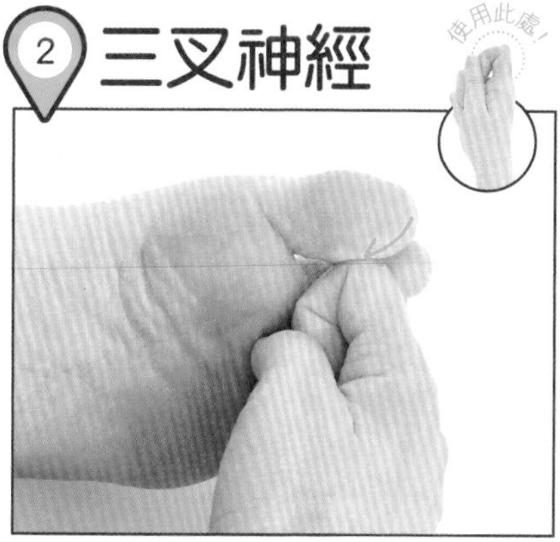

從大拇趾尖開始往下按壓著滑動

從腳趾大拇趾腳底那側的內側指尖開始，到腳趾甲邊緣內側為止的範圍是三叉神經的穴道。此處用手指食指的第2關節對準穴道，由上往下按壓著滑動。將此動作重複10次。

×10次

③ 心臟

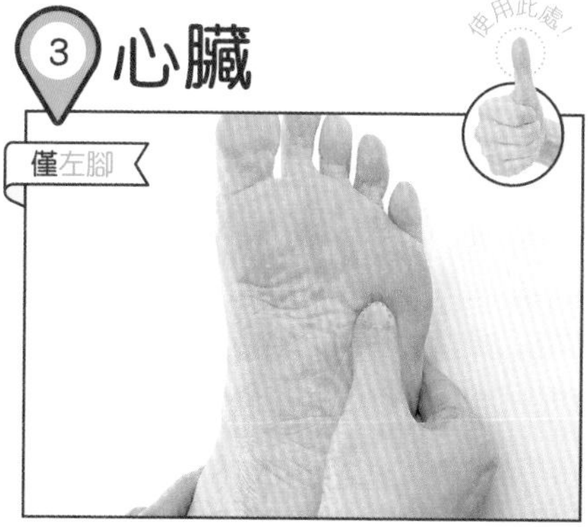

使用手指大拇指指腹垂直按壓三秒後放鬆力道

用手的拇指指腹按壓在腳趾根部骨頭的下方，左腳小趾的延長線上，在這個範圍之內的上半部分為心臟的穴道。此處用手的拇指指腹垂直按壓到底為止，停留3秒之後，放鬆力道。將此動作重複10次。

×10次

④ 脾臟

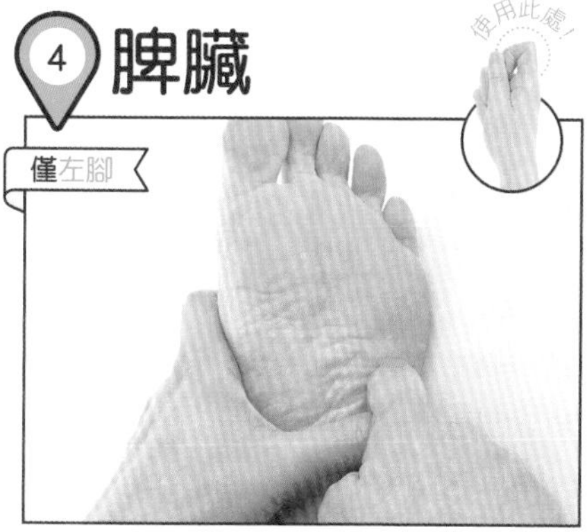

使用手指食指垂直按壓之後，放鬆力道

步驟3用拇指指腹按壓的部分的正下方就是脾臟的穴道。此處使用手指食指的第2關節對準穴道，在關節內側放入另一隻手的拇指輔助，垂直按壓到底，停留3秒之後，放鬆力道。將此動作重複10次。

×10次

↓

左腳按摩結束後，再換右腳進行步驟❶❷

2
chapter

手腳冰冷

使血液能夠循環到末梢來改善

用腦過度，使血液大量往腦部集中，就會造成血也無法到達手腳末梢，而導致手腳冰冷的症狀。除了大腦的穴道之外，也透過刺激血液循環相關的自律神經、心臟、子宮、腳趾間淋巴的穴道等來改善吧。此外，也要控制攝取冰的或冷的食物。

腳底的解毒地圖

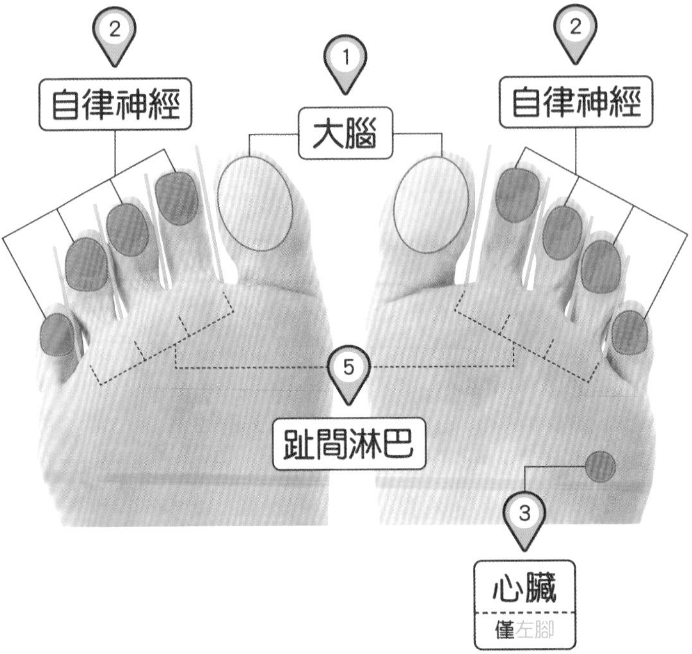

腳內側的解毒地圖

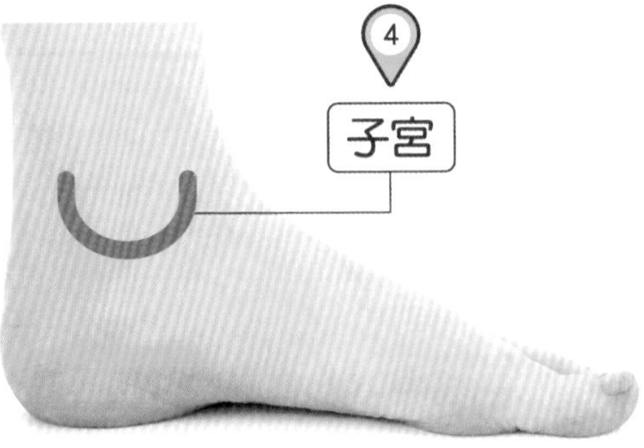

按壓順序

趾間淋巴❺ ◀ 子宮❹ ◀ 心臟❸ ◀ 自律神經❷ ◀ 大腦❶ ◀	腎臟・膀胱（P.26）	左腳開始
趾間淋巴❺ ◀ 子宮❹ ◀ 自律神經❷ ◀ 大腦❶ ◀	腎臟・膀胱（P.26）	接著換右腳

從左腳開始進行按壓！

① 大腦

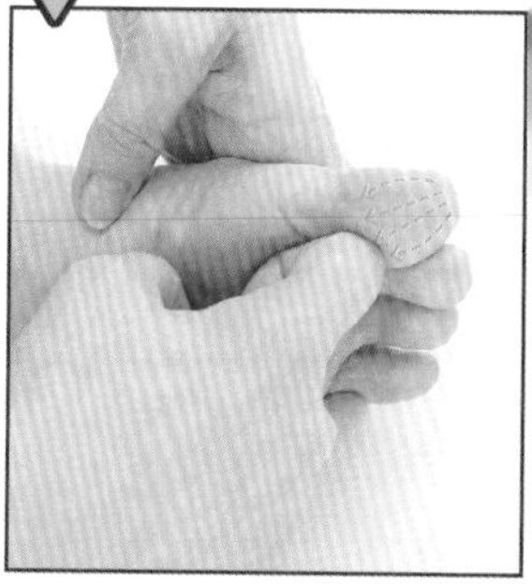

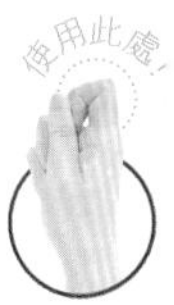

用手的食指對準腳的大拇趾趾腹，壓著由上往下滑動

位於腳底大拇趾趾腹的就是大腦的穴道。此處使用手的食指的第2關節對準穴道，由上往下按壓著滑動。將大拇趾以縱向分成4個區塊，各區塊重複按壓10次。

×10次

② 自律神經

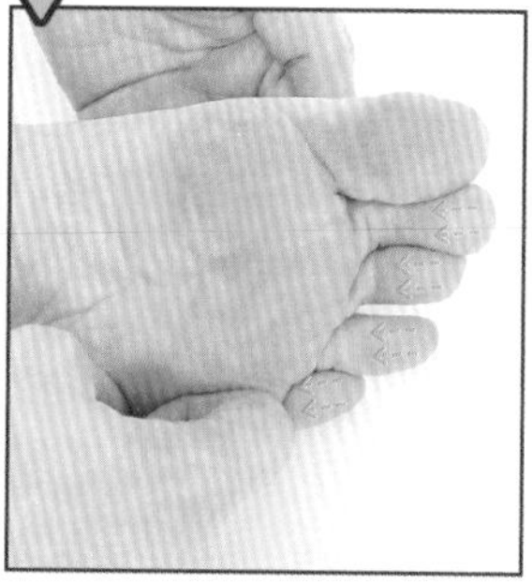

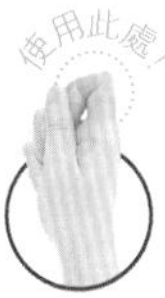

按壓著拇趾以外的4個腳趾趾腹由上往下滑動

腳拇趾外的其他4個腳趾第一關節以上是自律神經的穴道。將每個腳趾此處穴道縱向分2區，以食指第2關節上下按壓滑動，各區塊重複動作10次。

×10次

按壓右腳時，做完步驟②之後直接前往步驟④

③ 心臟

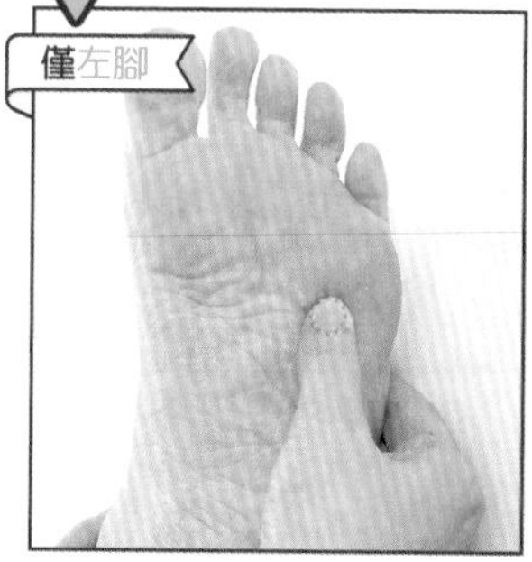

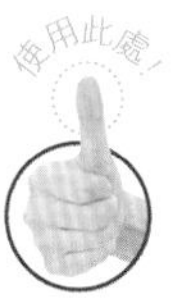

使用手指大拇指指腹垂直按壓三秒後，放鬆力道

用手的拇指指腹按壓在腳趾根部骨頭的下方，左腳小趾的延長線上，在這個範圍之內的上半部分為心臟的穴道。此處用手的拇指指腹垂直按壓到底為止，停留3秒之後，放鬆力道。將此動作重複10次。

×10次

④ 子宮

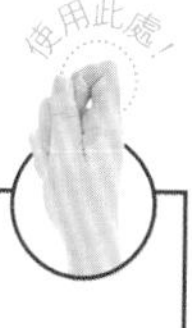

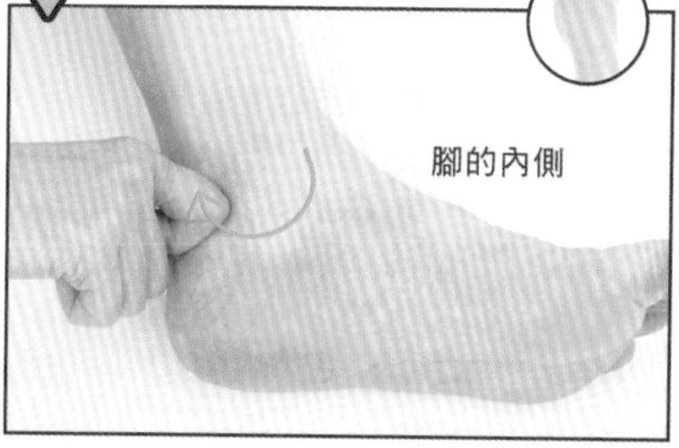

刺激內側腳踝的下半部

位於內側腳踝骨頭的下半部，有個半圓形狀的地方就是子宮的穴道。此處使用手指食指的第2關節內側對準穴道，沿著骨頭的邊緣由前向後按壓著滑動。將此動作重複10次。

×10次

⑤ 趾間淋巴

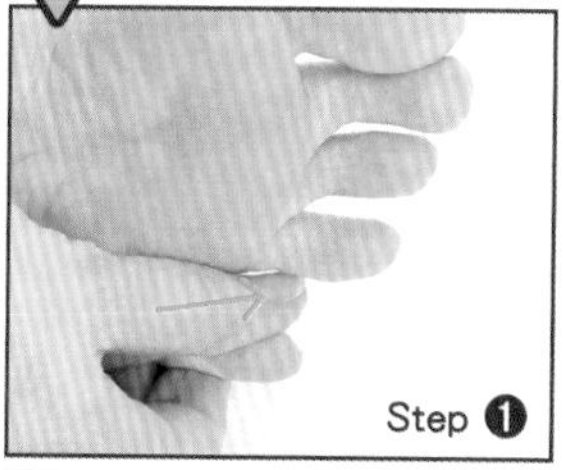

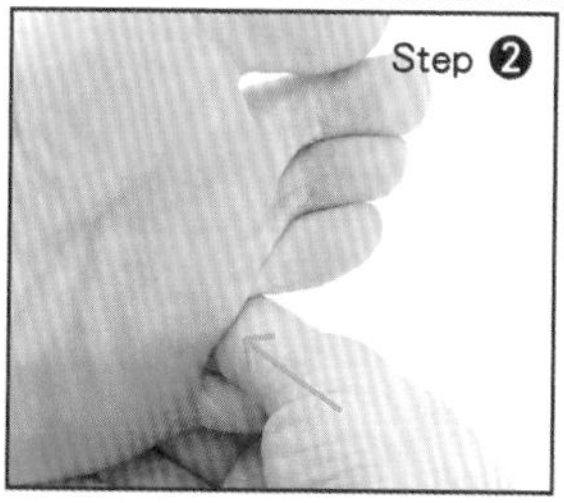

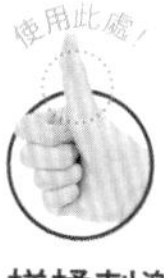

搓揉刺激腳趾之間的部分

使用手指拇指的第1關節外側骨頭對準穴道，從腳底開始朝向腳趾之間的方向往上搓去，接著將手指垂直朝向腳趾之間，搓揉。最後，朝向腳趾甲方向往下搓。將以上動作在各個腳趾之間各重複10次（詳細請參照P.123）。

×10次

左腳按摩結束後，再換右腳進行步驟①②④⑤

2 chapter

低血壓

藉由刺激調整血壓的穴道來改善

低血壓容易造成身體倦怠感，暈眩與起身時頭暈。為了改善此症狀，有效的方式就是刺激能夠調整血壓平衡的血壓調整點反應區穴道。也要同時刺激與血液循環相關的自律神經、心臟與脾臟等穴道。

腳底的解毒地圖

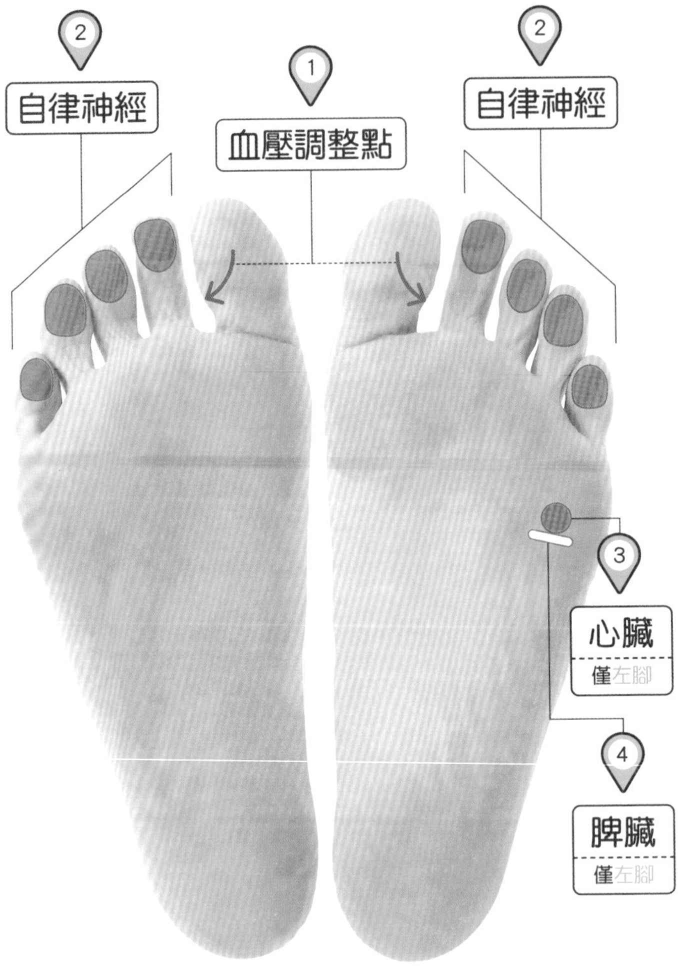

按壓順序

左腳開始	腎臟・膀胱（P.26）▶ 血壓調整點 1 ▶ 自律神經 2 ▶ 心臟 3 ▶ 脾臟 4
接著換右腳	腎臟・膀胱（P.26）▶ 血壓調整點 1 ▶ 自律神經 2

① 血壓調整點

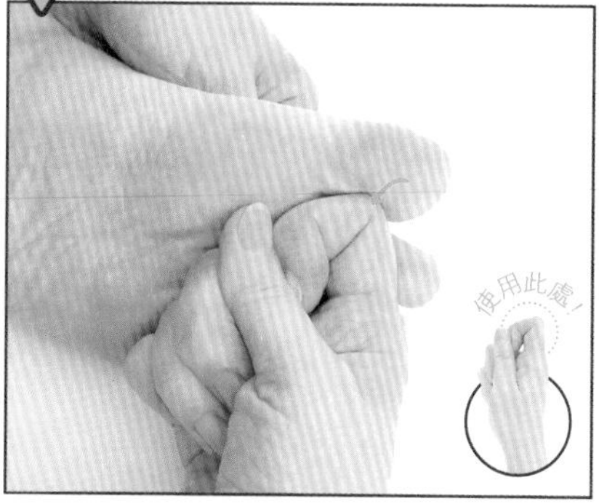

從腳的大拇趾趾腹中心往腳趾根部刺激

從腳的拇趾趾腹的中心開始，往拇趾內側腳趾根部為止的線是血壓調整點反射區的穴道。以大拇趾趾腹為中心，將手指食指的第2關節的其中一邊對準穴道，朝向內側的腳趾根部為止按壓著滑動。將此動作重複10次。

× 10次

② 自律神經

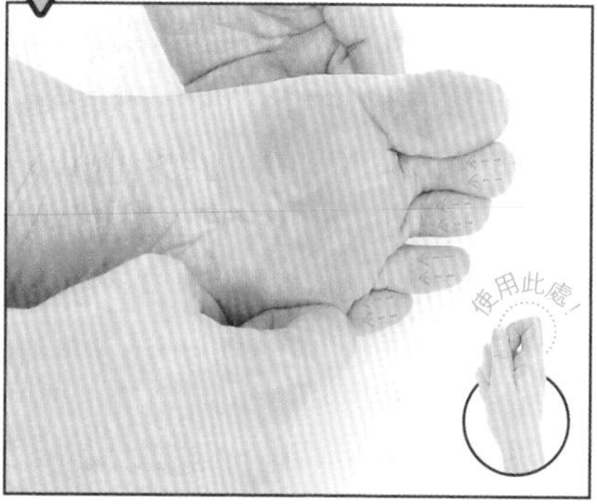

按壓著4個腳趾趾腹由上往下給予刺激

腳的拇趾以外，其他4個腳趾的第1關節以上的範圍是自律神經的穴道。將每個腳趾的此處穴道縱向分成2個區塊，用手指食指的第2關節從上往下按壓著滑動，各區塊重複按壓10次。

× 10次

③ 心臟

僅左腳

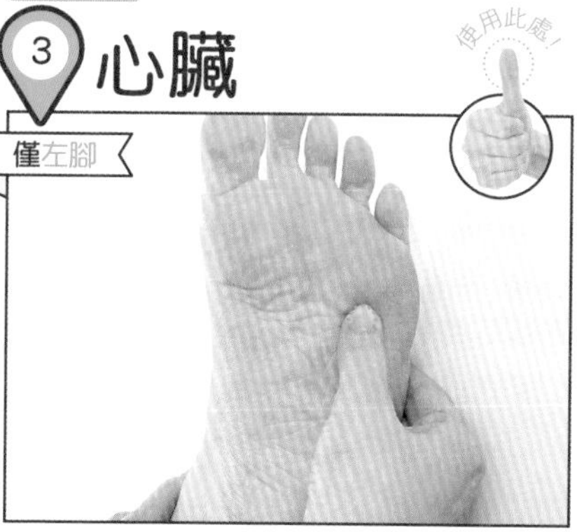

使用手指大拇指指腹按壓三秒後放鬆力道

用手的拇指指腹按壓在腳趾根部骨頭的下方，左腳小趾的延長線上，在這個範圍之內的上半部分為心臟的穴道。此處用手的拇指指腹垂直按壓到底為止，停留3秒之後，放鬆力道。將此動作重複10次。

× 10次

④ 脾臟

僅左腳

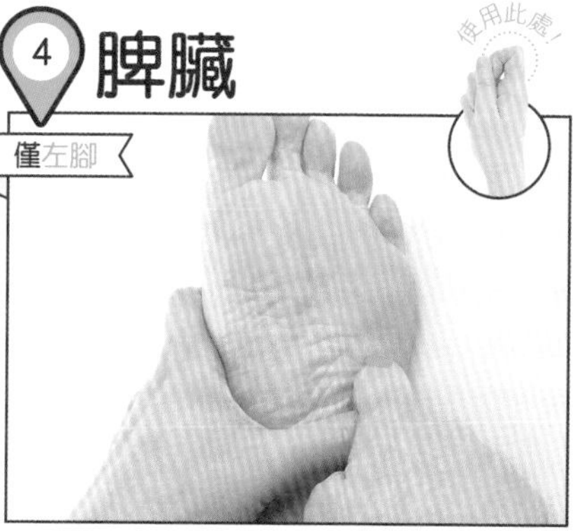

使用手指食指垂直按壓之後，放鬆力道

步驟3用拇指指腹按壓的部分的正下方就是脾臟的穴道。此處使用手指食指的第2關節對準穴道，在關節內側放入另一隻手的拇指輔助，垂直按壓到底，停留3秒之後，放鬆力道。將此動作重複10次。

× 10次

左腳按摩結束後，再換右腳進行步驟❶❷

2
chapter

高血壓

生活習慣會導致高血壓因此需要多注意

高血壓是因鹽分攝取過多、肥胖、壓力、運動不足等生活習慣而導致。容易造成腦梗塞或心肌梗塞等血管相關疾病，因此需要多加注意。要改善高血壓，透過刺激血壓調整點反應區的穴道也是有效的，與此同時，也建議將左邊列出的穴道做搭配一起按壓。

腳底的解毒地圖

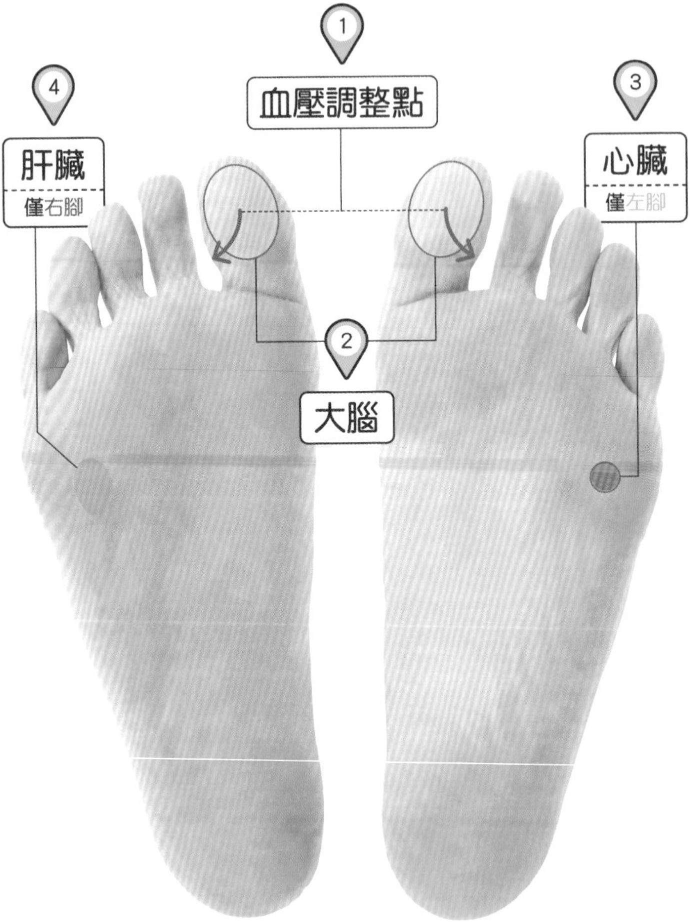

按壓順序

左腳開始	腎臟・膀胱（P.26）▶ 血壓調整點❶ ▶ 大腦❷ ▶ 心臟❸
接著換右腳	腎臟・膀胱（P.26）▶ 血壓調整點❶ ▶ 大腦❷ ▶ 肝臟❹

1 血壓調整點

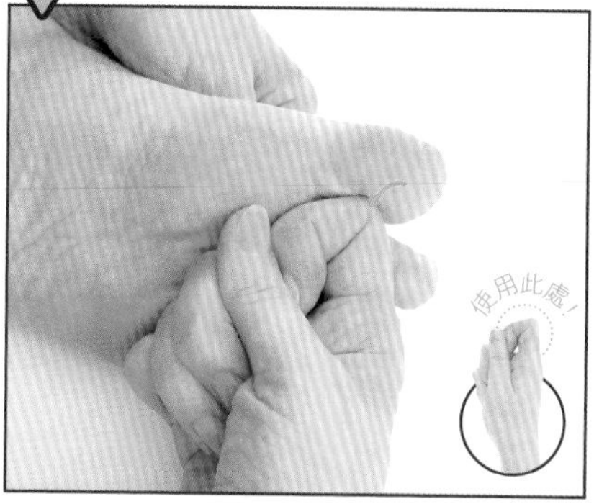

從腳的大拇趾趾腹中心往腳趾根部刺激

從腳的拇趾趾腹的中心開始，往拇趾內側腳趾根部為止的線是血壓調整點反射區的穴道。以大拇趾趾腹為中心，將手指食指的第2關節的其中一邊對準穴道，朝向內側的腳趾根部為止按壓著滑動。將此動作重複10次。

× 10次

2 大腦

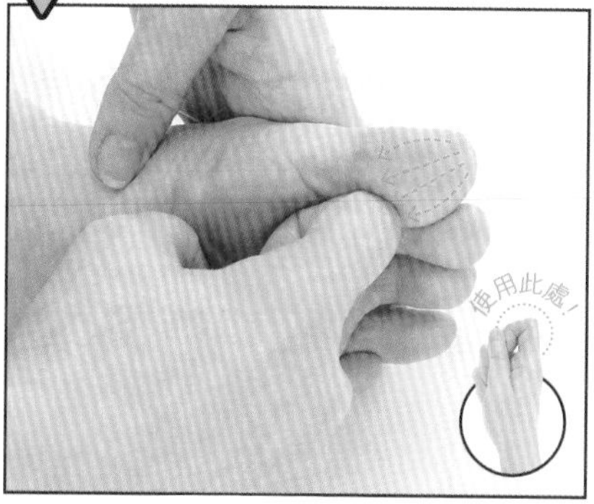

用手指食指對準腳的大拇趾趾腹
壓著由上往下滑動

位於腳底大拇趾趾腹的就是大腦的穴道。此處使用手的食指的第2關節對準穴道，由上往下按壓著滑動。將大拇趾以縱向分成4個區塊，各區塊重複按壓10次。

× 10次

按壓右腳時，做完步驟2之後直接前往步驟4

3 心臟

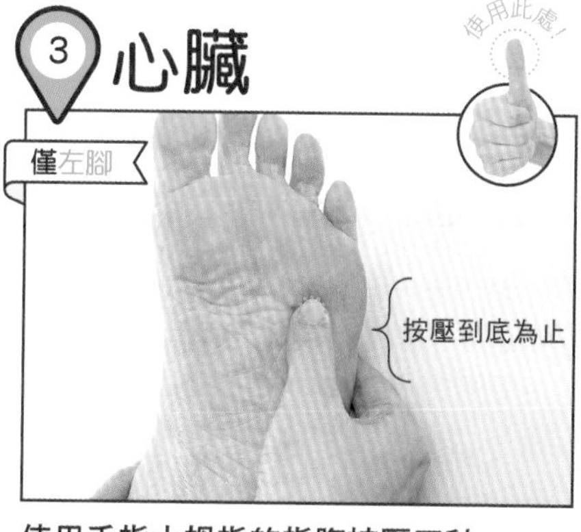

使用手指大拇指的指腹按壓三秒
放鬆力道

用手的拇指指腹按壓在腳趾根部骨頭的下方，左腳小趾的延長線上，在這個範圍之內的上半部分為心臟的穴道。此處用手的拇指指腹垂直按壓到底為止，停留3秒之後，放鬆力道。將此動作重複

× 10次

至此，左腳按摩結束後，再換右腳進行步驟1 2 4

4 肝臟

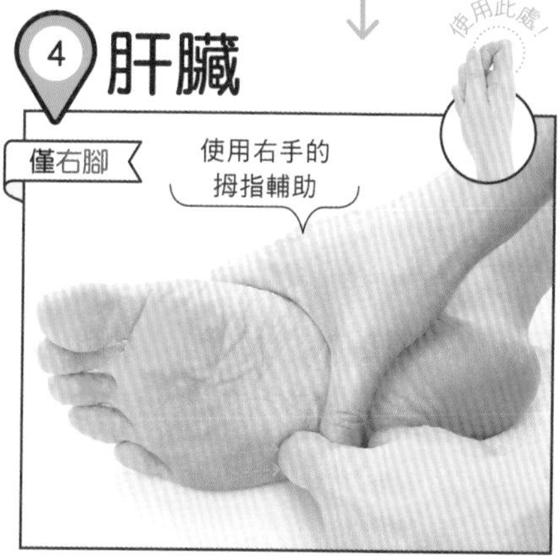

使用手指食指的關節由上往下刺激

位於右腳小趾的延長線上，腳趾根部的骨頭下方，手指拇指對準的範圍就是肝臟的穴道。將此處縱向分成2個區塊，用手指食指的第2關節處對準穴道，在關節內側放入另一隻手的拇指輔助，按壓著由上往下滑動，將此動作各重複10次。

手指拇指的指腹覆蓋的範圍就是穴道範圍。

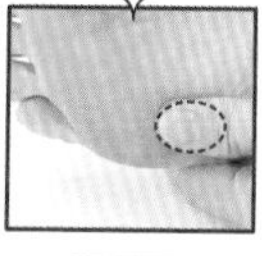

× 10次

2
chapter

高血糖

以控制血糖相關的穴道來做應對

因過量攝取醣份等原因而導致持續處於高血糖狀態的話，將有可能引起糖尿病，需要多加注意。透過刺激與控制血糖相關的大腦、甲狀腺、腎上腺、心臟的穴道來達到預防效果吧。當然每天注意飲食也是非常重要的。

腳底的解毒地圖

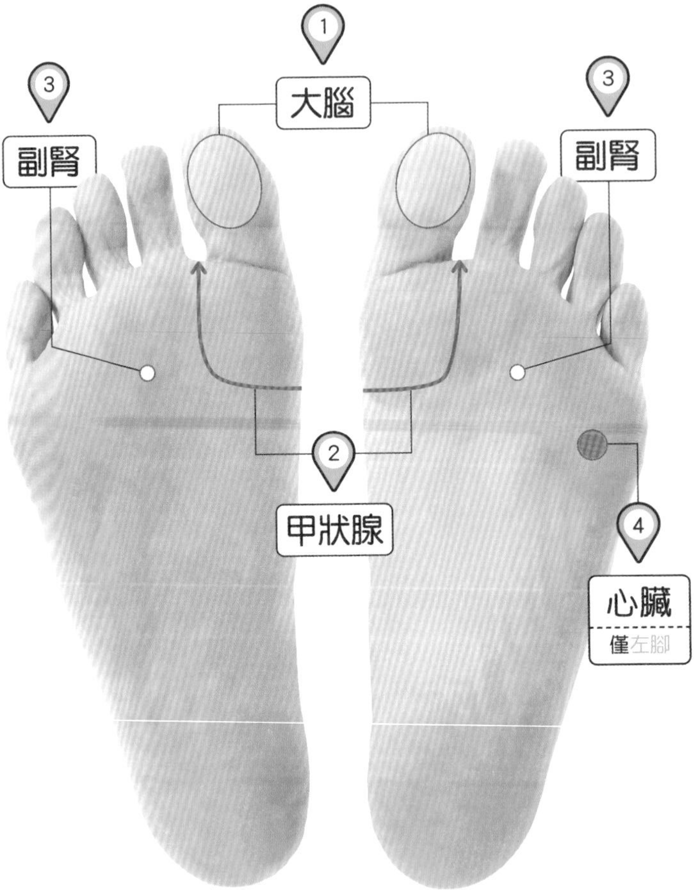

按壓順序

左腳開始	腎臟・膀胱（P.26）	◀ 大腦❶ ◀ 甲狀腺❷ ◀ 副腎❸ ◀ 心臟❹
接著換右腳	腎臟・膀胱（P.26）	◀ 大腦❶ ◀ 甲狀腺❷ ◀ 副腎❸

從左腳開始進行按壓！

① 大腦

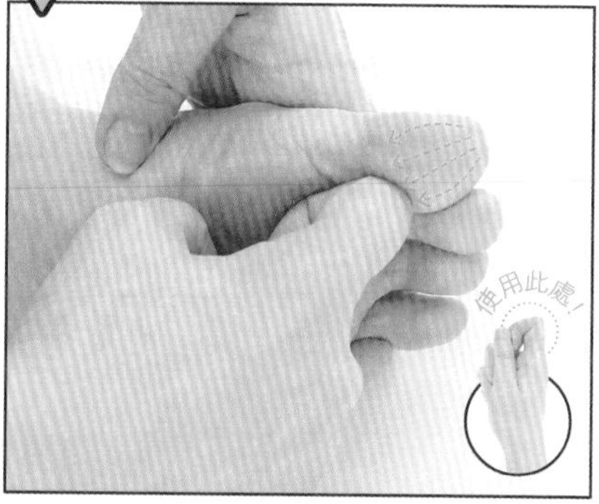

對準腳的大拇趾趾腹，壓著由上往下滑動

位於腳底大拇趾趾腹的就是大腦的穴道。此處使用手的食指的第2關節對準穴道，由上往下按壓著滑動。將大拇趾以縱向分成4個區塊，各區塊重複按壓10次。

× 10次

② 甲狀腺

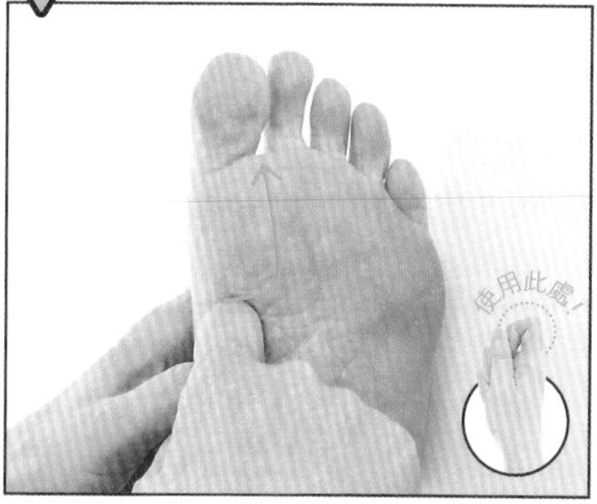

使用手指食指的第2關節按壓著滑動

使用手指食指的第2關節，對準腳趾拇趾的根部骨頭下方靠拇趾一側的邊緣處，按壓著滑動到腳趾拇趾與食趾之間。將此動作重複10次。

× 10次

③ 副腎

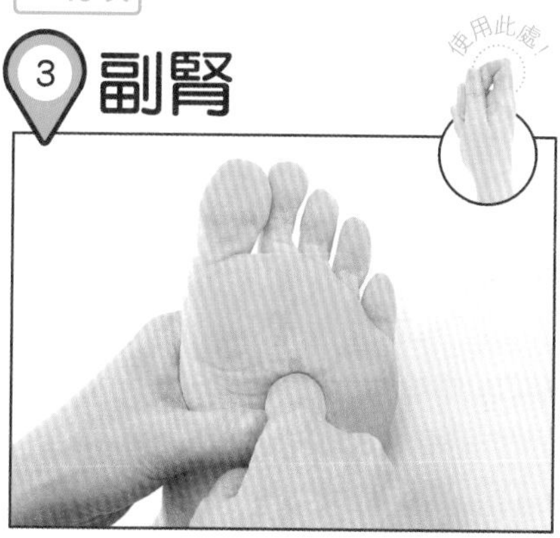

使用手指食指的第2關節垂直按壓

位於腳趾中趾的延長線上，腳趾根部骨頭的下方凹陷進去的部分就是副腎的穴道。此處使用手指食指的第2關節對準穴道，在關節內側放入另一隻手的拇指輔助，垂直按壓到底為止，持續3秒鐘之後，再放鬆力道。將此動作重複10次。

× 10次

④ 心臟

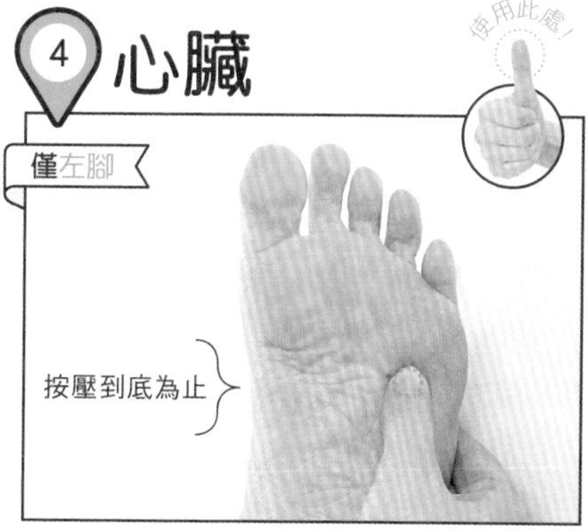

使用手指大拇指的指腹按壓三秒後，放鬆力道

用手的拇指指腹按壓在腳趾根部骨頭的下方，左腳小趾的延長線上，在這個範圍之內的上半部為心臟的穴道。此處用手的拇指指腹垂直按壓到底為止，停留3秒之後，放鬆力道。將此動作重複10次。

× 10次

左腳按摩結束後，再換右腳進行步驟❶～❸

2
chapter

生理痛

調整子宮及卵巢的功能

生理痛很嚴重的人，有子宮及卵巢功能下降的可能性，藉由刺激這些穴道來使其活性化吧。與此同時，刺激腰椎的穴道也能得到好的效果。為了促進子宮及卵巢的血液循環，也很推薦做一些能伸展腹部的運動。

腳內側的解毒地圖

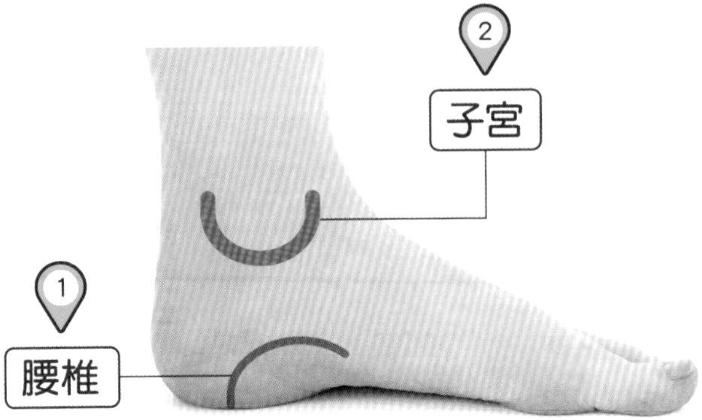

腳外側的解毒地圖

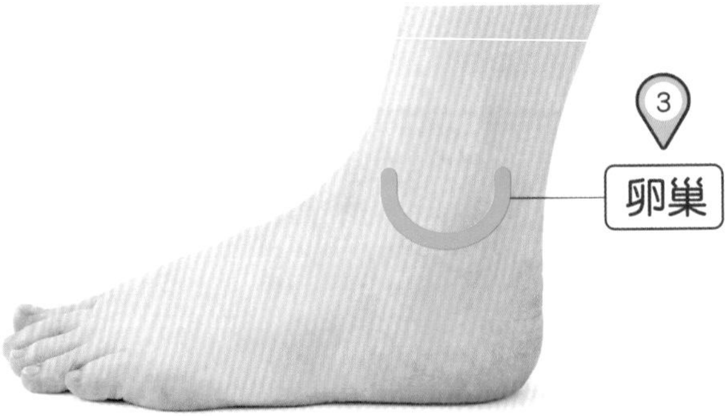

按壓順序

左腳開始	腎臟・膀胱（P.26）◀ 腰椎❶ ◀ 子宮❷ ◀ 卵巢❸
接著換右腳	腎臟・膀胱（P.26）◀ 腰椎❶ ◀ 子宮❷ ◀ 卵巢❸

從左腳開始進行按壓！

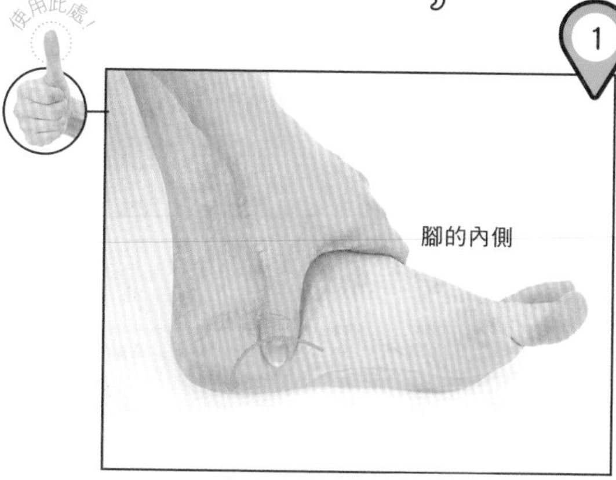

① 腰椎

使用手指拇指的指腹壓著滑動

位於腳內側腳踝下方的半圓形狀骨頭的邊緣處，就是腰椎的穴道。此處使用手指拇指指腹對準穴道，沿著骨頭像在畫半圓形一般，壓著往腳踝方向滑動。將此動作重複10次。

×10次

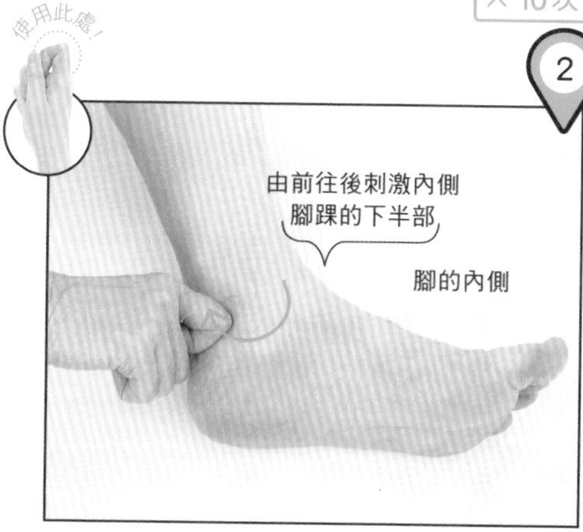

② 子宮

沿著腳踝下半部像在畫半圓形一般按壓

位於內側腳踝骨頭的下半部，有個半圓形狀的地方就是子宮的穴道。此處使用手指食指的第2關節內側對準穴道，沿著骨頭的邊緣由前向後按壓著滑動。將此動作重複10次。

×10次

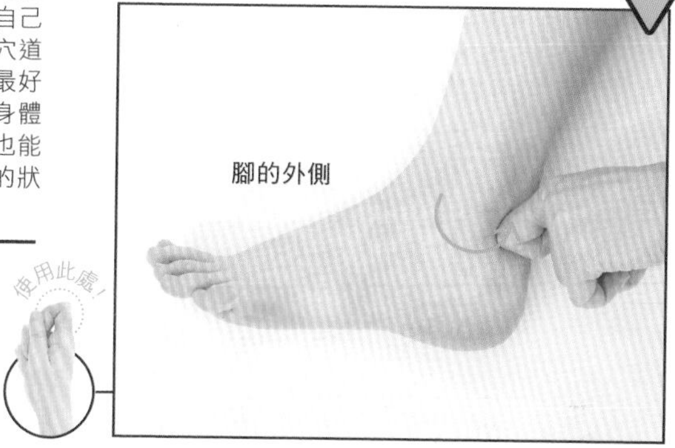

③ 卵巢

由前往後刺激外側腳踝的下半部

位於外側腳踝骨頭的下半部，有個半圓形狀的地方就是卵巢的穴道。此處使用手指食指的第2關節內側對準穴道，沿著骨頭的邊緣由前向後按壓著滑動。將此動作重複10次。

×10次

左腳按摩結束後再換右腳

+1 解毒小建議

藉由空中腳踏車及穴道按壓改善婦科疾病

有生理痛或經期不順等婦科疾病的人，有可能是子宮肌肉僵硬。若有這樣的情況，可以仰躺著，將兩腳往上抬，做「空中腳踏車」。這樣骨盆內的血液循環就會變好，也會提升子宮及卵巢的功能。此外，有不孕煩惱的人，在生理期來之後24小時之內，將自己有疾病的部位的穴道全部按壓一遍是最好的。如此一來，身體狀況就會好轉，也能調整成容易懷孕的狀態。

2
chapter

經期不順

除了子宮及卵巢的穴道外，也要刺激大腦的穴道

經期不順可能是由於壓力過大、減肥、藥物服用等各式各樣的原因造成。這也有可能成為不孕的原因，因此要儘早改善。除了子宮及卵巢的穴道之外，也建議要刺激大腦的穴道。正在服用藥物的人，可以按壓肝臟的穴道，達到提高解毒機能。

腳底的解毒地圖

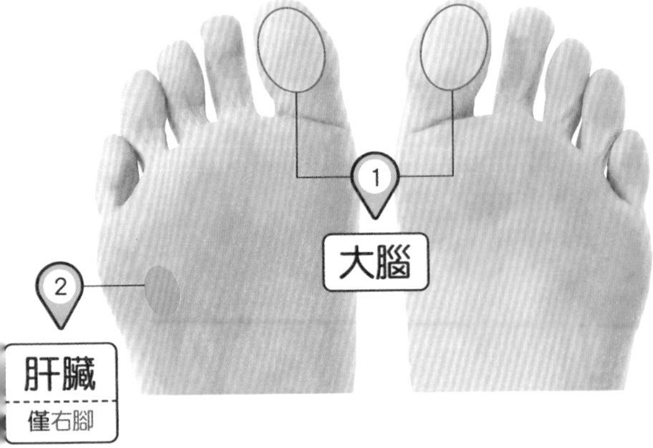

腳內側的解毒地圖

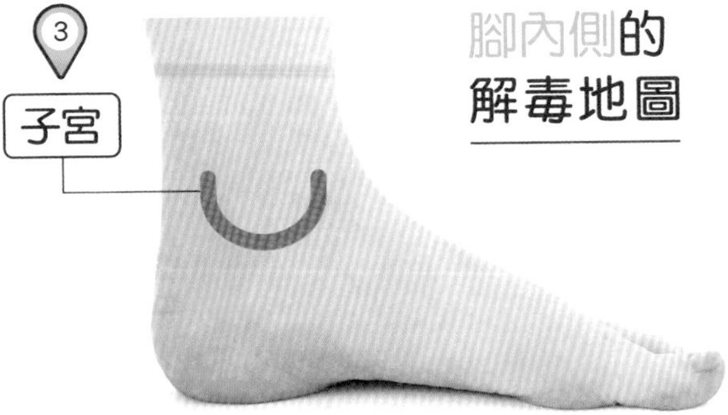

腳外側的解毒地圖

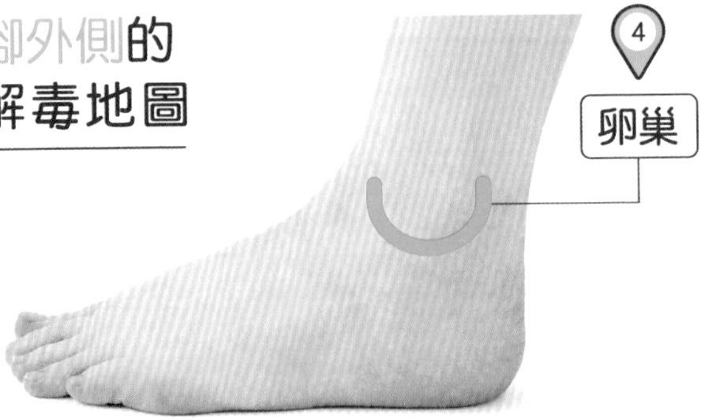

按壓順序

卵巢④ ◀ 子宮③ ◀ 大腦① ◀ 腎臟・膀胱（P.26）	左腳開始
卵巢④ ◀ 子宮③ ◀ 肝臟② ◀ 大腦① ◀ 腎臟・膀胱（P.26）	接著換右腳

從左腳開始進行按壓！

① 大腦

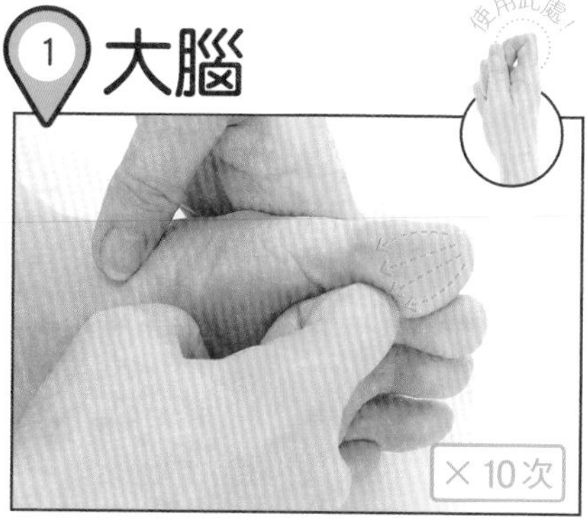

對準腳的大拇趾趾腹，壓著由上往下滑動

位於腳底大拇趾趾腹的就是大腦的穴道。此處使用手的食指的第2關節對準穴道，由上往下按壓著滑動。將大拇趾以縱向分成4個區塊，各區塊重複按壓10次。

↓

按壓左腳時，做完步驟❶之後直接前往步驟❸

正在服用藥物或營養補充品的人，特別要好好做這個步驟

② 肝臟

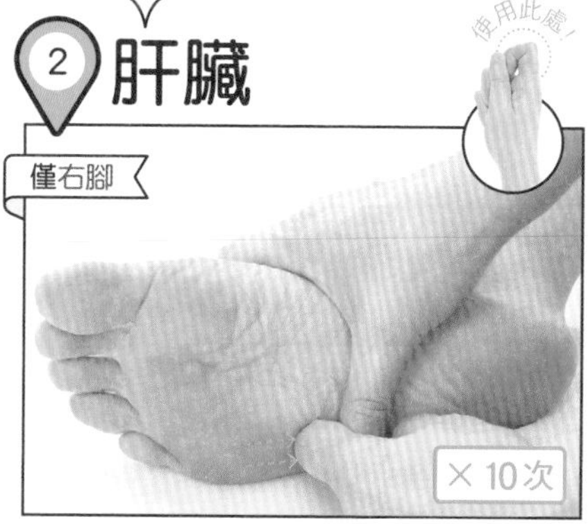

使用手指食指的關節由上往下刺激

位於右腳小趾的延長線上，腳趾根部的骨頭下方，手指拇指對準的範圍就是肝臟的穴道。將此處縱向分成2個區塊，用手指食指的第2關節處對準穴道，在關節內側放入另一隻手的拇指輔助，按壓著由上往下滑動，將此動作各重複10次。

手指拇指的指腹覆蓋的範圍就是穴道範圍

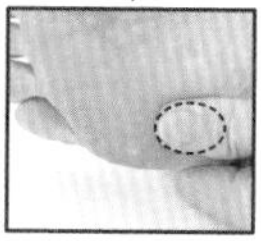

③ 子宮

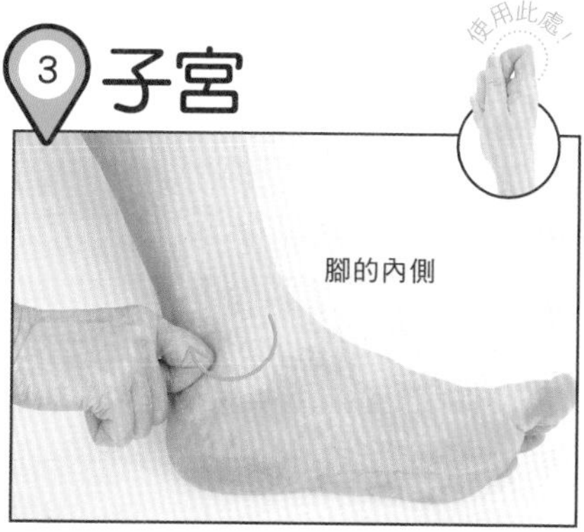

由前往後刺激內側腳踝的下半部

位於內側腳踝骨頭的下半部，有個半圓形狀的地方就是子宮的穴道。此處使用手指食指的第2關節內側對準穴道，沿著骨頭的邊緣由前向後按壓著滑動。將此動作重複10次。

×10次

④ 卵巢

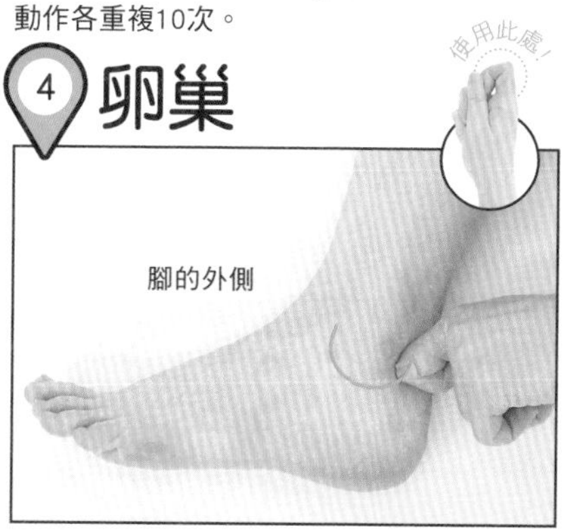

由前往後刺激外側腳踝的下半部

位於外側腳踝骨頭的下半部，有個半圓形狀的地方就是卵巢的穴道。此處使用手指食指的第2關節內側對準穴道，沿著骨頭的邊緣由前向後按壓著滑動。將此動作重複10次。

×10次

↓

左腳按摩結束後，再換右腳進行步驟❶～❹

2
chapter

更年期的症狀

調整荷爾蒙平衡及自律神經

更年期時，容易出現血氣上湧、暈眩、頭痛、倦怠、失眠、低落、焦躁等各式各樣的症狀。刺激對於防止暈眩有效的三叉神經穴道，可以調整荷爾蒙平衡的自律神經及卵巢穴道，對於失眠有效的失眠點穴道來改善症狀吧。

腳底的解毒地圖

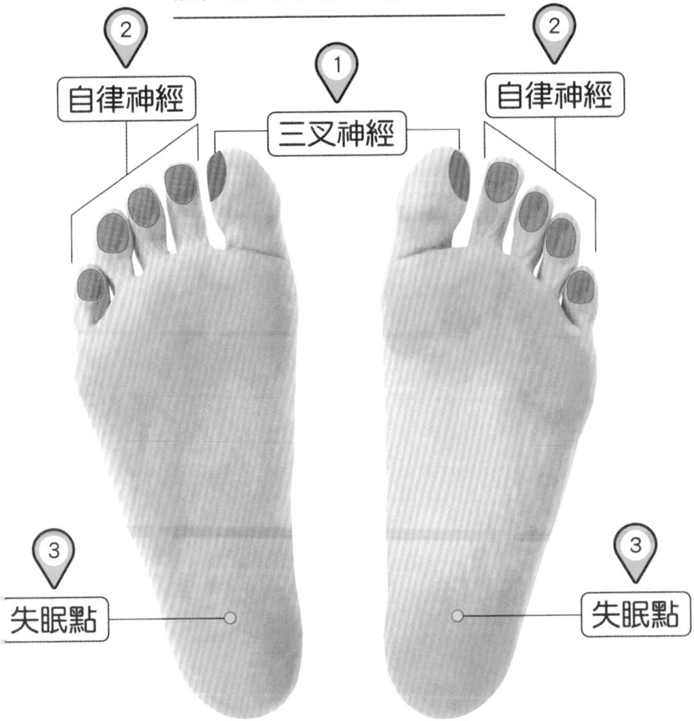

腳外側的解毒地圖

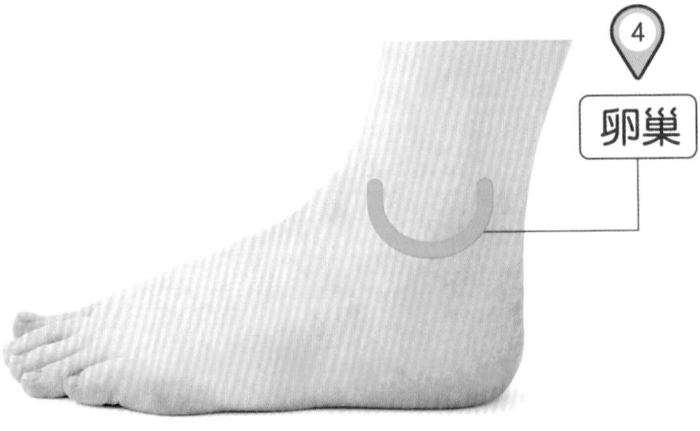

按壓順序

卵巢❹ ◀	失眠點❸ ◀	自律神經❷ ◀	三叉神經❶ ◀	腎臟・膀胱（P.26）	左腳開始
卵巢❹ ◀	失眠點❸ ◀	自律神經❷ ◀	三叉神經❶ ◀	腎臟・膀胱（P.26）	接著換右腳

從左腳開始進行按壓！

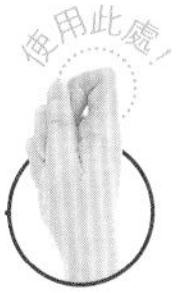

這一頁的所有穴道全都使用此處按壓！

① 三叉神經

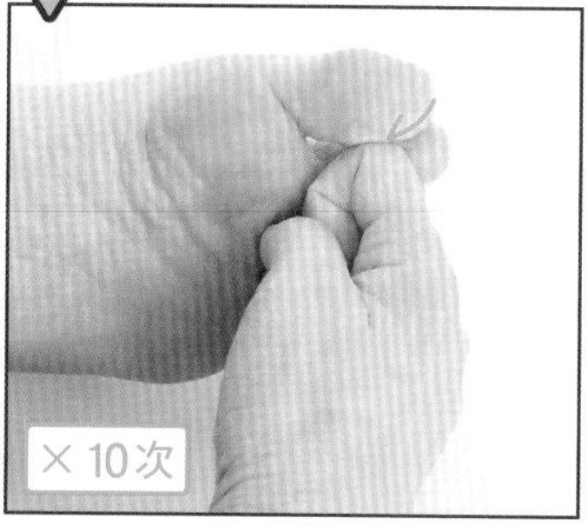

從大拇趾尖開始往腳趾甲邊緣的內側給予刺激

從腳趾大拇趾腳底那側的內側指尖開始，到腳趾甲邊緣內側為止的範圍是三叉神經的穴道。此處用手指食指的第2關節對準穴道，由上往下按壓著滑動。將此動作重複10次。

② 自律神經

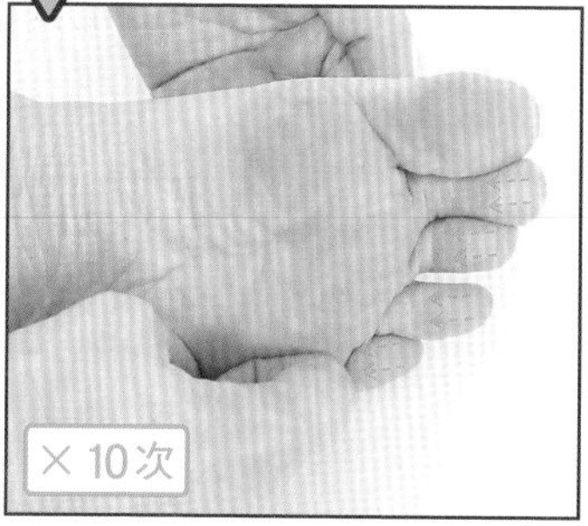

按壓著拇趾以外的4個腳趾趾腹由上往下滑動

腳的拇趾以外，其他4個腳趾的第1關節以上的範圍是自律神經的穴道。將每個腳趾的此處穴道縱向分成2個區塊，用手指食指的第2關節從上往下按壓著滑動，各區塊重複按壓10次。

③ 失眠點

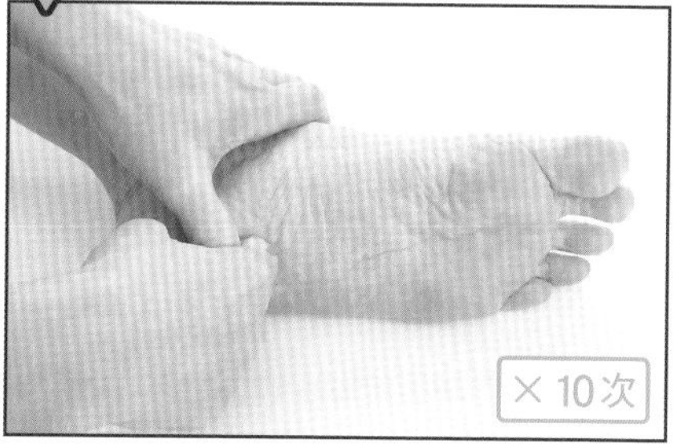

使用手指食指垂直按壓3秒之後，放鬆力道

位於腳的中趾延長線上，腳跟硬的部分上面一點之處就是失眠點。此處使用手指食指的第2關節對準穴道，在關節內側放入另一隻手的拇指輔助，垂直按壓3秒之後，放鬆力道。

④ 卵巢

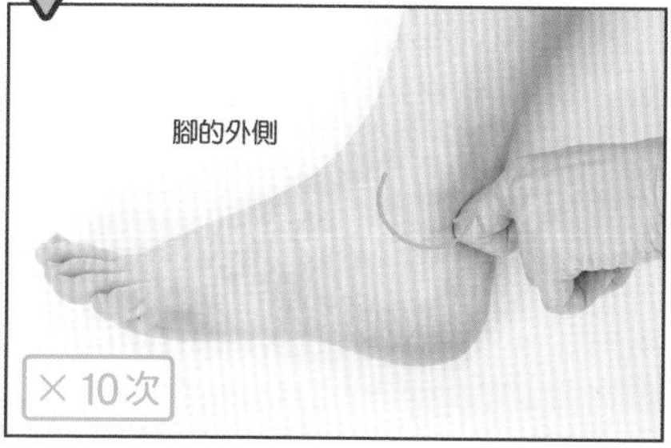

由前往後刺激外側腳踝的下半部

位於外側腳踝骨頭的下半部，有個半圓形狀的地方就是卵巢的穴道。此處使用手指食指的第2關節內側對準穴道，沿著骨頭的邊緣由前向後按壓著滑動。並將此動作重複10次。

左腳按摩結束後再換右腳

+1 解毒小建議

穿著太緊的內衣褲是造成血液循環不良的原因

大家的身體上有襪子、內衣或內褲勒出的痕跡嗎？若有出現痕跡的話，那就是因為太緊造成血液循環不良的證據。這很容易造成婦科疾病及四肢冰冷等症狀，是大忌。特別是睡眠時，建議穿著在身上的衣物要像P.128中所介紹的內褲一般，要選擇不會束縛著身體，寬鬆的服裝。

感冒

藉由按壓穴道促進病毒排出

感冒時，除了能夠抑制鼻水和咳嗽的鼻、肺、氣管的穴道之外，也有可能因感冒而引起腸胃不適的狀況，因此也要刺激胃與十二指腸的穴道。此外，藉由刺激肝臟的穴道來促進解毒，使感冒的病菌及病毒盡快排出體外。

腳底的解毒地圖

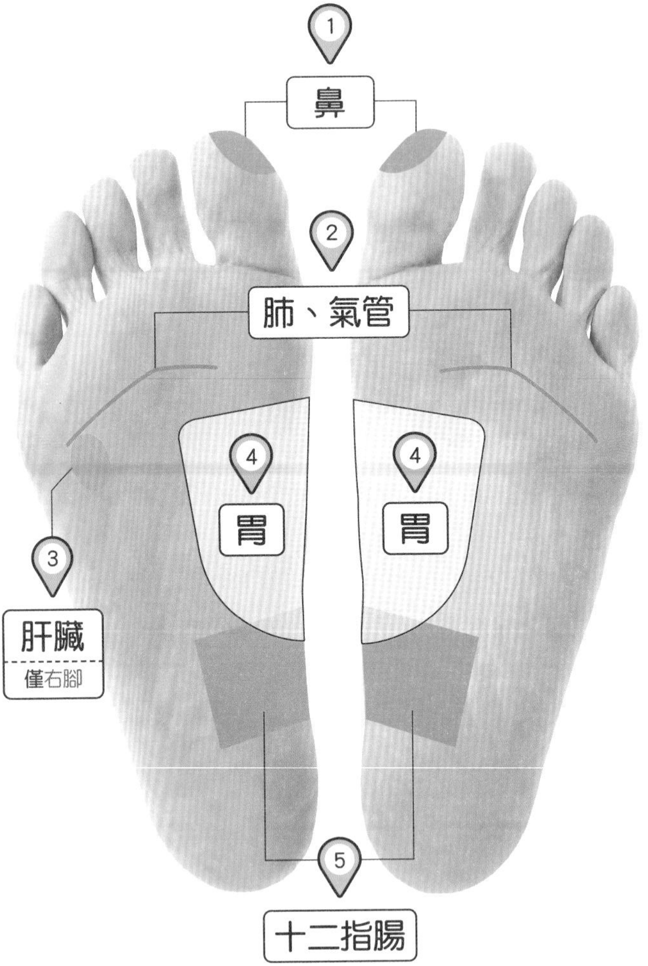

按壓順序

十二指腸5 ◀ 胃4 ◀ 肺、氣管2 ◀ 鼻1 ◀	腎臟・膀胱（P.26）	左腳開始
十二指腸5 ◀ 胃4 ◀ 肝臟3 ◀ 肺、氣管2 ◀ 鼻1 ◀	腎臟・膀胱（P.26）	接著換右腳

從左腳開始進行按壓！

② 肺、氣管

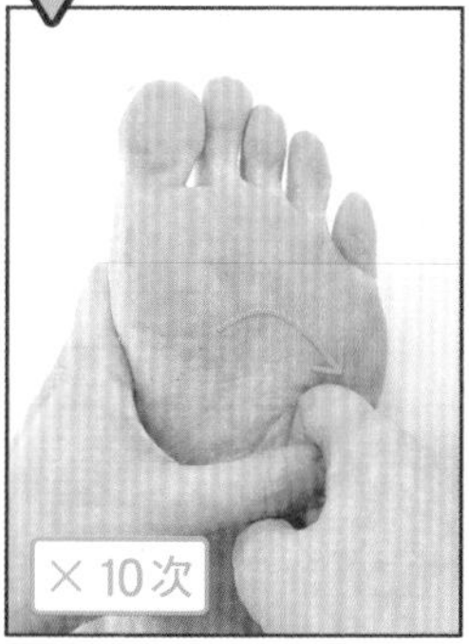

腳底骨頭凸起處的下方，按壓著由內側往外側滑動

位於腳趾食趾的延長線上，腳底骨頭凸起處的下方開始到小趾的下方為止，就是肺、氣管的穴道。此處使用手指食指的第2關節對準穴道，在關節內側放入另一隻手的拇指輔助，按壓著由內側往外側滑動。

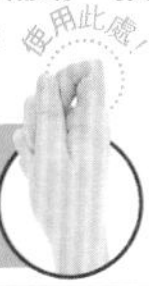

按壓左腳時，做完步驟❷之後直接前往步驟❹

① 鼻

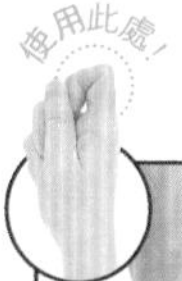

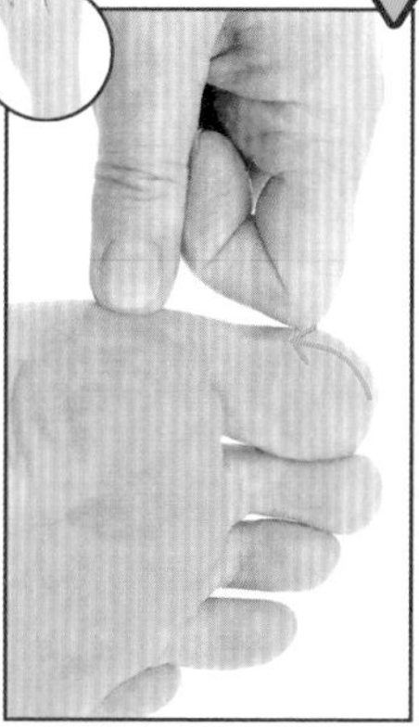

從腳趾大拇趾尖開始往腳趾甲邊緣給予刺激

從腳趾外側側面的大拇趾尖開始到腳趾甲邊緣為止就是鼻子的穴道。

此處使用手指食指的第2關節對準穴道，按壓著由上往下滑動。將此動作重複10次。

× 10次

③ 肝臟

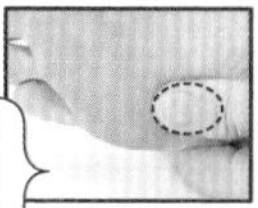

手指拇指的指腹覆蓋的範圍就是穴道範圍

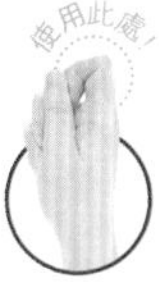

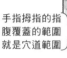

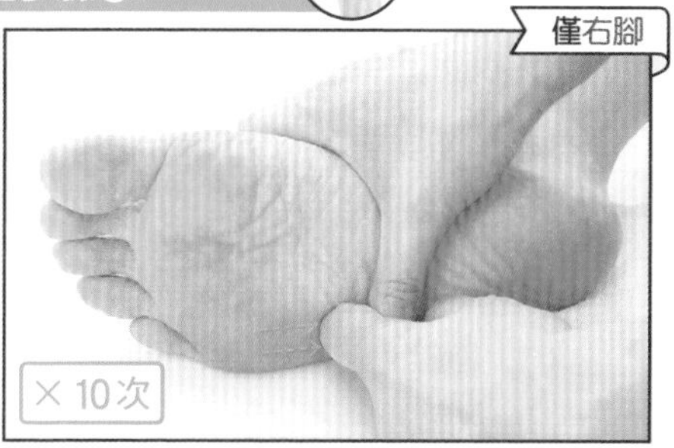

使用手指食指的第2關節按壓著由上往下滑動

位於右腳小趾的延長線上，腳趾根部的骨頭下方，手指拇指對準的範圍就是肝臟的穴道。將此處縱向分成2個區塊，用手指食指的第2關節處對準穴道，在關節內側放入另一隻手的拇指輔助，按壓著由上往下滑動。

⑤ 十二指腸

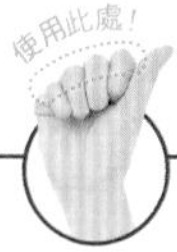

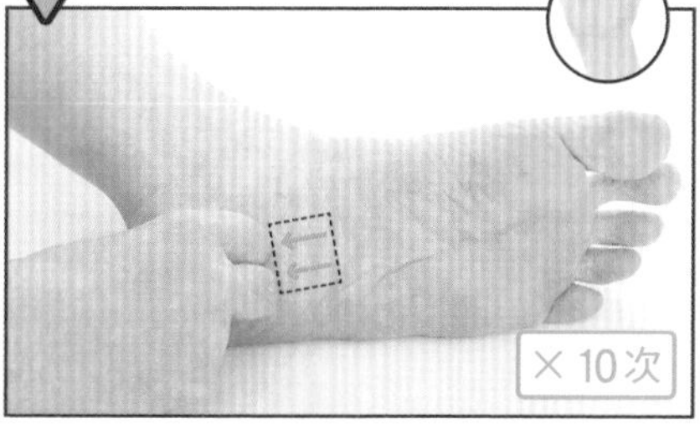

使用2隻手指的第2關節按壓著滑動

將腳底依長度分為4等分，從上面數來第3個部分，以腳的中趾畫一條延長線分一半，位於內側部分的就是十二指腸的穴道。此處使用手指食指與中指的第2關節對準穴道，按壓著滑動至腳跟前為止。

④ 胃

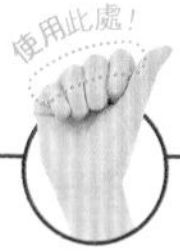

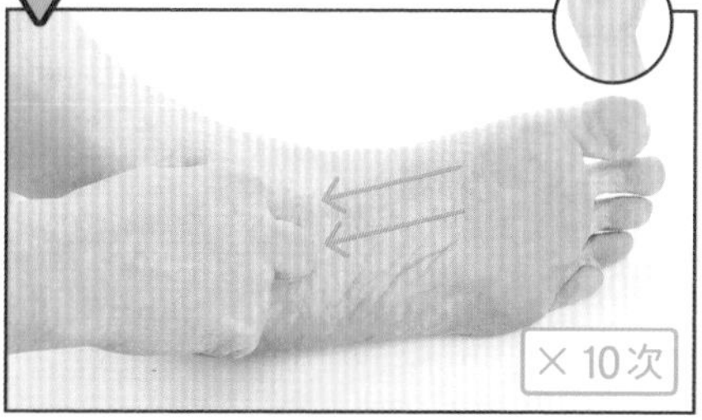

由上往下按壓著滑動刺激位於足弓的胃的穴道

使用握拳的手的食指與中指的第2關節，對準拇趾根部骨頭的正下方的足弓處，由上而下按壓著滑動至足弓最下方為止。將此動作重複10次。

左腳按摩結束後，再換右腳進行步驟❶～❺

2 chapter

想提高免疫力

按壓與免疫相關的穴道來擊退生病

若免疫力下降，就無法抵抗病毒及細菌，很容易生病，因此時常都想要提高自身的免疫力。為此，建議刺激身體上與免疫力相關所有器官的穴道。若能養成習慣，就能打造出不會輸給病魔的健康身體。

腳底的解毒地圖

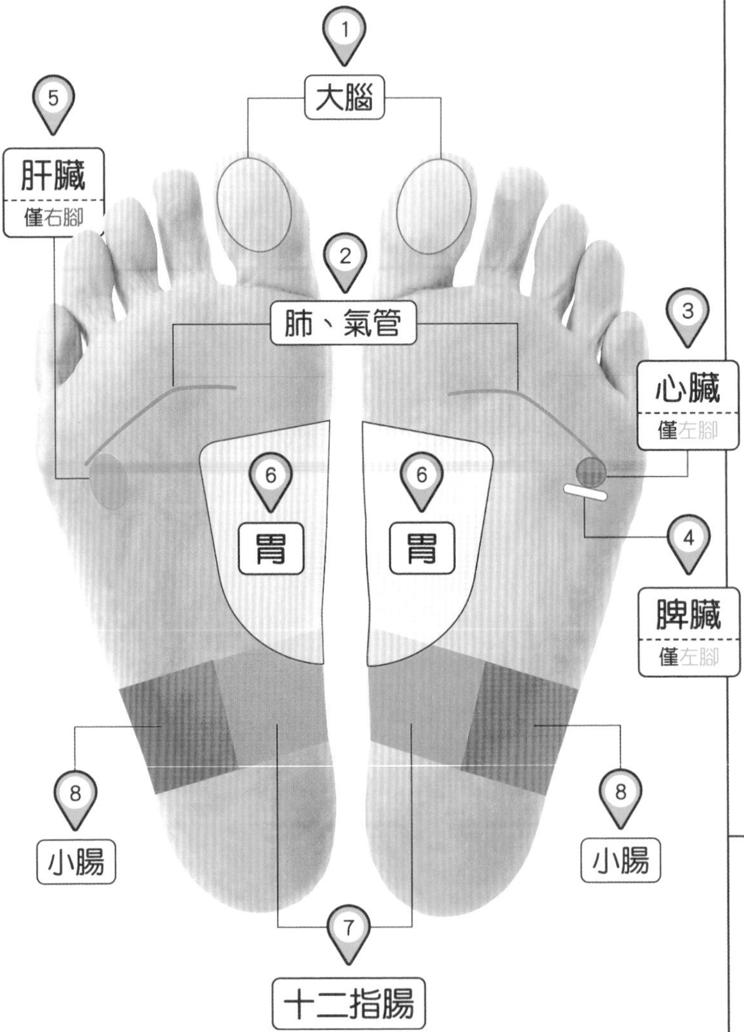

按壓順序

左腳開始	腎臟・膀胱（P.26）◀ 大腦① ◀ 肺、氣管② ◀ 心臟③ ◀ 脾臟④ ◀ 胃⑥ ◀ 十二指腸⑦ ◀ 小腸⑧
接著換右腳	腎臟・膀胱（P.26）◀ 大腦① ◀ 肺、氣管② ◀ 肝臟⑤ ◀ 胃⑥ ◀ 十二指腸⑦ ◀ 小腸⑧

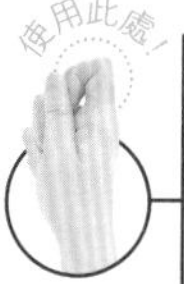

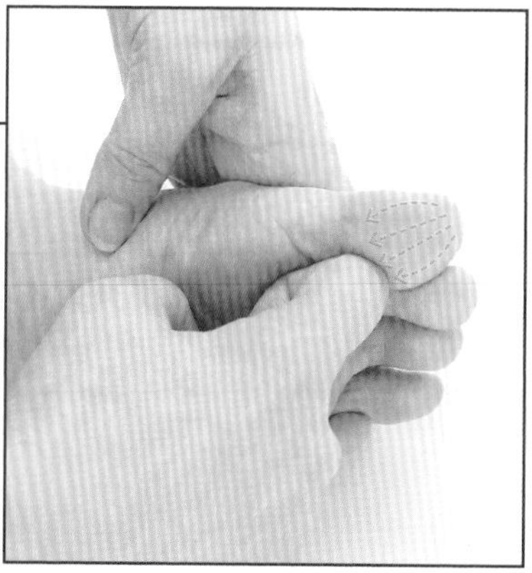

① 大腦

使用手指食指對準腳趾大拇趾趾腹，壓著由上往下滑動

位於腳趾大拇趾趾腹的就是大腦的穴道。此處使用手指食指的第2關節對準穴道，由上往下按壓著滑動。將大拇趾以縱向分成4個區塊，各區塊重複按壓10次。

× 10次

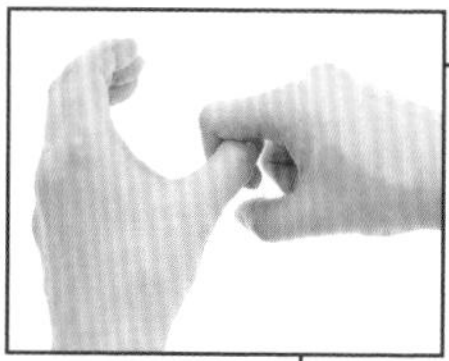

將手指食指彎曲，在第2關節內側放入另一隻手的拇指輔助。

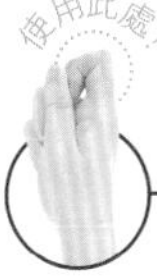

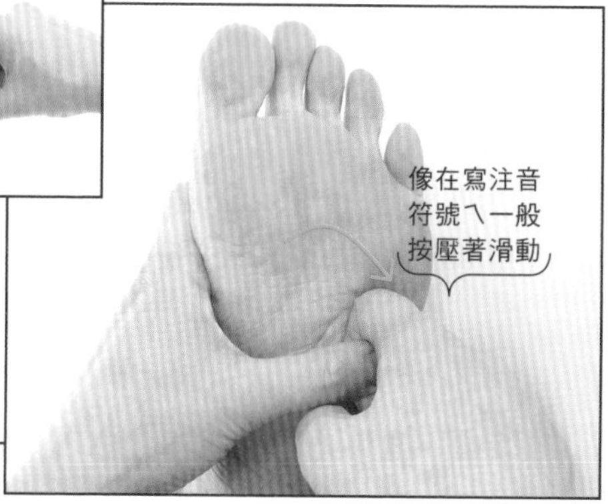

② 肺、氣管

腳底骨頭凸起處的下方按壓著由內側往外側滑動

位於腳趾食趾的延長線上，腳底骨頭凸起處的下方開始到小趾的下方為止，就是肺、氣管的穴道。此處使用手指食指的第2關節對準穴道，在關節內側放入另一隻手的拇指輔助，按壓著由內側往外側滑動。

× 10次

按壓右腳時，做完步驟❷之後直接前往步驟❺

③ 心臟

使用手指大拇指指腹垂直按壓三秒後，放鬆力道

用手的拇指指腹按壓在腳趾根部骨頭的下方，左腳小趾的延長線上，在這個範圍之內的上半A部分為心臟的穴道。此處用手的拇指指腹垂直按壓到底為止，停留3秒之後，放鬆力道。將此動作重複10次。

× 10次

僅左腳

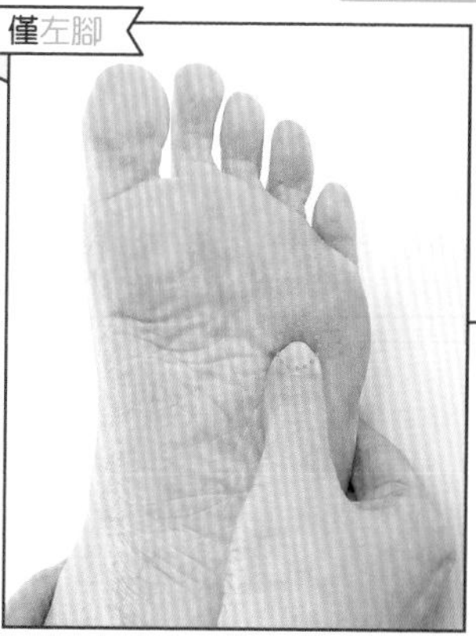

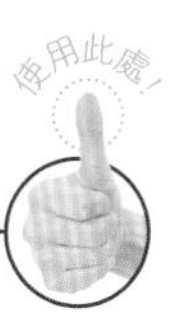

接著下一頁 ←

← 接著前一頁

④ 脾臟

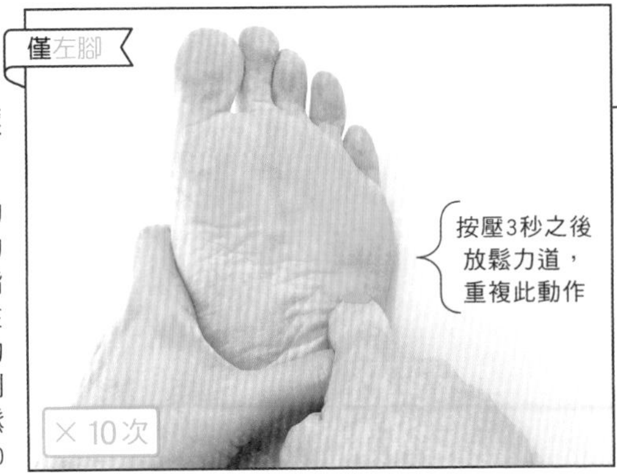

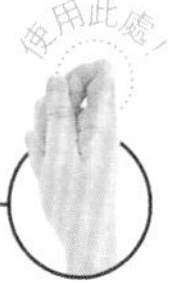

使用手指食指垂直按壓再放鬆力道

步驟3用拇指指腹按壓的部分的正下方就是脾臟的穴道。此處使用手指食指的第2關節對準穴道，在關節內側放入另一隻手的拇指輔助，垂直按壓到底，停留3秒之後，放鬆力道。將此動作重複10次。

按壓左腳時，做完步驟④之後直接前往步驟⑥

⑤ 肝臟

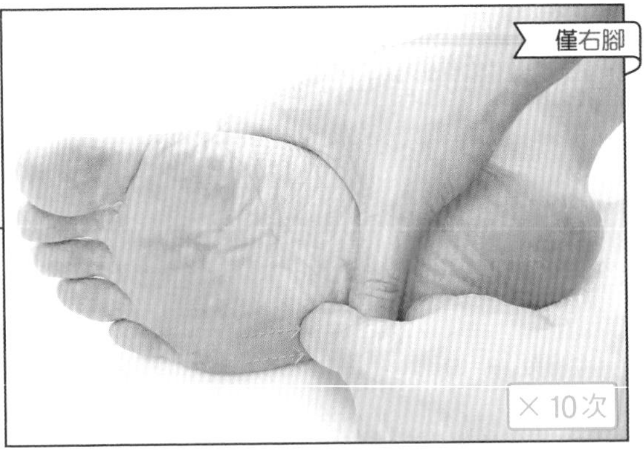

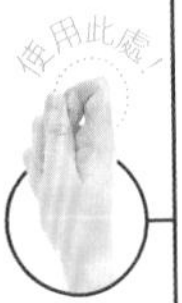

使用手指食指的第2關節由上往下按壓著滑動

用手指拇指的指腹對準右腳小趾的延長線上，腳趾根部的骨頭下方。將此範圍縱向分成2個區塊，用手指食指的第2關節處對準穴道，在關節內側放入另一隻手的拇指做為輔助，按壓著由上往下滑動。

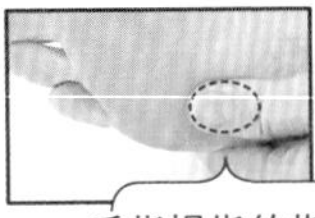

手指拇指的指腹覆蓋的範圍就是穴道範圍。

⑥ 胃

由上往下按壓著滑動刺激位於足弓的胃的穴道

使用握拳的食指與中指的第2關節，對準拇趾根部骨頭的正下方的足弓處，由上而下按壓著滑動至足弓最下方為止。將此動作重複10次。

× 10次

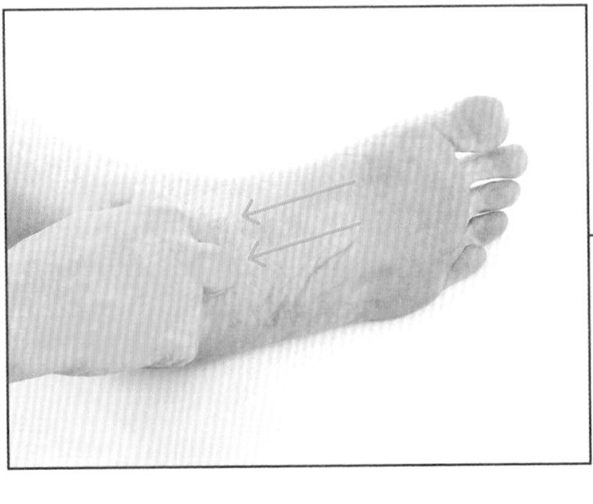

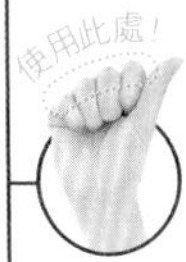

7 十二指腸

使用2隻手指的第2關節按壓著滑動

將腳底依長度分為4等分，從上面數來第3個部分，以腳的中趾畫一條延長線分一半，位於內側部分的就是十二指腸的穴道。此處使用手指食指與中指的第2關節對準穴道，按壓著滑動至腳跟前為止，將此動作重複10次。

×10次

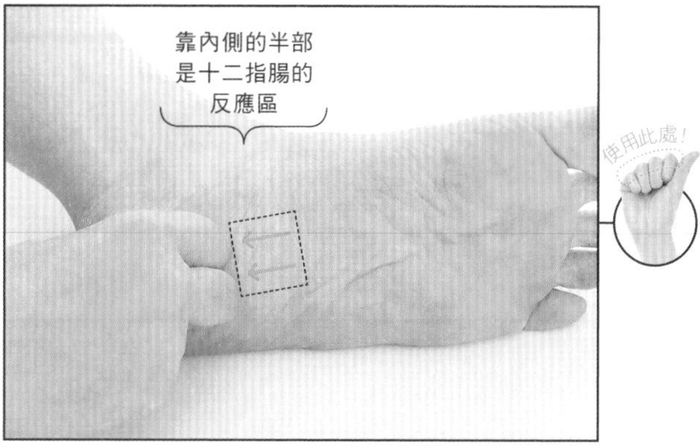
靠內側的半部
是十二指腸的
反應區
使用此處！

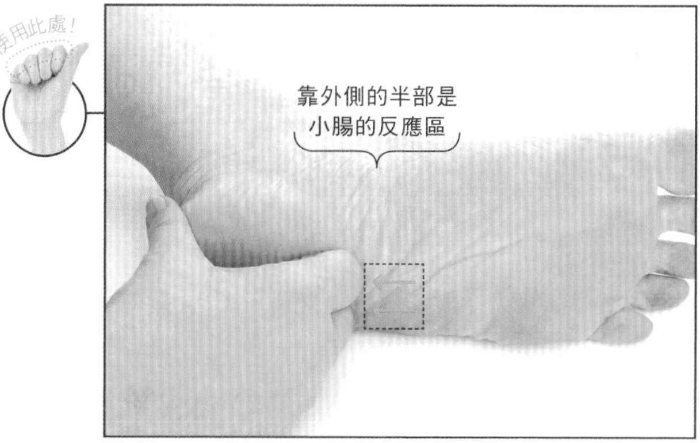
使用此處！
靠外側的半部是
小腸的反應區

8 小腸

使用2隻手指的第2關節按壓著滑動

位於步驟7的十二指腸穴道的另外半邊，外側部分就是小腸的穴道。此處也是一樣使用手指食指與中指的第2關節，按壓著滑動至腳跟前方為止，將此動作重複10次。

×10次

↓

左腳按摩結束後，再換右腳進行步驟❶❷、❺～❽

+1 解毒小建議

將身體3處做好保暖就能防止免疫力降低

據說若身體發冷，就容易造成免疫力下降。這裡要建議大家確實將脖頸、手腕、腳腕這三處做好保暖。因為這三個部位，靠近表面的地方有大條的血管通過，如果受寒的話，發涼的血液就會流遍全身。套上圍脖或襪套等保暖小物來保護這些部位遠離寒冷，泡澡時也建議將身體浸泡到脖頸為止。

2
chapter

無法消除疲勞

促進體內的疲勞物質排出

明明有好好睡一覺，但隔天早上卻還是無法消除疲勞……。這種時候有可能是因為內臟的功能變弱，導致疲勞物質在體內堆積。藉由按壓心臟、脾臟、肝臟的穴道，以及淋巴的穴道，提升內臟功能，促進排出體內的疲勞物質。

腳底的解毒地圖

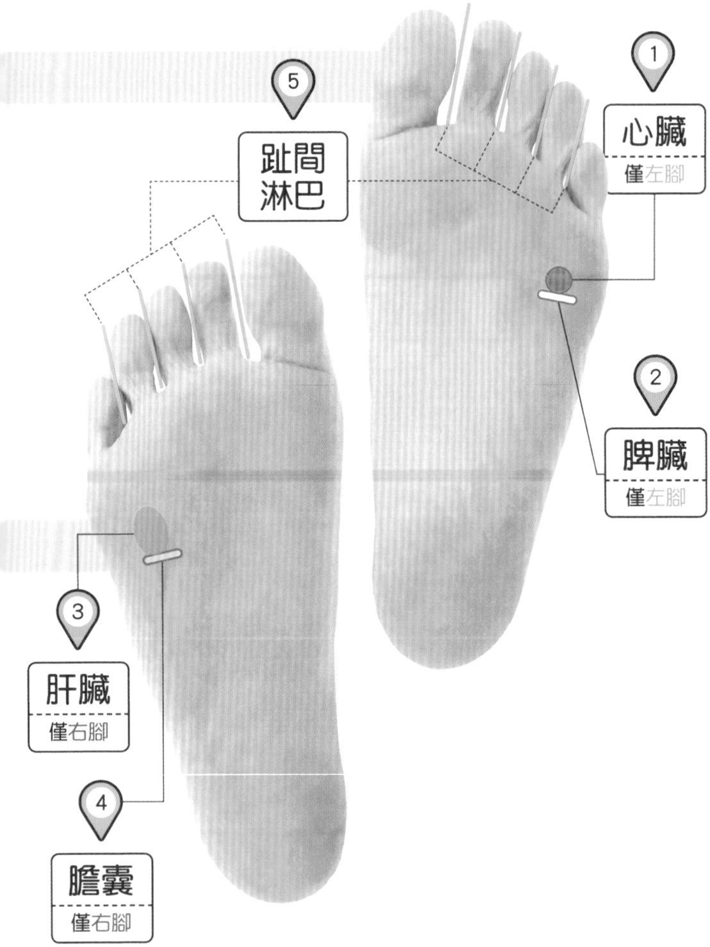

按壓順序

左腳開始	腎臟・膀胱（P.26）▶ 心臟① ▶ 脾臟② ▶ 趾間淋巴⑤
接著換右腳	腎臟・膀胱（P.26）▶ 肝臟③ ▶ 膽囊④ ▶ 趾間淋巴⑤

從左腳開始進行按壓！

僅左腳

① 心臟

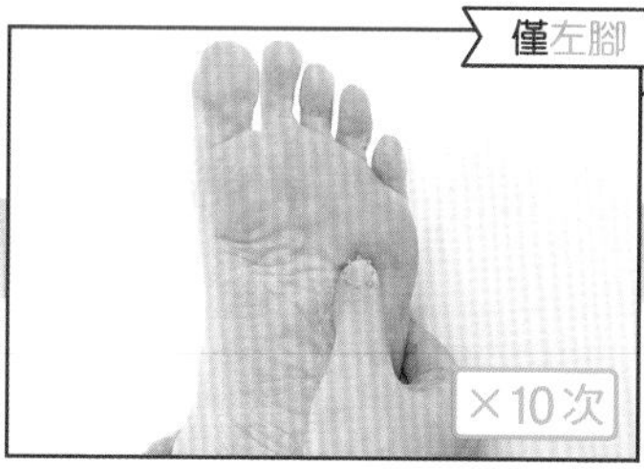

使用手指大拇指指腹垂直按壓3秒後，放鬆力道

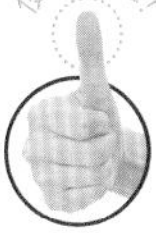

拇指指腹按壓腳趾根部骨頭下方，左腳小趾延長線上範圍內的上半部是心臟穴道。用手拇指指腹垂直按壓到底停留3秒後放鬆。重複10次。

僅左腳

② 脾臟

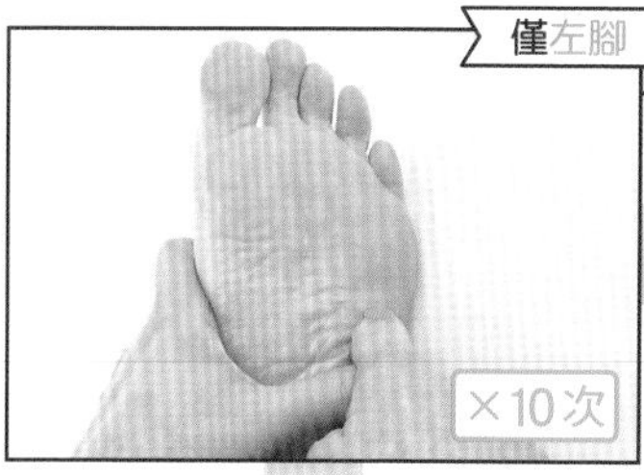

使用手指食指垂直按壓之後，放鬆力道

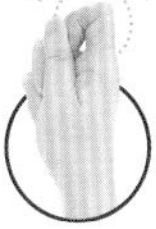

步驟1用拇指指腹按壓的部分的正下方就是脾臟的穴道。此處使用手指食指的第2關節對準穴道，在關節內側放入另一隻手的拇指輔助，垂直按壓到底，停留3秒之後，放鬆力道。將此動作重複10次。

按壓右腳時，從此步驟開始進行！

僅右腳

③ 肝臟

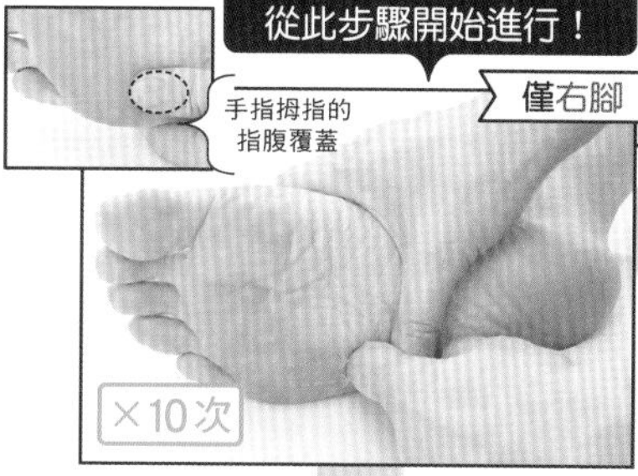

使用手指食指的關節由上往下刺激

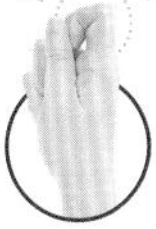

位於右腳小趾的延長線上，腳趾根部的骨頭下方，手指拇指對準的範圍就是肝臟的穴道。將此處縱向分成2個區塊，用手指食指的第2關節處對準穴道，按壓著由上往下滑動。

僅右腳

④ 膽囊

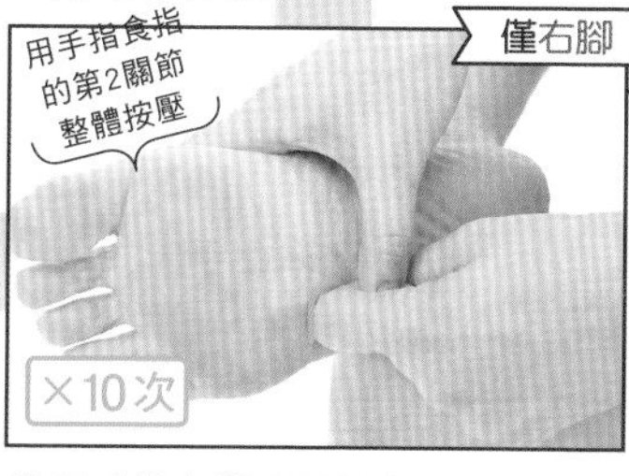

使用手指食指的關節整體垂直按壓

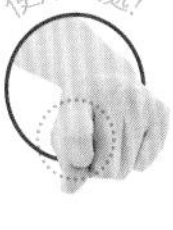

位於步驟3的肝臟穴道的正下方就是膽囊的穴道。此處使用手指食指的第2關節整體對準穴道，在關節內側放入另一隻手的拇指輔助，垂直按壓到底為止。將此動作重複10次。

⑤ 趾間淋巴

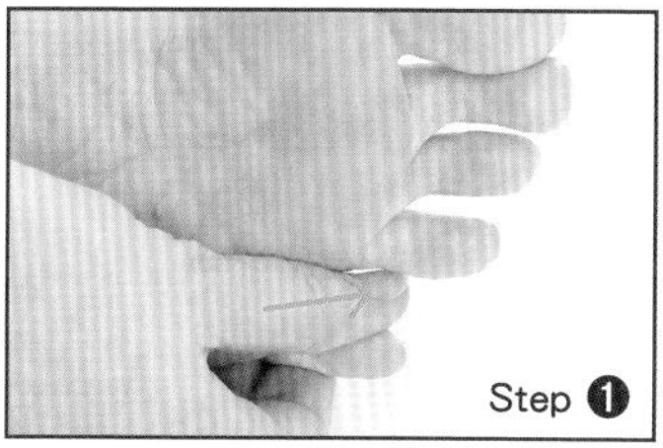

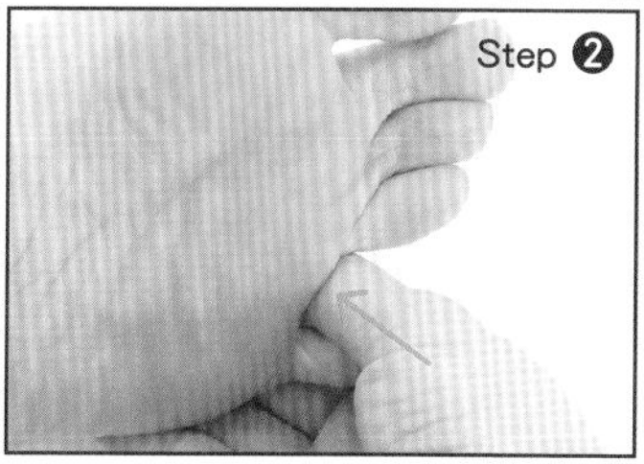

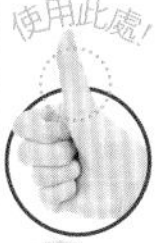

搓揉刺激腳趾之間的部分

使用手指拇指的第1關節外側骨頭對準穴道，從腳底開始朝向腳趾之間的方向往上搓去，接著將手指垂直朝向腳趾之間，搓揉。最後，朝向腳趾甲的方向往下搓。將以上動作在各個腳趾之間各重複10次（詳細請參照P.123）。

×10次

左腳按摩結束後，再換右腳進行步驟❸～❺

2
chapter

口腔潰瘍

藉由刺激穴道來保養口腔與胃部

疏於口腔護理，或因疲勞、睡眠不足等原因導致免疫力下降而造成口腔內細菌平衡被破壞，就容易發生口腔潰瘍。此外，胃部出問題也是導致口腔潰瘍的原因之一。除了下顎・牙齒・牙齦和胃的穴道之外，也可透過刺激提升睡眠品質的失眠點來改善症狀。

腳背側的解毒地圖

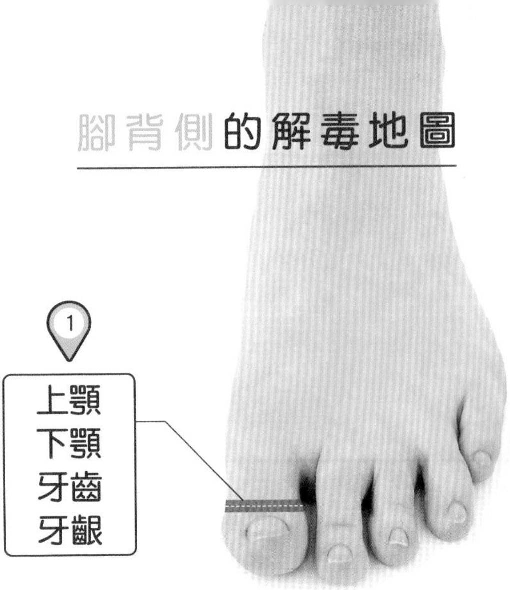

腳底的解毒地圖

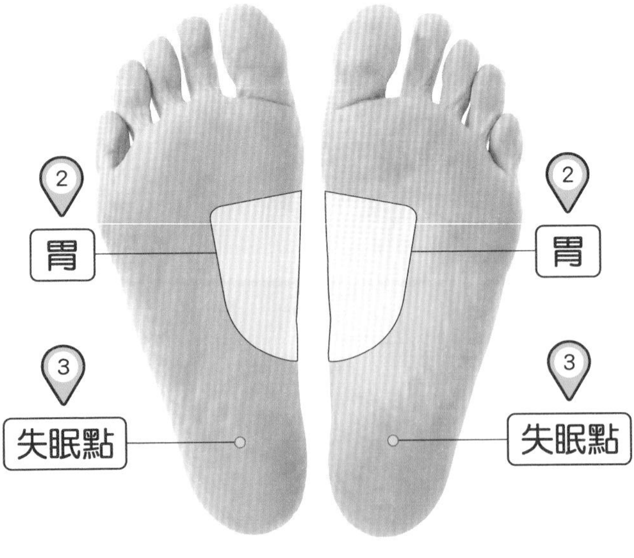

按壓順序

失眠點❸ ◀	胃❷ ◀	上顎・下顎・牙齒・牙齦❶ ◀	腎臟・膀胱（P.26）	左腳開始
失眠點❸ ◀	胃❷ ◀	上顎・下顎・牙齒・牙齦❶ ◀	腎臟・膀胱（P.26）	接著換右腳

從左腳開始進行按壓！

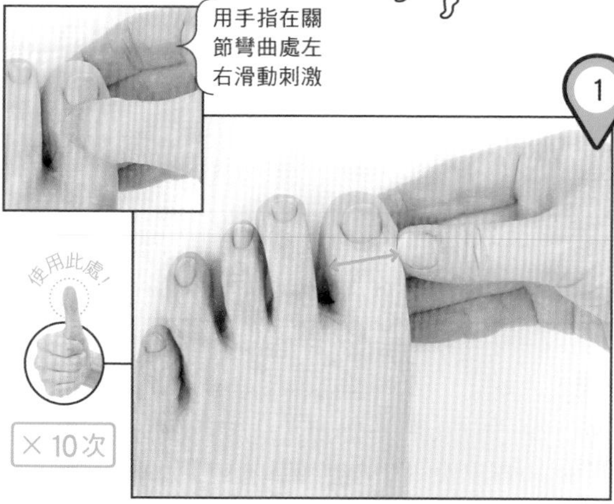

① 上顎・下顎・牙齒・牙齦

腳趾拇趾的趾甲下方到第1關節之間的部位用手左右滑動

腳趾拇趾的趾甲下方到第1關節之間是下顎・牙齒・牙齦的穴道。此處使用手指的拇指指腹對準穴道，在關節彎曲處用手指左右滑動給予刺激。將此動作重複10次。

② 胃

由上往下按壓著滑動刺激位於足弓的胃的穴道

使用握拳的手的食指與中指的第2關節，對準拇趾根部骨頭的正下方的足弓處，由上而下按壓著滑動至足弓最下方為止。將此動作重複10次。

× 10次

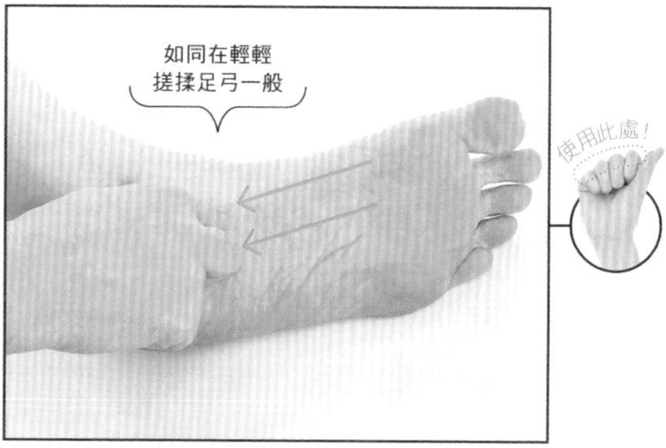

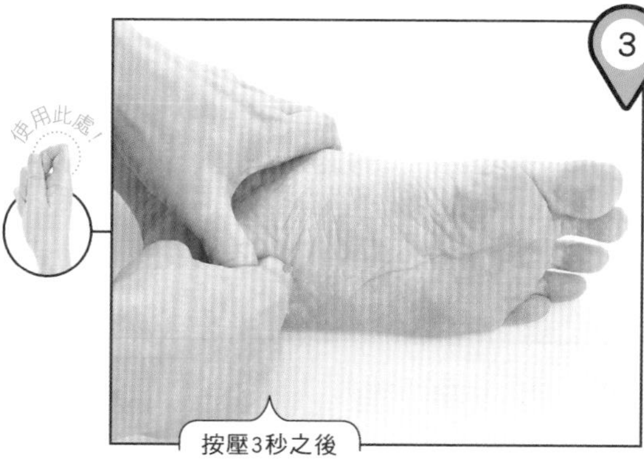
放鬆力道，
重複此動作

③ 失眠點

使用手指食指垂直按壓3秒之後，放鬆力道

位於腳的中趾延長線上，腳跟硬的部分上面一點之處就是失眠點。此處使用手指食指的第2關節對準穴道，在關節內側放入另一隻手的拇指輔助，垂直按壓3秒之後，放鬆力道。

× 10次

左腳按摩結束後再換右腳

2
chapter

氣象病

調整並改善自律神經失調症狀

氣象病是因氣象或天氣的變化而導致頭痛、暈眩、耳鳴、神經痛等各式各樣的症狀。容易在季節轉換時或颱風、梅雨時期等引起不適，此症狀據說也與自律神經失調有關係。可透過按壓左邊所記載的穴道來預防。

腳底的解毒地圖

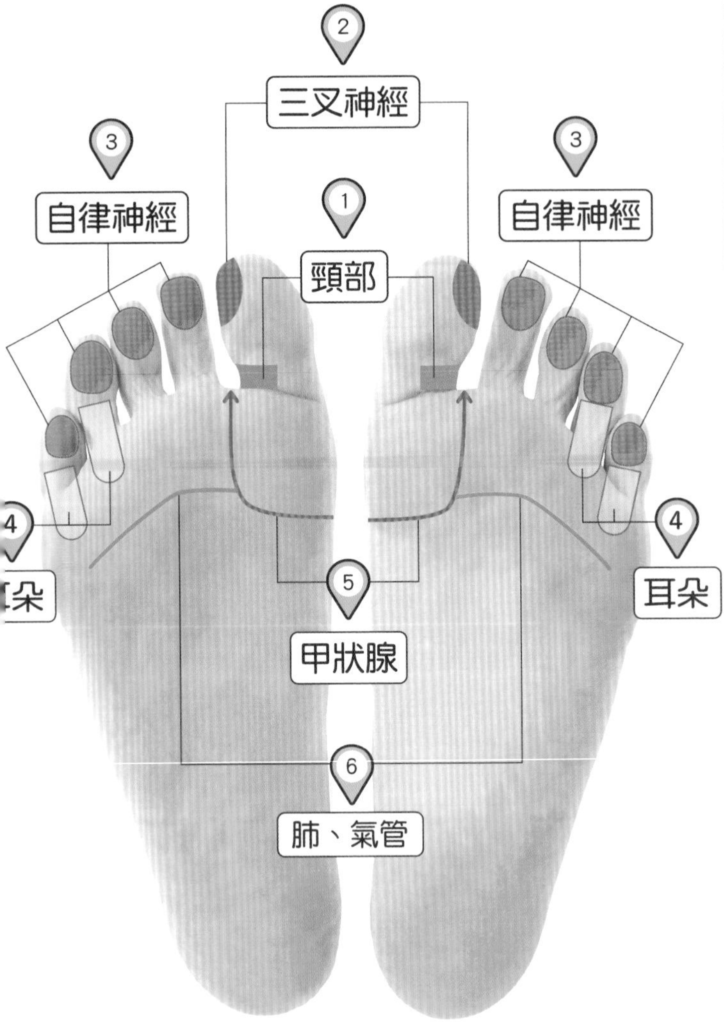

按壓順序

肺、氣管⑥ ◀	甲狀腺⑤ ◀	耳朵④ ◀	自律神經③ ◀	三叉神經② ◀	頸部① ◀	腎臟・膀胱（P.26）	左腳開始
肺、氣管⑥ ◀	甲狀腺⑤ ◀	耳朵④ ◀	自律神經③ ◀	三叉神經② ◀	頸部① ◀	腎臟・膀胱（P.26）	接著換右腳

從左腳開始進行按壓！

1 頸部

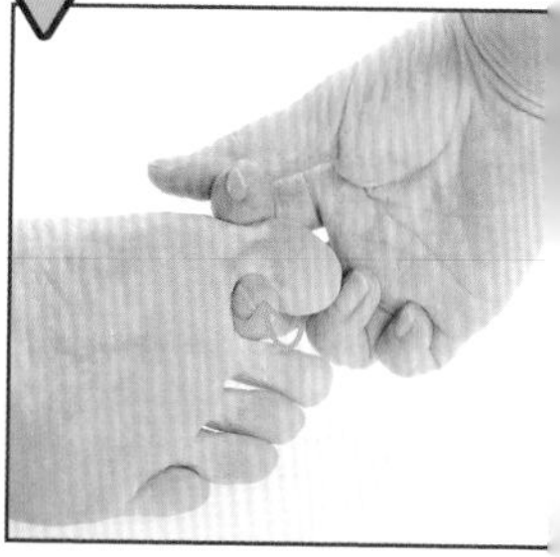

用2隻手指夾住大拇趾的根部按壓著左右轉動來給予刺激

頸部的穴道位於腳部大拇趾根部的內側部分。此處用手指食指與中指的第1關節至第2關節部分夾住，按壓著左右轉動來給予刺激。將此動作重複10次。

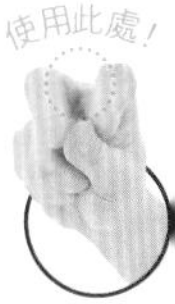

×10次

2 三叉神經

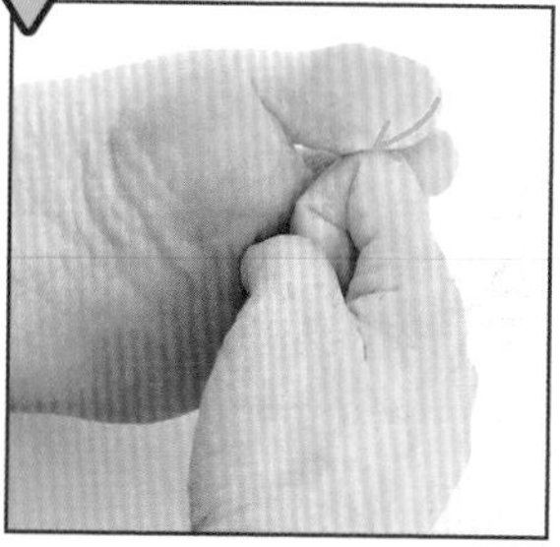

從大拇趾尖開始往腳趾甲邊緣的內側給予刺激

從腳趾大拇趾腳底的內側趾尖開始，到腳趾甲邊緣內側為止的範圍是三叉神經的穴道。此處用手指食指的第2關節對準穴道，由上往下按壓著滑動。將此動作重複10次。

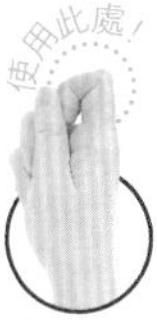

×10次

3 自律神經

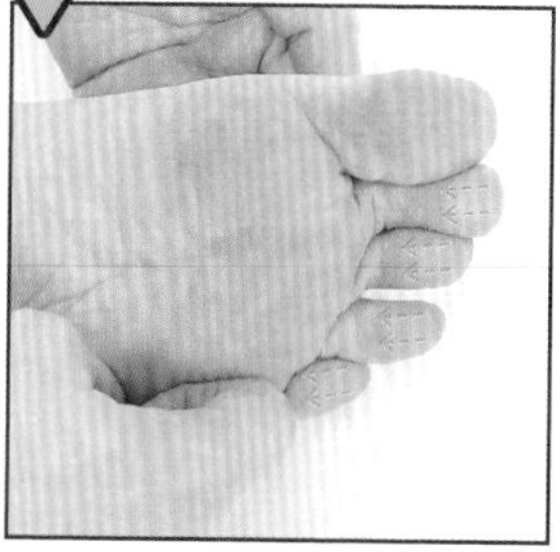

按壓著拇趾以外的4個腳趾趾腹由上往下滑動

腳的拇趾以外，其他4個腳趾的第1關節以上的範圍是自律神經的穴道。將每個腳趾的此處穴道縱向分成2個區塊，用手指食指的第2關節從上往下按壓著滑動，各區塊重複按壓10次。

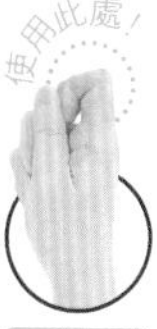

×10次

4 耳朵

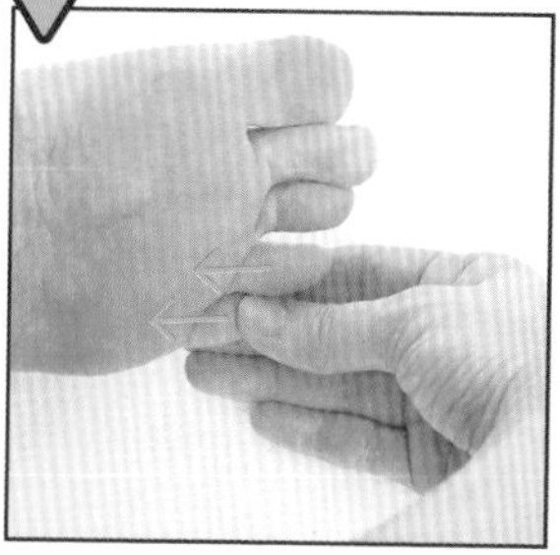

使用手指拇指的指腹由上往下刺激腳趾的無名趾與小趾

從腳的無名趾與小趾的第1關節開始到腳趾根部為止，和腳趾根部開始往下至與其相同長度的範圍為止是耳朵的穴道。此處使用拇趾的指腹由上往下按壓著滑動。無名趾、小趾各重複按壓10次。

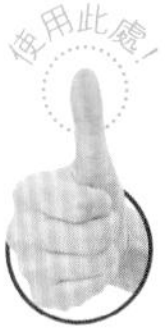

×10次

5 甲狀腺

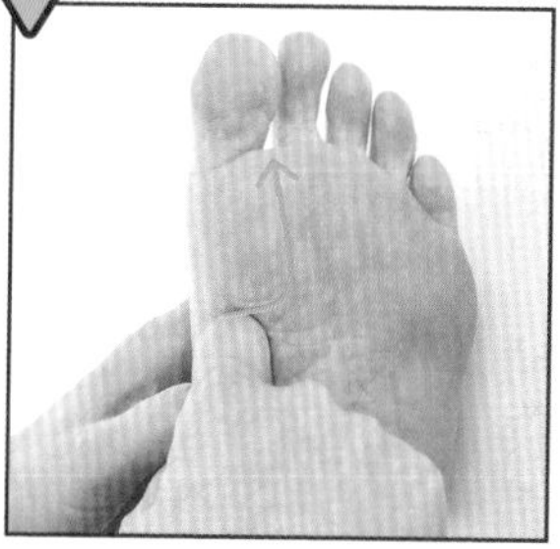

使用手指食指的第2關節按壓著滑動

使用手指食指的第2關節，對準腳趾拇趾的根部骨頭下方靠拇趾一側的邊緣處，按壓著滑動到腳趾拇趾與食趾之間。將此動作重複10次。

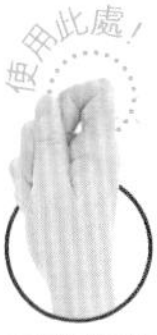

×10次

6 肺、氣管

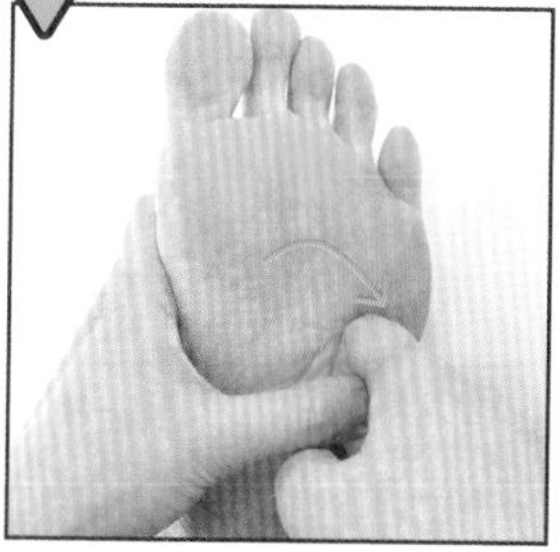

腳底骨頭凸起處的下方按壓著由內側往外側滑動

位於腳趾食趾的延長線上，腳底骨頭凸起處的下方開始到小趾的下方為止，就是肺、氣管的穴道。此處使用手指食指的第2關節對準穴道，按壓著由內側往外側滑動。

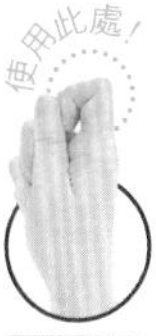

×10次

左腳按摩結束後再換右腳

2
chapter

花粉症

刺激會被花粉入侵器官的穴道

令人感到痛苦的花粉症會導致打噴嚏、流鼻水或眼睛癢等症狀。從日常開始就進行刺激鼻子或喉嚨、肺、氣管，或過敏等穴道的話，就能預防‧緩和花粉症症狀。症狀較嚴重的人，建議不僅在外出時，睡覺時也儘量戴著口罩。

腳底的解毒地圖

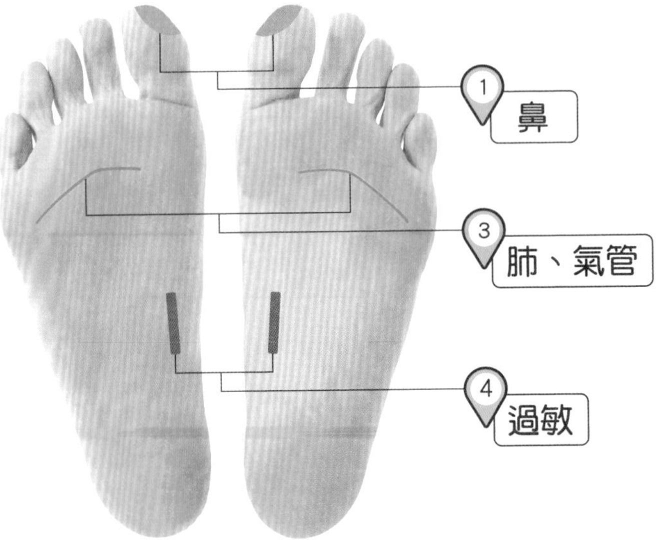

腳背側的解毒地圖

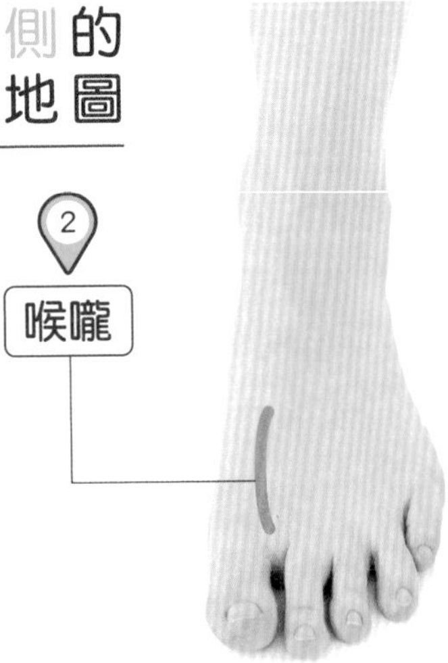

按壓順序

過敏④ ◀	肺、氣管③ ◀	喉嚨② ◀	鼻① ◀	腎臟・膀胱（P.26）	左腳開始
過敏④ ◀	肺、氣管③ ◀	喉嚨② ◀	鼻① ◀	腎臟・膀胱（P.26）	接著換右腳

① 鼻

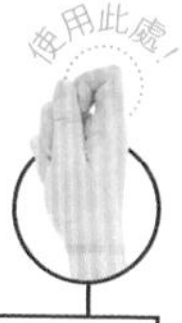

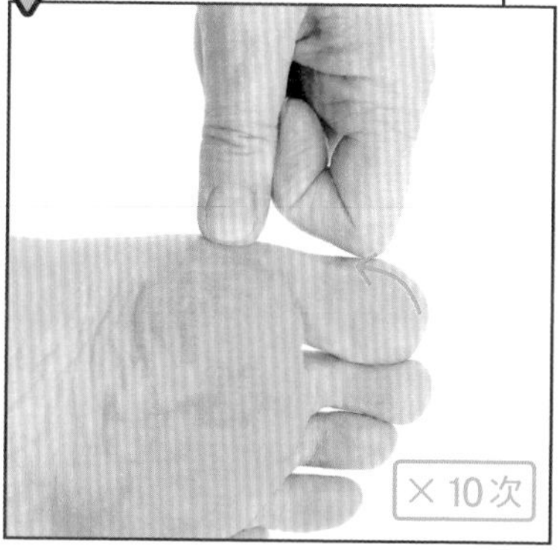

腳趾大拇趾尖到外側由上往下給予刺激

從腳趾外側側面的大拇趾尖開始到腳的趾甲邊緣為止就是鼻子的穴道。此處使用手指食指的第2關節對準穴道，按壓著由上往下滑動。將此動作重複10次。

② 喉嚨

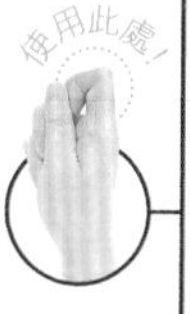

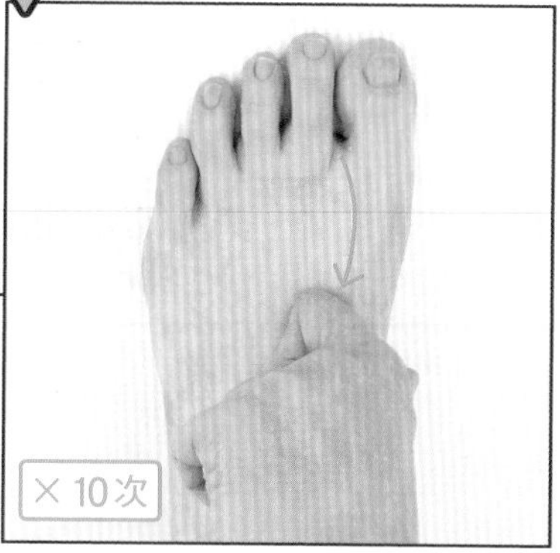

刺激腳趾大拇趾與食趾骨頭的中間區域

腳的大拇趾與食趾骨頭之間到骨頭末端為止的範圍，靠近拇趾骨頭的內側部分就是喉嚨的穴道。此處使用手指的食指第2關節對準穴道，由腳趾的根部往骨頭末端按壓著滑動，將此動作重複10次。

③ 肺、氣管

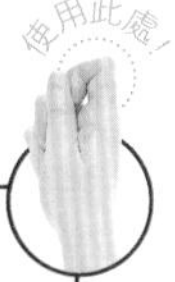

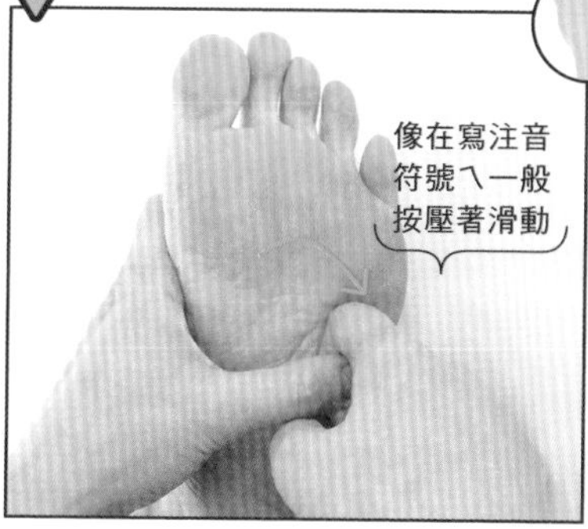

腳底骨頭凸起處的下方
按壓著由內側往外側滑動

位於腳趾食趾的延長線上，腳底骨頭凸起處的下方開始到小趾的下方為止，就是肺、氣管的穴道。此處使用手指食指的第2關節對準穴道，在關節內側放入另一隻手的拇指輔助，按壓著由內側往

× 10次

④ 過敏

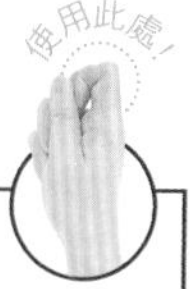

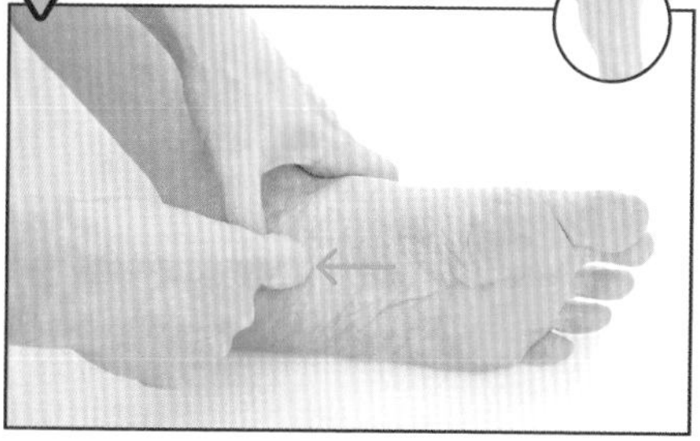

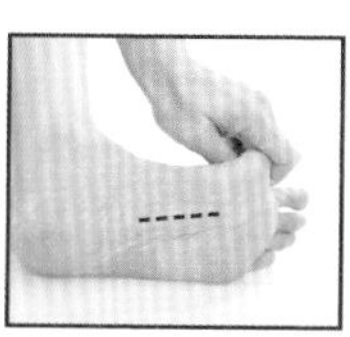

用手握住腳趾拇趾往腳背側彎曲，足弓處就會浮現出腳筋線條。

由足弓的正中央往下
按壓著滑動

依照左邊圖示的方法做就會浮現出腳筋線條，此線條的下半部分就是過敏症的穴道。使用手指食指的第2關節對準位於此腳筋下半部的穴道，按壓著滑動至腳筋最下方為止。

× 10次

左腳按摩結束後再換右腳

2
chapter

塵蟎・動物過敏

提高鼻子以及肺、氣管的功能

在眾多過敏原當中，對塵蟎及動物會出現過敏症狀的人，除了按壓過敏症的穴道之外，按壓過敏原侵入的鼻子、肺、氣管等部位的穴道，藉此提高這些器官的功能來對抗過敏吧。除此之外，勤勞的打掃房間也是非常重要的一環。

腳底的解毒地圖

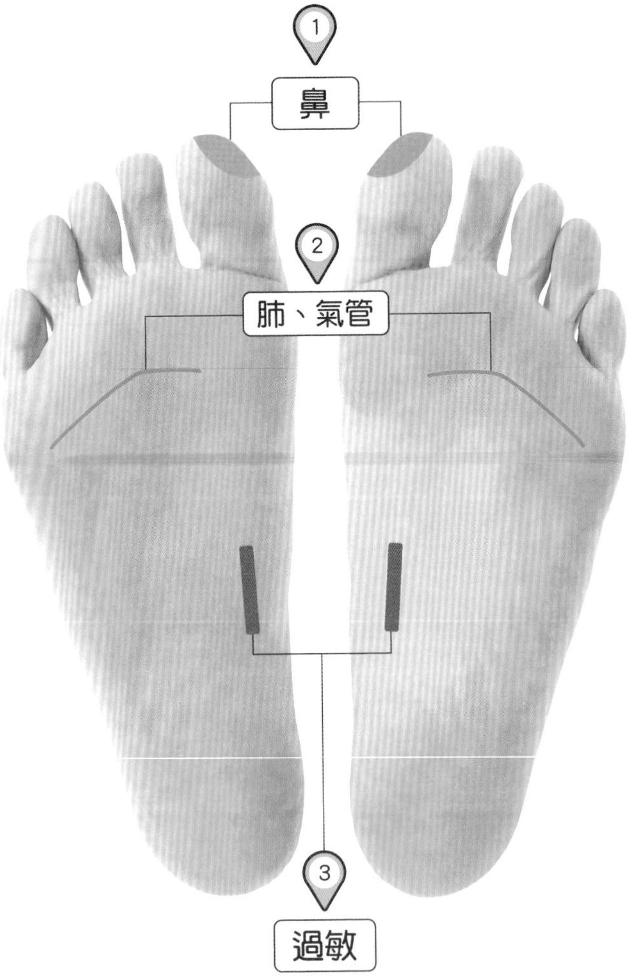

按壓順序

左腳開始	腎臟・膀胱（P.26）▶ 鼻① ▶ 肺、氣管② ▶ 過敏③
接著換右腳	腎臟・膀胱（P.26）▶ 鼻① ▶ 肺、氣管② ▶ 過敏③

從左腳開始進行按壓！

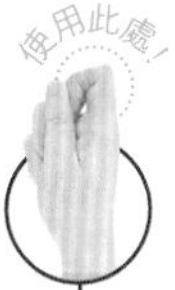

① 鼻

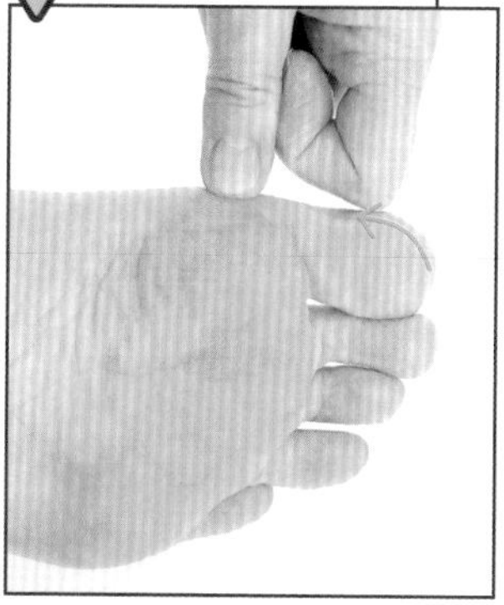

腳趾大拇趾尖到外側
由上往下給予刺激

從腳趾外側側面的大拇趾尖開始到腳的趾甲邊緣為止就是鼻子的穴道。此處使用手指食指的第2關節對準穴道，按壓著由上往下滑動。將此動作重複10次。

× 10次

② 肺、氣管

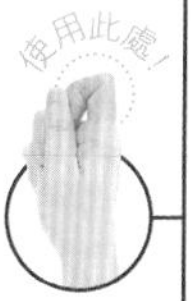

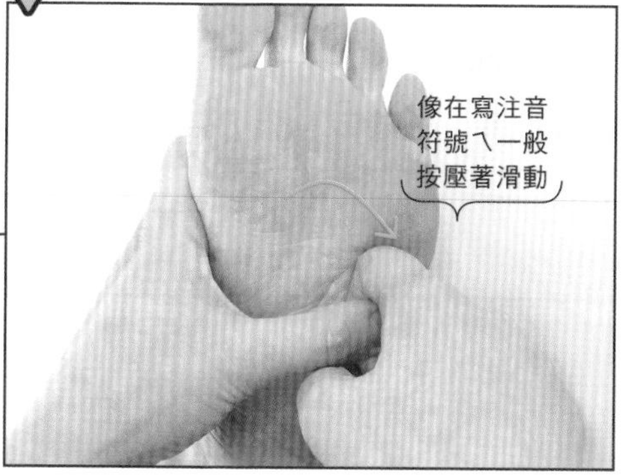

腳底骨頭凸起處的下方
按壓著由內側往外側滑動

位於腳趾食趾的延長線上，腳底骨頭凸起處的下方開始到小趾的下方為止，就是肺、氣管的穴道。此處使用手指食指的第2關節對準穴道，按壓著由內側往外側滑動。將此動作重複10次。

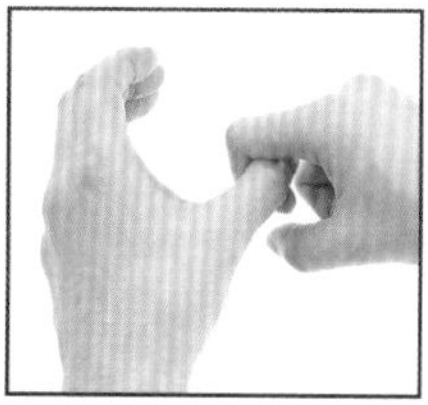

將另一隻手的拇指放入彎曲的食指關節內側輔助，

× 10次

③ 過敏

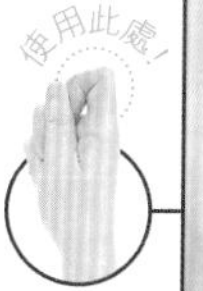

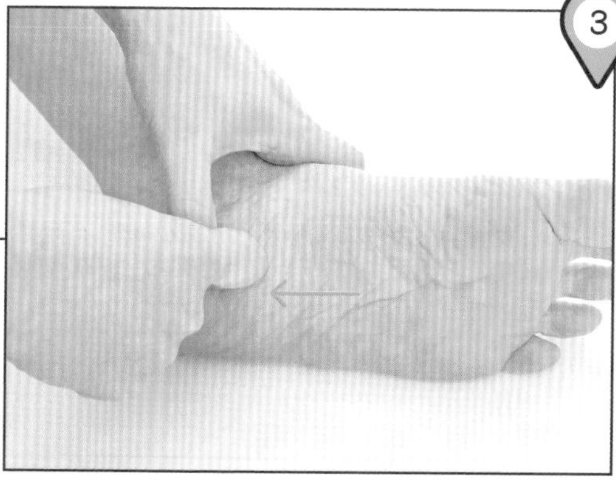

× 10次

由足弓的正中央往下
按壓著滑動

依照下面圖示的方法做就會浮現出腳筋線條，使用手指食指的第2關節對準位於此腳筋下半部的穴道，按壓著滑動至腳筋最下方為止。將此動作重複10次。

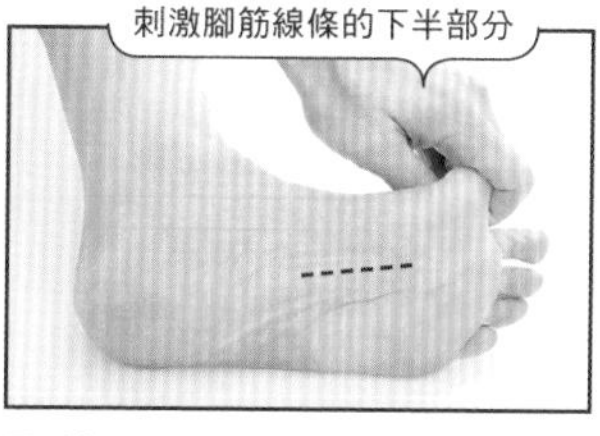

用手握住腳趾拇趾往腳背側彎曲，足弓處就會浮現出腳筋線條。此線條的下半部分就是過敏症的穴道。

左腳按摩結束後再換右腳

2
chapter

食物過敏

藉由按壓過敏的穴道來緩和症狀

有食物過敏的人，吃了過敏原的食材之後，有的人立刻就會出現過敏症狀，有的人則是在數小時～數日後才會出現症狀。可能會出現起疹子、蕁麻疹、眼睛癢、流鼻水、拉肚子或是喉嚨不舒服等各式各樣的症狀。可藉由按壓過敏症的穴道來進行預防及改善。

腳底的解毒地圖

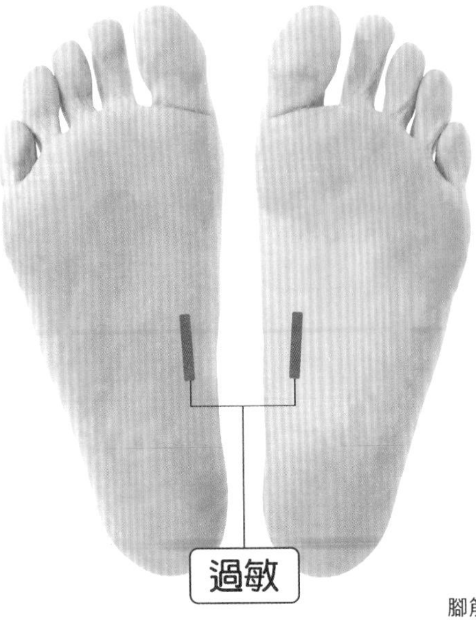

從左腳開始進行按壓！

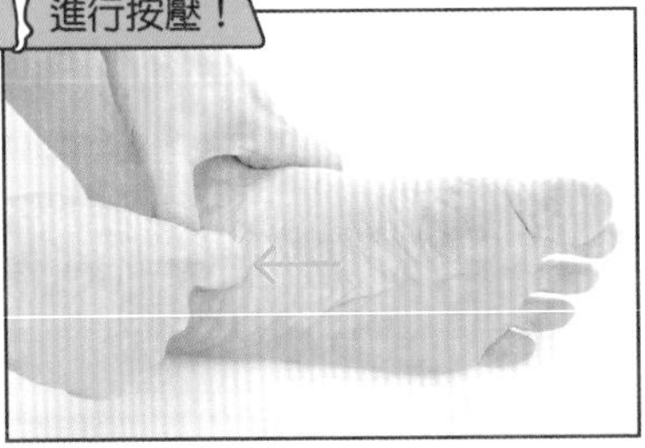

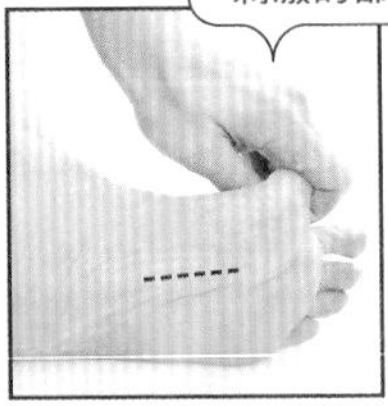

腳筋線條的下半部分就是要進行刺激的部分

用手握住腳趾拇趾往腳背側彎曲，足弓處就會浮現出腳筋線條。

由足弓的正中央往下按壓著滑動

× 10次

依照上面圖示的方法做就會浮現出腳筋線條，此線條的下半部分就是過敏症的穴道。使用手指食指的第2關節對準位於此腳筋下半部的穴道，按壓著滑動至腳筋最下方為止。將此動作重複10次。

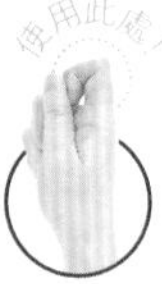

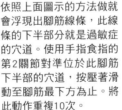

↓

左腳按摩結束後再換右腳

按壓順序

左腳開始	腎臟・膀胱（P.26）	過敏
接著換右腳	腎臟・膀胱（P.26）	過敏

2
chapter

異位性皮膚炎

按壓副腎和過敏症的穴道很有效

異位性皮膚炎是因遺傳因素或過敏原等原因出現伴隨著強烈發癢的濕疹。不斷反覆出現症狀之後復原又出現症狀的人也不在少數。要改善症狀，可以透過按壓副腎和過敏症的穴道，平時也多注意肌膚的保濕。

腳底的解毒地圖

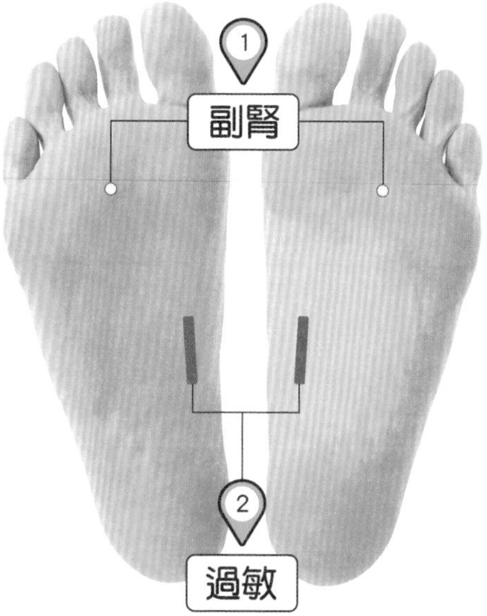

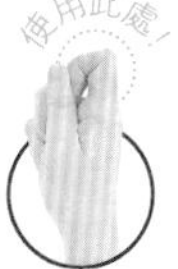

2 過敏

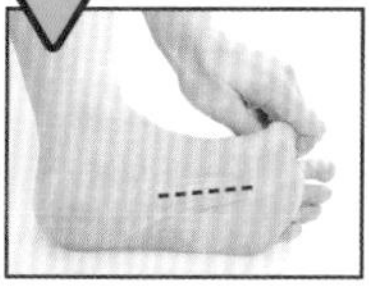

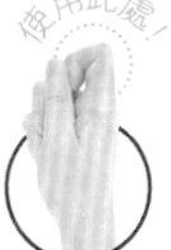

用手握住腳趾拇趾往腳背側彎曲，足弓處就會浮現出腳筋線條。

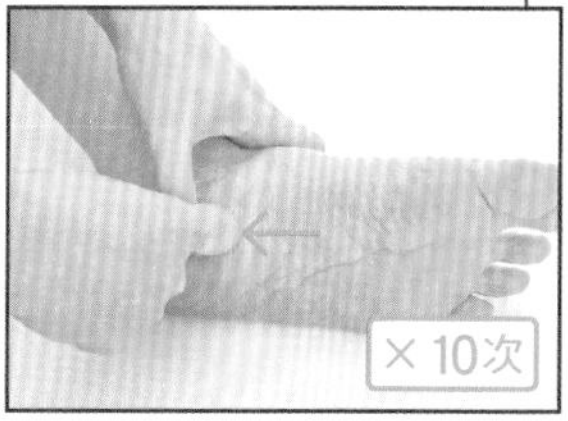

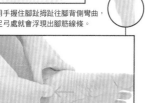

由足弓的正中央往下按壓著滑動

依照上面圖示的方法做就會浮現出腳筋線條，此線條的下半部分就是過敏症的穴道。使用手指食指的第2關節對準位於此腳筋下半部的穴道，按壓著滑動至腳筋最下方為止。重複10次。

1 副腎

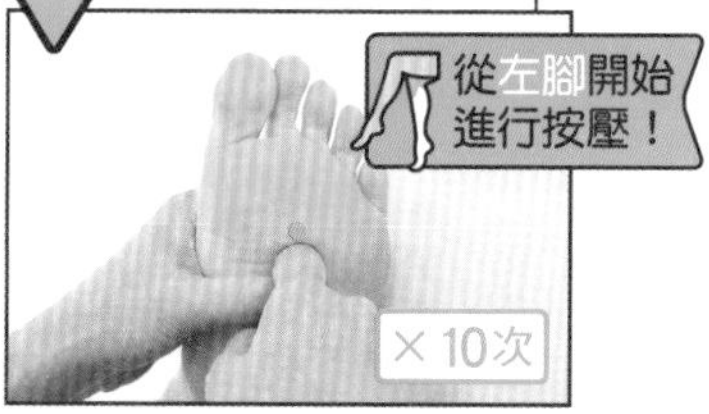

使用手指食指的第2關節垂直按壓之後，放鬆力道

位於腳趾中趾的延長線上，腳趾根部骨頭的下方凹陷進去的部分就是副腎的穴道。使用食指的第2關節對準穴道，放入另一隻手的拇指輔助，為止，持續3秒鐘之後，再放鬆力道。將此動作重複10次。

左腳按摩結束後再換右腳

按壓順序

過敏❷ ◀ 副腎❶ ◀ 腎臟・膀胱（P.26）	左腳開始
過敏❷ ◀ 副腎❶ ◀ 腎臟・膀胱（P.26）	接著換右腳

2
chapter

頻尿・尿失禁

藉由刺激尿道與子宮・前列腺的穴道來改善症狀

頻繁想跑廁所的頻尿，以及尿液不由自主的瞬間流出的尿失禁，無論哪一種都是令人困擾的問題。這些問題可透過刺激尿道與子宮（男性則刺激前列腺）的穴道可達到效果。與此同時也要儘量避免於睡前飲用冰涼的飲品。

腳內側的解毒地圖

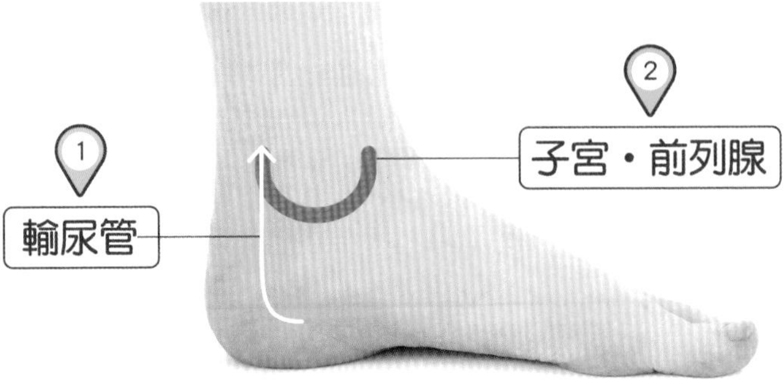

從左腳開始進行按壓！

2 子宮・前列腺

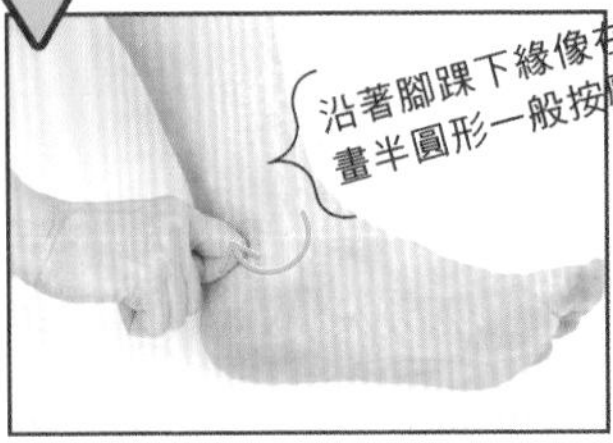

由前往後刺激內側腳踝的下半部

前立腺的穴道與子宮的穴道位置一樣，就位於內側腳踝骨頭的下半部，半圓形狀的地方。此處使用手指食指的第2關節內側對準穴道，沿著骨頭的邊緣由前向後按壓著滑動。將此動作重複10次。

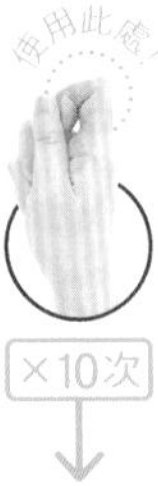

1 輸尿管

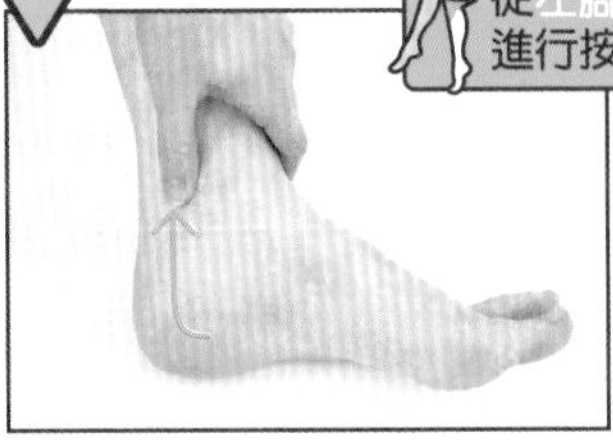

使用手指拇指的指腹由下往上按壓著滑動

從膀胱穴道（參照P.26）的上方開始，至內側腳踝的後方凹陷處為止的範圍就是尿道的穴道。此處使用手指拇指的指腹對準穴道，由下往上按壓著滑動。將此動作重複10次。

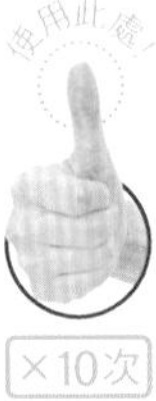

左腳按摩結束後再換右腳

按壓順序

左腳開始	腎臟・膀胱（P.26）◀ 輸尿管1 ◀ 子宮・前列腺2
接著換右腳	腎臟・膀胱（P.26）◀ 輸尿管1 ◀ 子宮・前列腺2

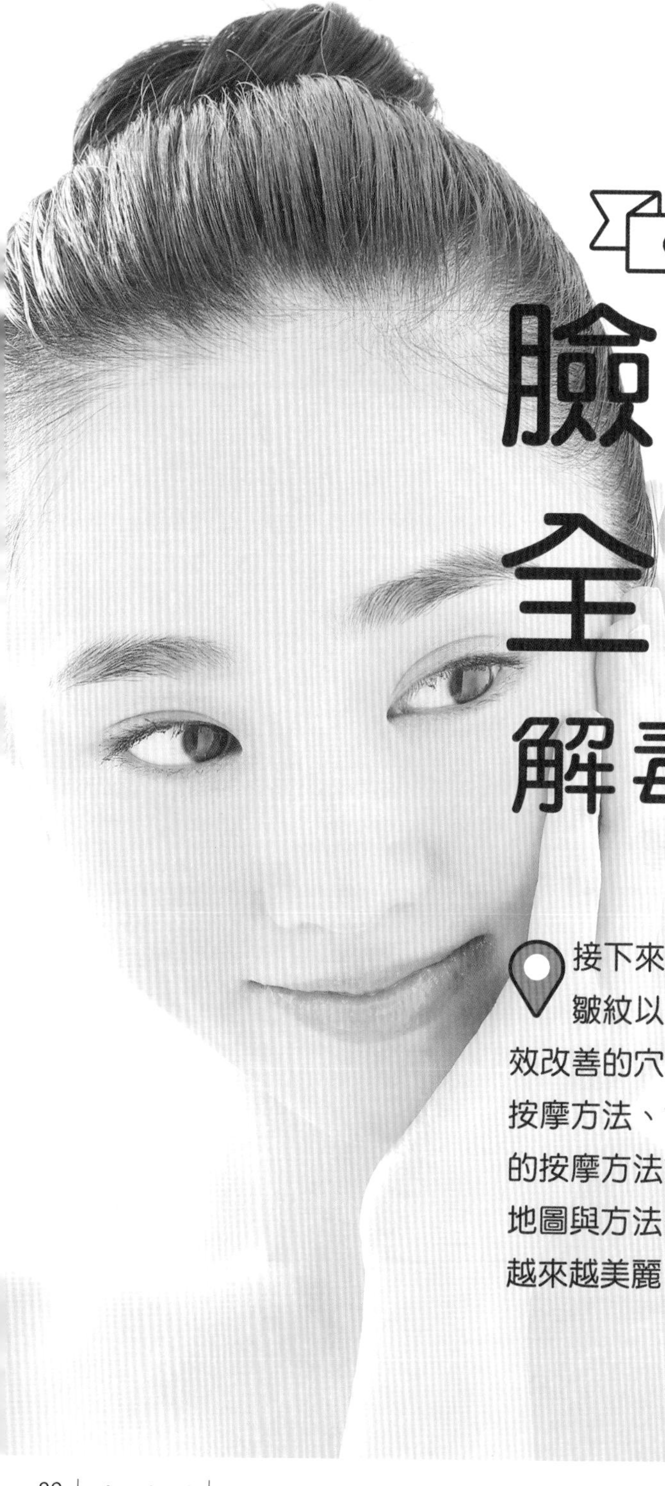

3 chapter 臉部及全身的解毒地圖

接下來要介紹針對臉上斑點、皺紋以及皮膚粗糙等問題能有效改善的穴道，以及能讓臉變小的按摩方法、能打造出名模演員美腿的按摩方法等，對美容有效的解毒地圖與方法。讓各位透過實踐變得越來越美麗。

3
chapter

皮膚粗糙・黑眼圈

讓血液循環變好提高美肌度

血液循環不良是造成皮膚粗糙及黑眼圈最大的原因，刺激心臟的穴道可以得到不錯的效果。此外，按壓生殖器官的穴道能夠促進新陳代謝進而讓肌膚達到凍齡效果，也別忘了刺激此處。氣色變好之後，美肌度自然就會升級。

腳底的解毒地圖

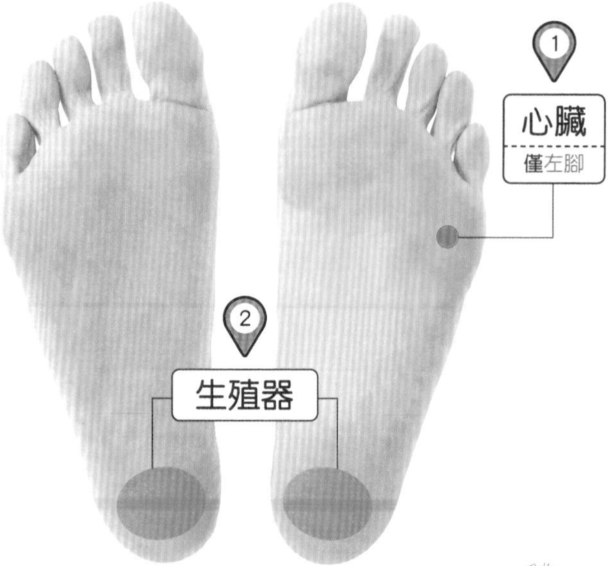

生殖器 ②

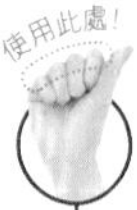

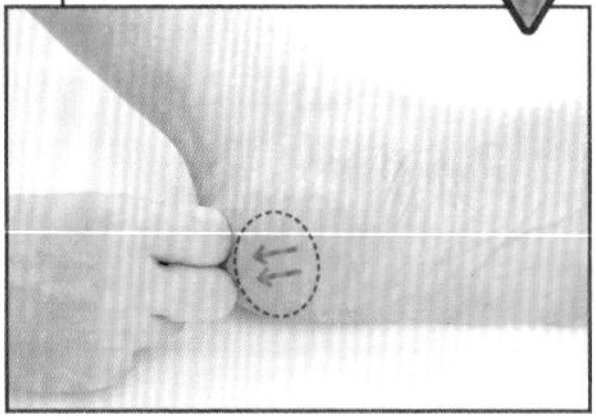

使用手指食指與中指的第2關節按壓腳跟滑動

生殖器官的穴道位於腳跟處。將手指食指與中指的第2關節對準腳跟處硬的部分，往腳跟末端按壓著滑動。將此動作重複10次。

× 10次

① 心臟

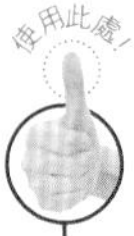

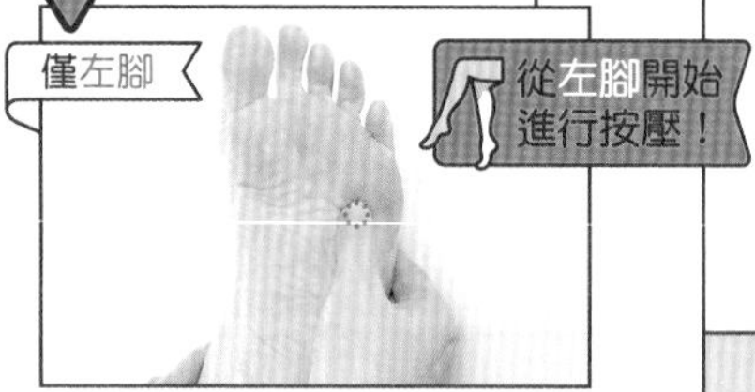

使用手指大拇指指腹垂直按壓3秒後，放鬆力道

用手的拇指指腹按壓在腳趾根部骨頭的下方，左腳小趾的延長線上，此處用手的拇指指腹垂直按壓到底為止，停留3秒之後，放鬆力道。將此動作重複10次。

× 10次

左腳按摩結束後，再換右腳進行步驟②

按壓順序

左腳開始 ▶ 腎臟・膀胱（P.26） ▶ 心臟① ▶ 生殖器②

接著換右腳 ▶ 腎臟・膀胱（P.26） ▶ 生殖器②

3
chapter

斑點・皺紋

促進新陳代謝打造完美肌膚

斑點或皺紋增加的話，就會給人一口氣看起來增齡很多的印象，因此會想要積極改善。推薦可以刺激腳趾甲的穴道，在西醫中，刺激腳趾甲的穴道，就會分泌出類似費洛蒙的幸福激素，據說此激素的分泌也對改善斑點・皺紋有幫助。

腳背側的解毒地圖

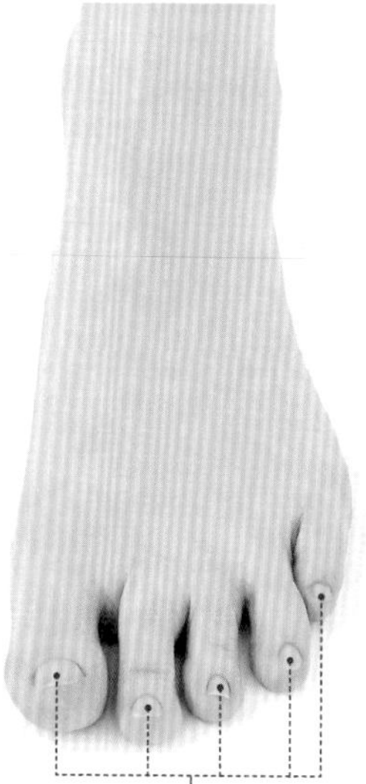

使用此處！

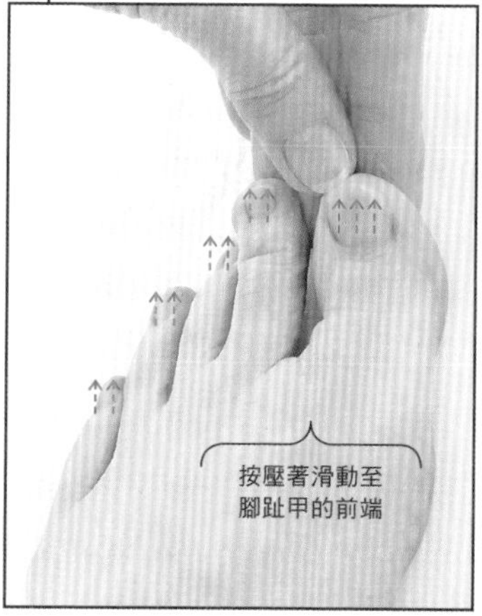

從左腳開始進行按壓！

使用手指拇指的指腹，從腳趾甲根部按壓著滑動到前端

使用手指拇指指腹的前端對準穴道，按壓著往腳趾甲前端滑動。將腳趾甲縱向分成2～3個區塊，每隻腳趾，各區塊重複按壓10次。

× 10次

左腳按摩結束後再換右腳

按壓順序

左腳開始	腎臟・膀胱（P.26）	腳趾甲
接著換右腳	腎臟・膀胱（P.26）	腳趾甲

青春痘

按壓能促進毒素排出的穴道來達到改善效果

在西醫有此一說，若糞便堆積在腸子內，就會產生毒素，毒素要透過血液由毛孔排出，因此容易造成長青春痘或面皰。只要透過刺激脾臟、小腸、上行結腸、橫結腸等穴道按壓，就能促進毒素與糞便一起排出體外。

腳底的解毒地圖

※左右腳的橫結腸進行方向不同

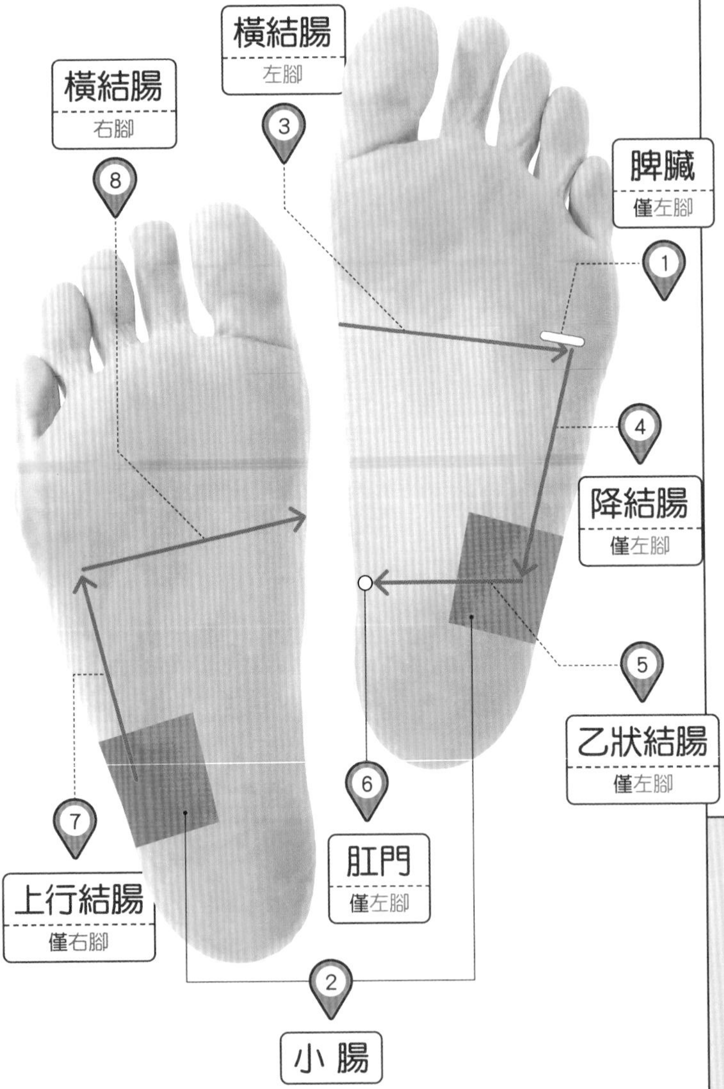

按壓順序

左腳開始	腎臟・膀胱（P.26）▶ 脾臟❶ ▶ 小腸❷ ▶ 左腳的橫結腸❸ ▶ 降結腸❹ ▶ 乙狀結腸❺ ▶ 肛門❻
接著換右腳	腎臟・膀胱（P.26）▶ 小腸❷ ▶ 上行結腸❼ ▶ 右腳的橫結腸❽

從左腳開始進行按壓！

1 脾臟

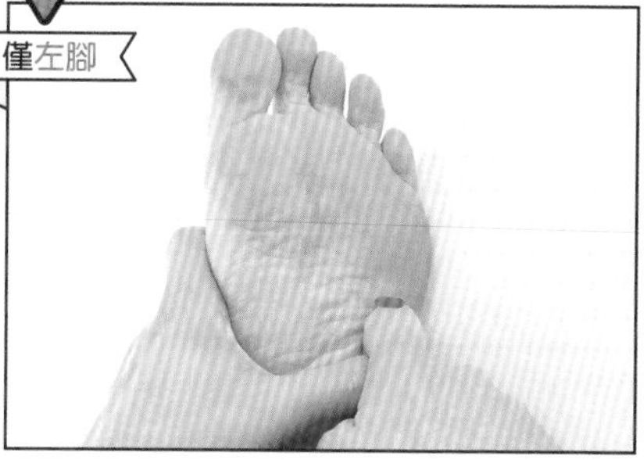

使用手指食指垂直按壓
3秒之後，放鬆力道

位於左腳小趾的延長線上，將手指拇指放置於腳趾根部骨頭的下方，拇指按壓範圍的正下方就是脾臟的穴道。此處使用手指食指的第2關節對準穴道，在關節內側放入另一隻手的拇指輔助，垂直按壓到底，停留3秒之後，放鬆力道。

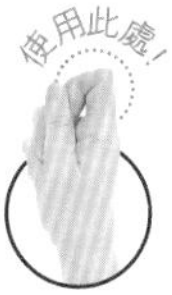

×10次

2 小腸

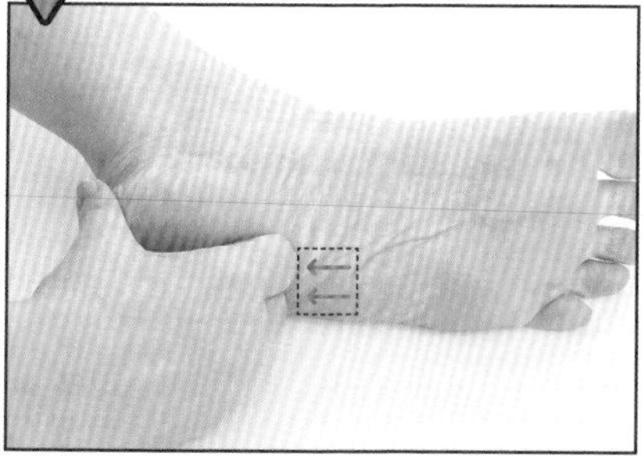

用2根手指的第2關節按壓著
滑動至腳跟前方為止

將腳底按照長度分成約4等分，從上面數來第3個區塊，以中趾為延長線分成一半，位於外側的就是小腸的穴道。此處使用手的食指與中指第2關節，對準穴道往腳跟方向按壓著滑動至腳跟前方為止。將此動作重複10次。

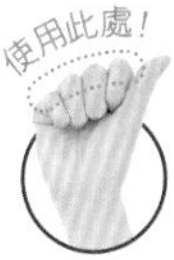

×10次

3 橫結腸

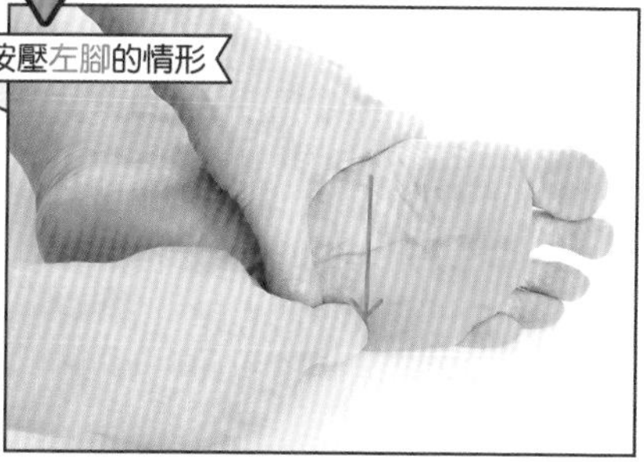

使用手指食指的第2關節
由內側往外側按壓著滑動

使用手指食指的第2關節對準左腳拇趾根部的骨頭下方，在手指關節的內側，放入另一隻手的拇指輔助，按壓著由內側往外側滑動至小趾根部的骨頭下方。將此動作重複10次。

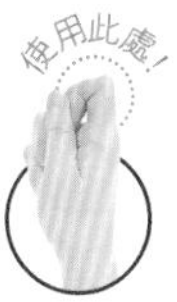

×10次

4 降結腸

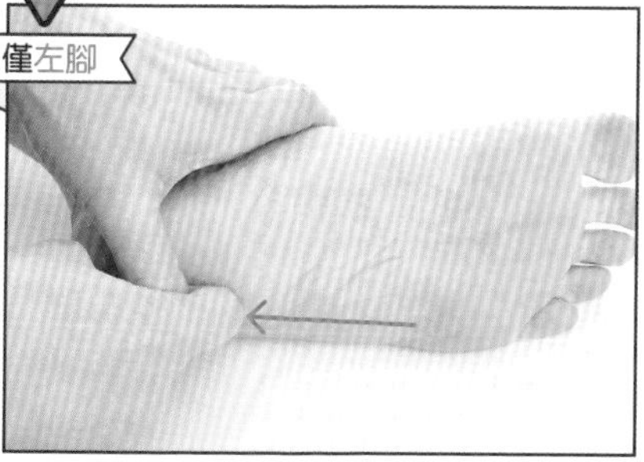

使用手指食指的第2關節
由上往下按壓著滑動

從步驟3橫結腸的穴道右端開始，至腳跟較硬的部分上方，手指自然停止的位置為止，就是降結腸的穴道。此處延用步驟3的按壓方式，由上按壓著往下滑動。將此動作重複10次。

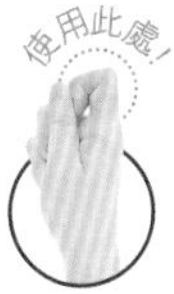

×10次

← 接著下一頁

← 接續前一頁

5 乙狀結腸

僅左腳

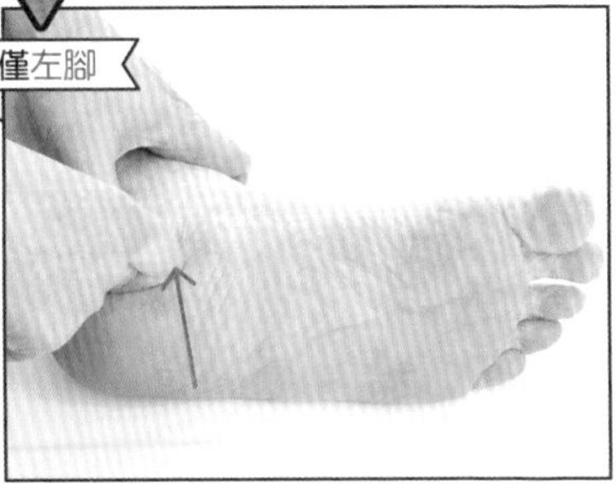

使用手指食指的第2關節
由外側往內側按壓著滑動

從步驟4降結腸的穴道下端開始，至內側腳踝下方的膀胱穴道（參考P.26）前方為止的區塊就是乙狀結腸的穴道。此處延用步驟4的按壓方式，由外側按壓著往內側滑動。將此動作重複10次。

×10次

6 肛門

僅左腳

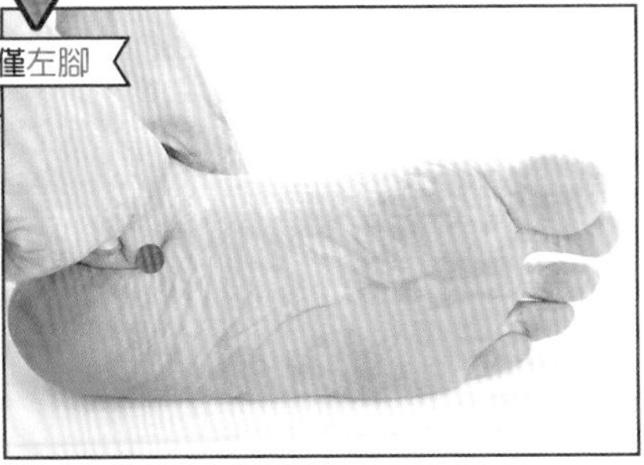

使用手指食指的第2關節垂直按壓到底為止

位於步驟5最後抵達的乙狀結腸穴道左端的就是肛門的穴道。此處沿用步驟5的手勢，垂直按壓到底為止。將此動作重複10次。

×10次

至此，左腳按摩結束後，再換右腳進行步驟❷、❼❽

7 上行結腸

僅右腳

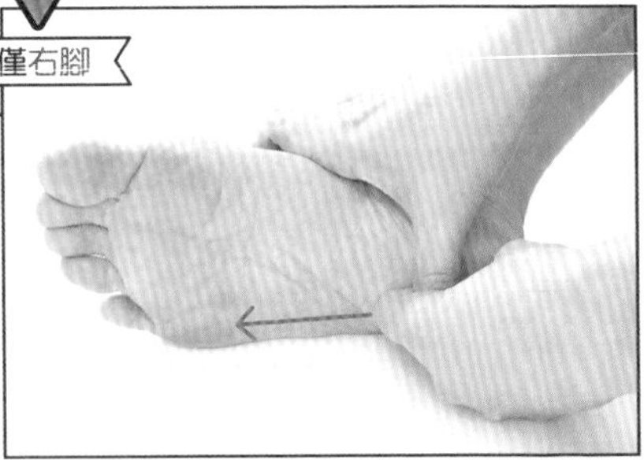

使用手指食指的第2關節
由下往上按壓著滑動

右腳的小趾延長線上，從腳跟的上方開始往腳趾方向前進，到手指自然停止位置的範圍就是上行結腸的穴道。此處使用手指食指的第2關節對準穴道，在關節內側放入另一隻手的拇指輔助，由下按壓著往上滑動。

×10次

8 橫結腸

按壓右腳的情形

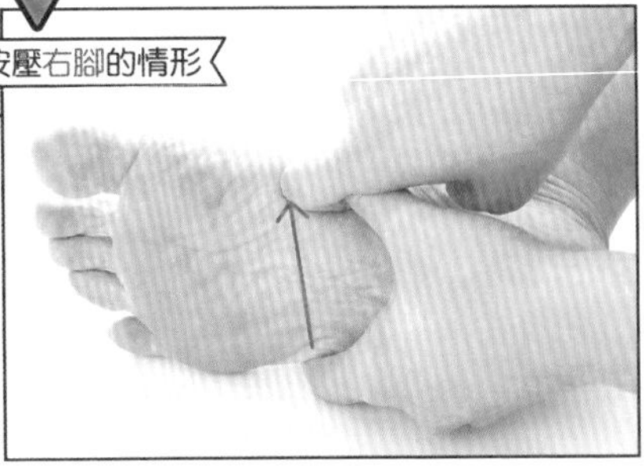

由外側往內側按壓著滑動

從步驟7上行結腸穴道的上方開始，至拇趾根部的骨頭下方為止的範圍，就是橫結腸的穴道。此處使用手指食指的第2關節對準穴道，並在手指關節的內側，放入另一隻手的拇指輔助，按壓著由外側往內側滑動。

×10次

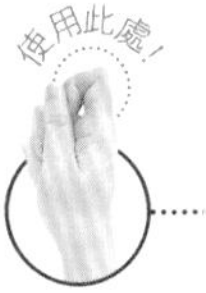

這一頁的所有穴道全都使用此處按壓！

3 chapter

白頭粉刺

提升肺功能與免疫力是關鍵

在西醫中，據說由於肺部功能下降，對抗痤瘡丙酸桿菌等細菌的免疫力下降就很容易生出一顆顆的白頭粉刺。此外，若想要提升免疫力，按壓過敏症的穴道也很有效果。透過按壓這兩個穴道來預防與改善症狀吧。

腳底的解毒地圖

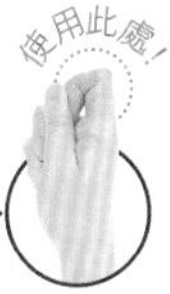

這一頁的所有穴道全都使用此處按壓！

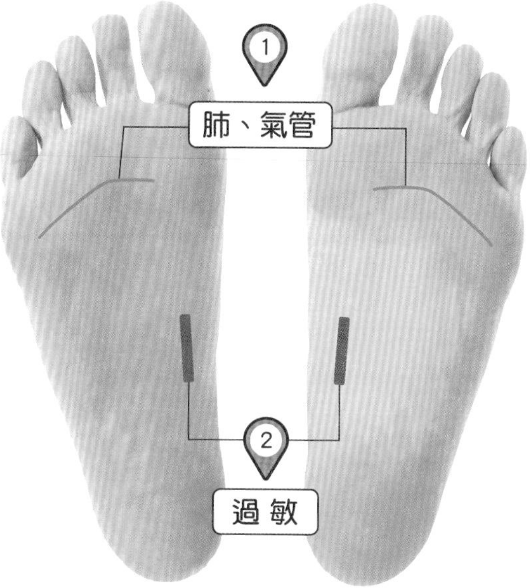

① 肺、氣管

從左腳開始進行按壓！

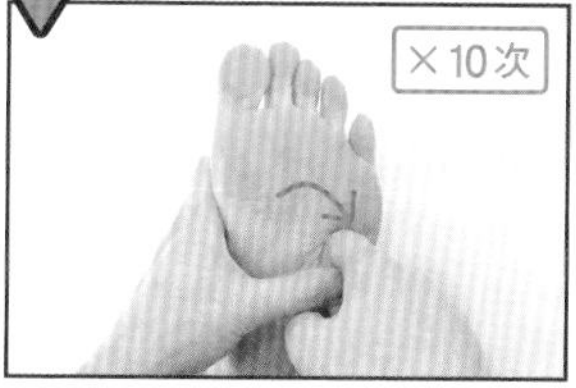

腳底骨頭凸起處的下方
按壓著由內側往外側滑動

位於腳趾食趾的延長線上，腳底骨頭凸起處的下方開始到小趾的下方為止，就是肺、氣管的穴道。此處使用手指食指的第2關節對準穴道，在關節內側放入另一隻手的拇指輔助，按壓著由內側往外側滑動。

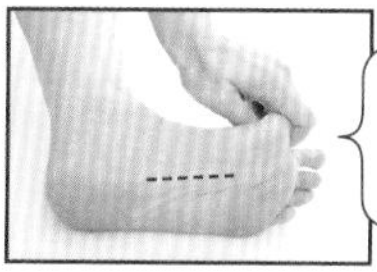

刺激腳筋線條的下半部分

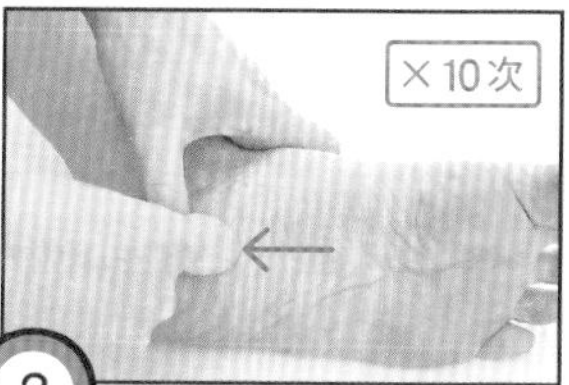

② 過敏

由足弓的正中央往下
按壓著滑動

用手握住腳趾拇趾往腳背側彎曲，足弓處就會浮現出腳筋線條。此線條的下半部分就是過敏症的穴道。使用手指食指的第2關節對準位於此腳筋下半部的穴道，按壓著滑動至腳筋最下方為止。將此動作重複10次。

左腳按摩結束後再換右腳

按壓順序

過敏❷ ◀ 肺、氣管❶ ◀ 腎臟・膀胱（P.26）	左腳開始
過敏❷ ◀ 肺、氣管❶ ◀ 腎臟・膀胱（P.26）	接著換右腳

臉的解毒地圖

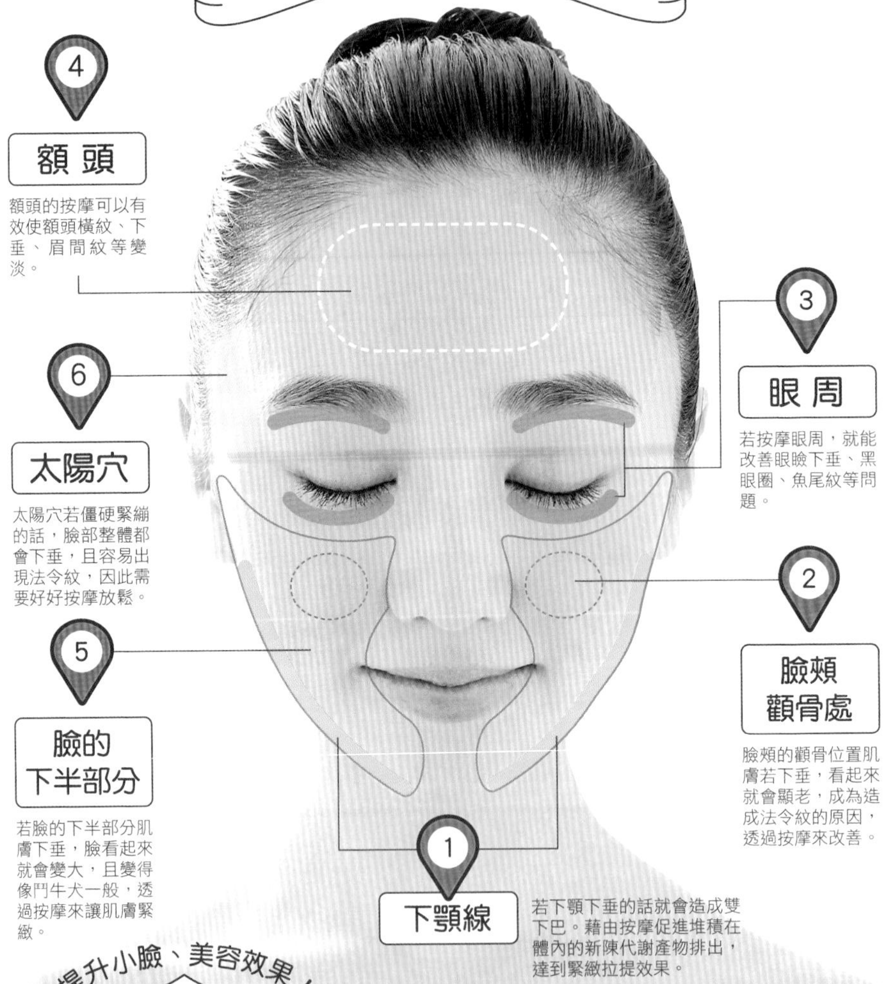

提升小臉、美容效果！

Matty式 臉部按摩術

接下來要將Matty式臉部按摩術介紹給各位，針對臉部線條緊緻拉提、臉頰鬆弛、眼瞼下垂、額頭或眉間紋等各式各樣的煩惱可以有效改善。讓你小臉又美肌，大幅提升美人度！

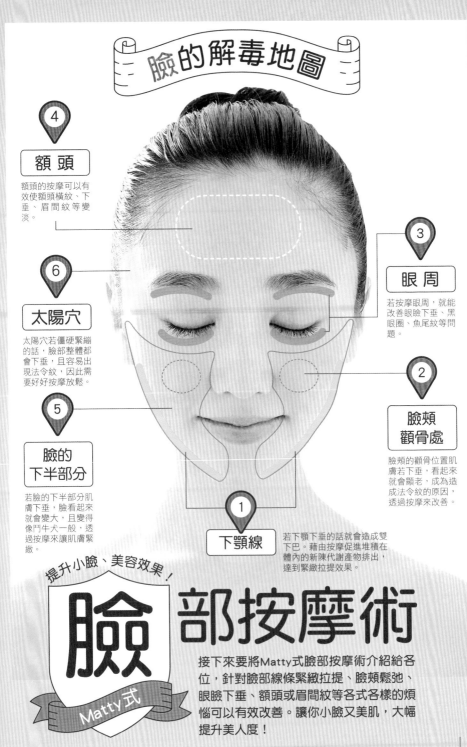

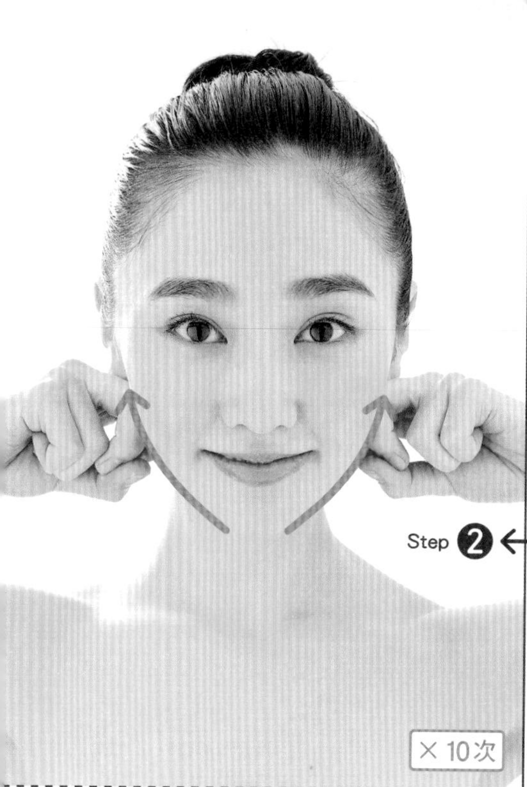
Step 2
× 10次

1 下顎線

用手指將臉部輪廓線夾著往上推

將左右手的食指與中指彎曲，拇指放置於2隻手指上，用食指與中指夾住下顎中央的骨頭。維持這個姿勢沿著臉部輪廓線往耳朵下方按壓著滑動。將此動作重複10次。

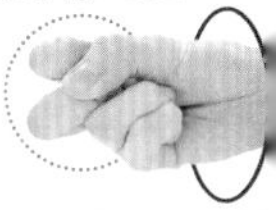

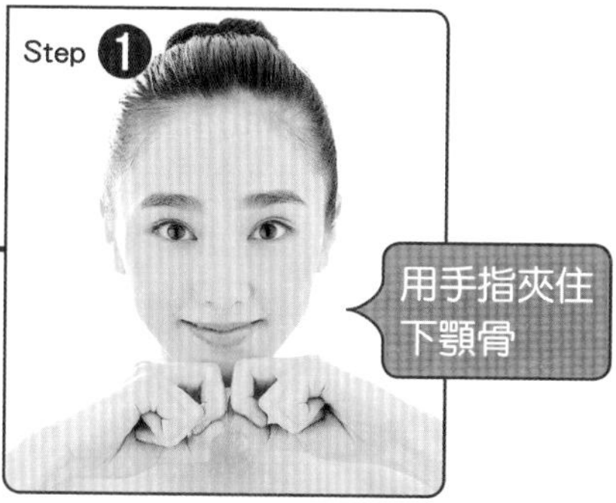

使用彎曲的食指與中指第2關節內側，夾住下顎中央的骨頭。

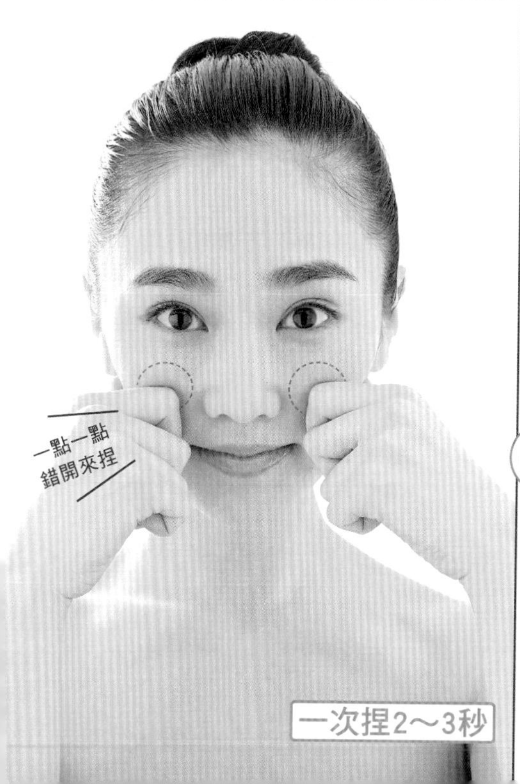
一點一點
錯開來捏
一次捏2～3秒

2 臉頰顴骨處

溫柔的捏起臉頰肉給予刺激！

將兩手輕握，使用拇指與食指的側面捏起臉頰肉2～3秒後放開，並重複此動作。稍微錯開位置，將整個臉頰都用同樣的方式按摩。

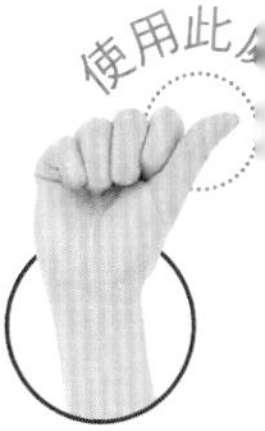

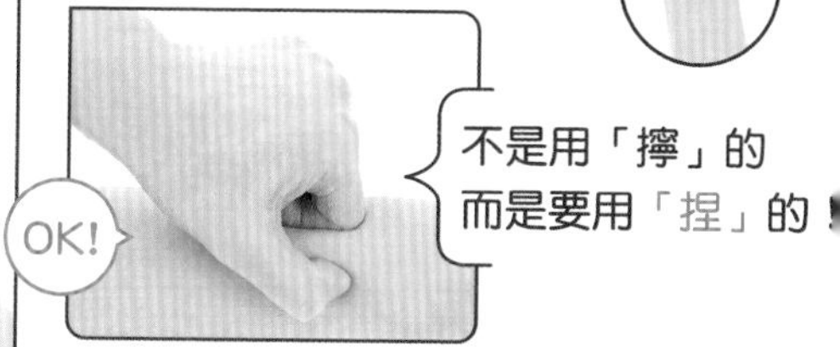

若將臉頰肉擰起來，就無法給予正確的刺激，也會對皮膚造成負擔，是錯誤的方式。將臉頰肉平行捏起，並給予刺激才是正確的方式。這個動作稱為Matty夾。

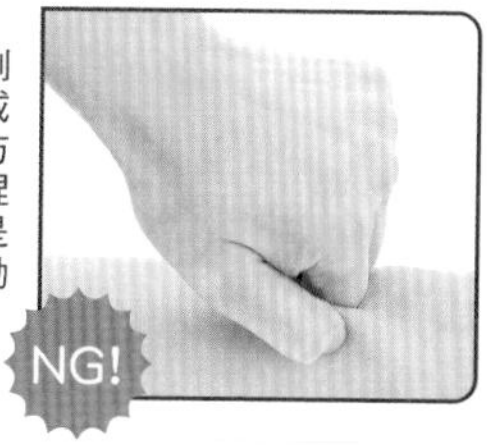

3 眼周

使用關節，按壓
眉毛下方與眼睛周邊

使用左右手的食指第2關節，沿著眉毛下方的輪廓，1處按壓3秒，從眉頭到眉尾朝向斜上方按過去。接著按壓眼睛下方骨頭邊緣，由眼尾朝向眼頭方向，用同樣的方式給予刺激。

一次捏 3秒

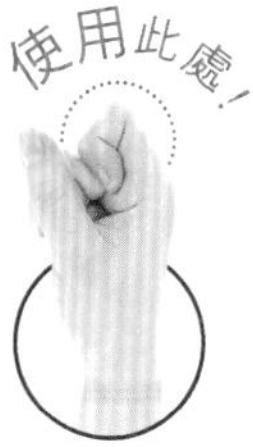

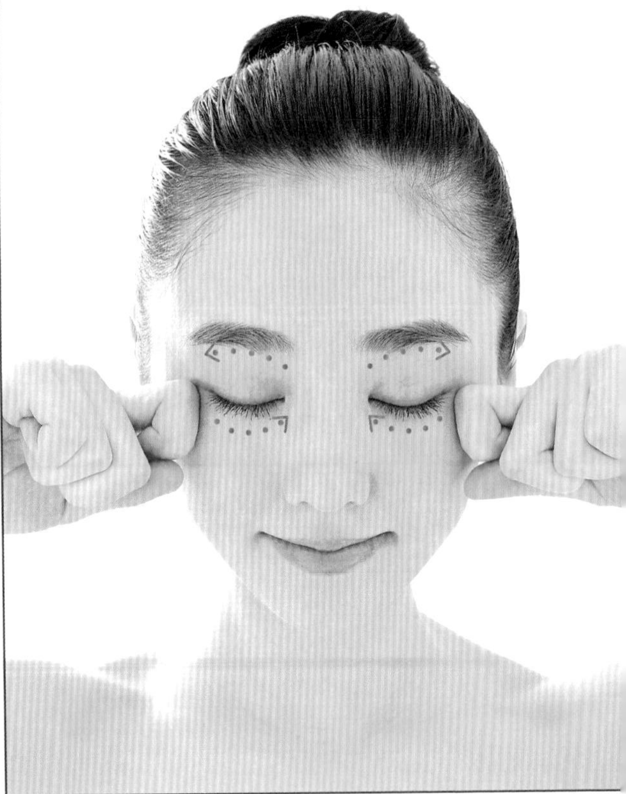

一口氣
按壓著往上推

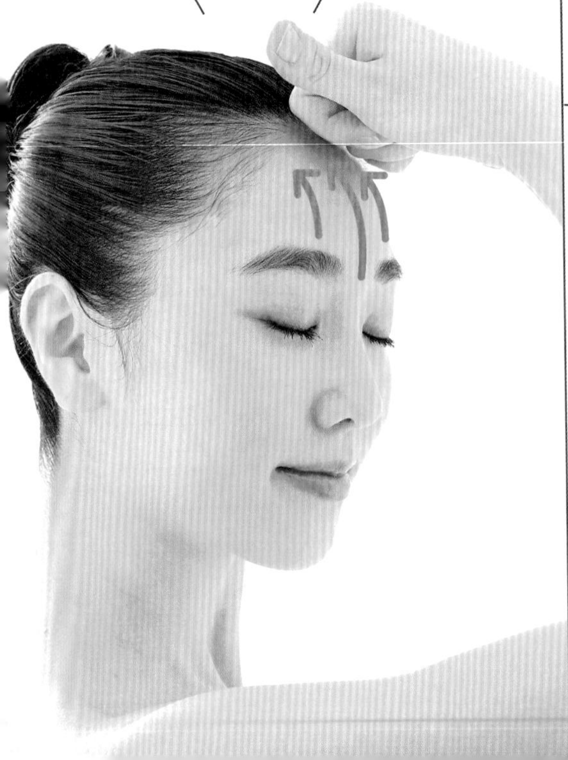

4 額頭

使用拳頭將眉間與額頭的緊繃**推走**

將手輕握，拇指的指腹對準食指的側面，將拇指以外手指的第2關節對準眉間按壓著，往額頭最上方推10次。額頭的左右兩邊也都不漏地各重複10次。

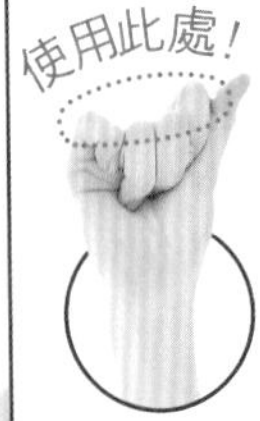

× 10次

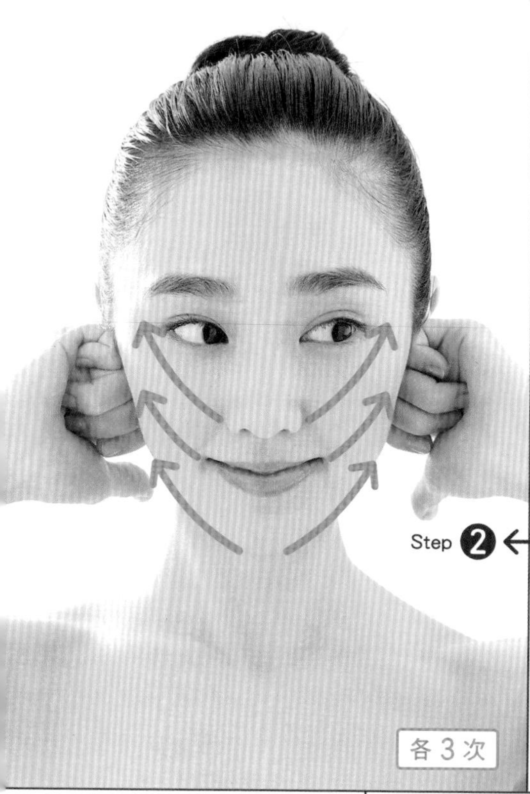

5 臉的下半部

使用拳頭按摩整個臉部

使用拇指以外手指的第2關節，從下顎開始至耳朵下方朝斜上方向按壓著滑動，按摩過去。接著，從嘴的側邊至耳朵下方為止，鼻子側邊至額角為止，分成3個區塊，1個區塊按壓著滑動3次。

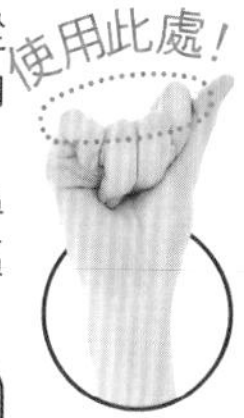

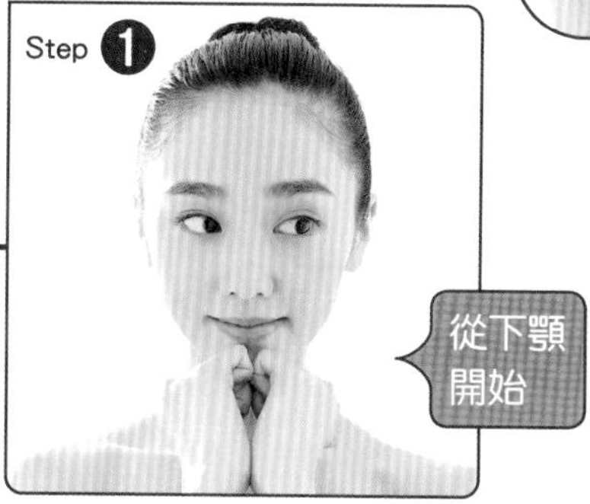

首先，使用拇指以外手指的第2關節對準下顎中央的骨頭。由此處開始進行按摩。

6 太陽穴

往上提拉到法令紋消失的位置為止

用左右手的食指、中指與無名指的指腹對準額角處，往上提拉時，一邊尋找法令紋及眼瞼下垂消除的位置，並確實的維持在那個高度。將此動作重複10次。進行時可邊照鏡子邊進行按摩。

× 10次

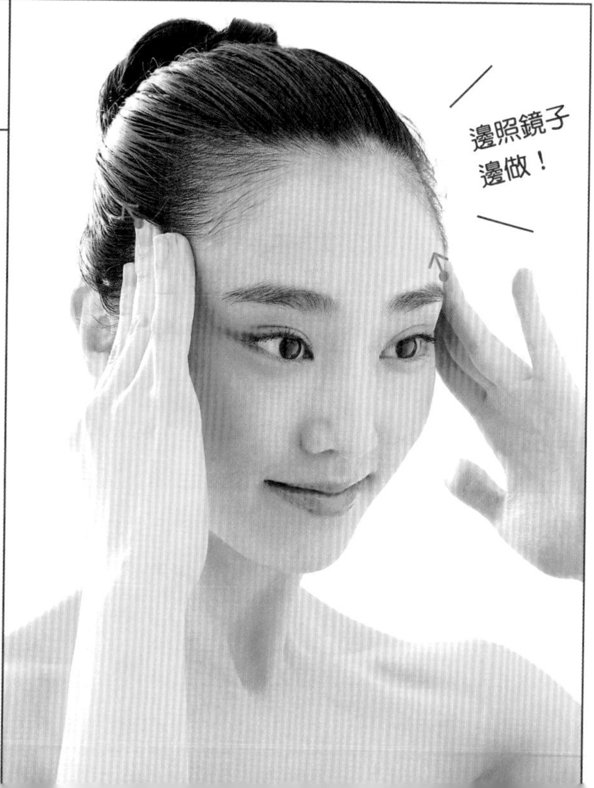

3 chapter

掉髮・白頭髮

刺激與荷爾蒙相關的器官對應穴道

隨著年紀增長會逐漸在意掉髮與白頭髮的問題。由於與女性荷爾蒙分泌降低有關連，因此透過刺激荷爾蒙相關的器官對應穴道來改善。此外，壓力也是掉髮與白頭髮原因之一，因此也要刺激自律神經的穴道。

腳底的解毒地圖

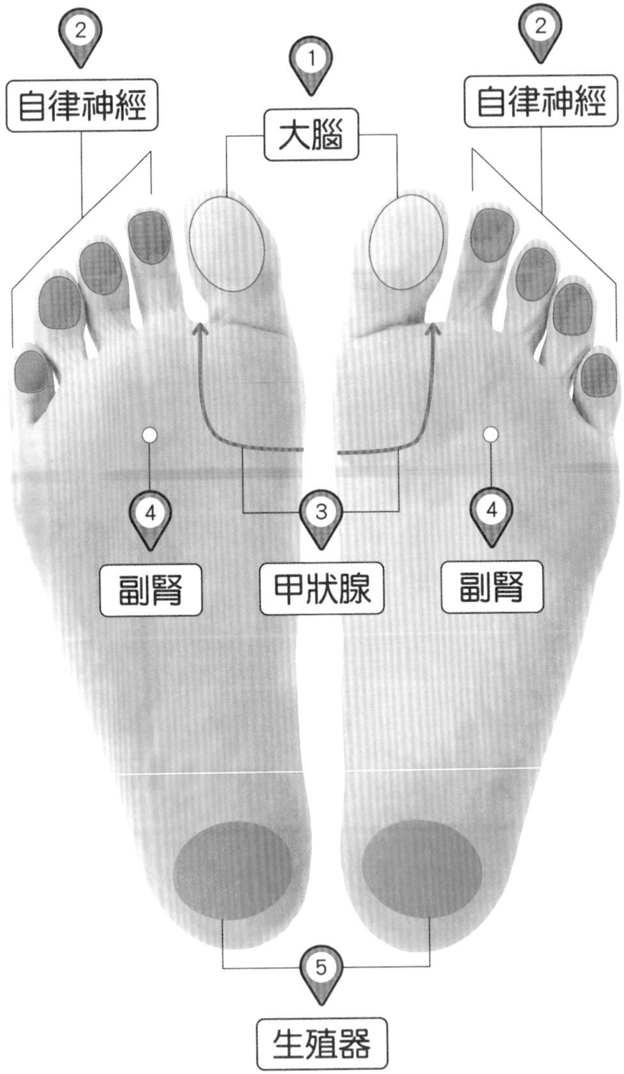

按壓順序

生殖器❺ ◀ 副腎❹ ◀ 甲狀腺❸ ◀ 自律神經❷ ◀ 大腦❶ ◀ 腎臟・膀胱（P.26）	左腳開始
生殖器❺ ◀ 副腎❹ ◀ 甲狀腺❸ ◀ 自律神經❷ ◀ 大腦❶ ◀ 腎臟・膀胱（P.26）	接著換右腳

從左腳開始進行按壓！

① 大腦

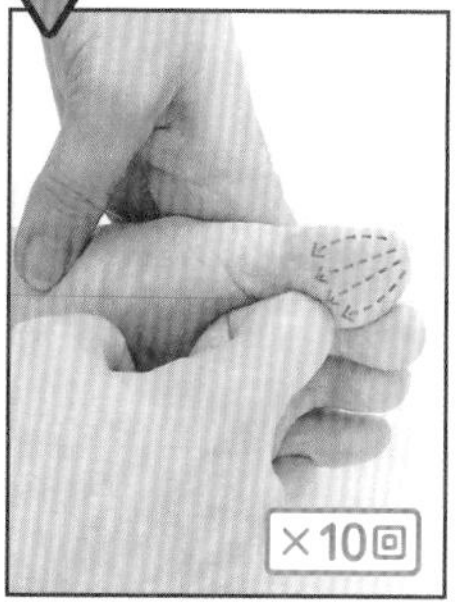

從上往下
刺激大拇趾趾腹

位於腳底大拇趾趾腹的就是大腦的穴道。此處使用手的食指的第2關節對準穴道，由上往下按壓著滑動。將大拇趾以縱向分成4個區塊，各區塊重複按壓10次。

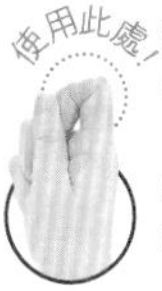

② 自律神經

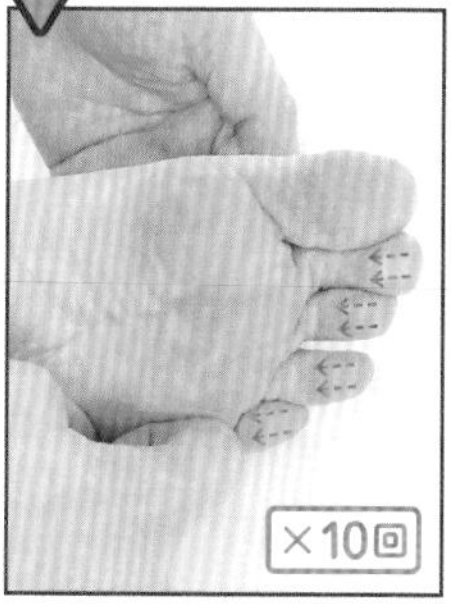

按壓著4個腳趾趾腹
由上往下滑動

腳的拇趾以外，其他4個腳趾的第1關節以上的範圍是自律神經的穴道。將每個腳趾的此處穴道縱向分成2個區塊，用手指食指的第2關節從上往下按壓著滑動，各區塊重複按壓10次。

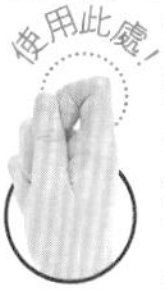

③ 甲狀腺

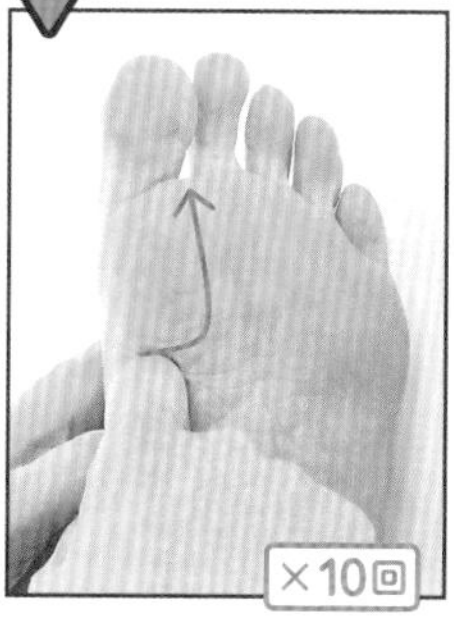

使用手指食指的
第2關節按壓著滑動

腳趾拇趾根部骨頭下方靠拇趾側的邊緣起至拇趾與食趾之間為止的範圍是甲狀腺的穴道。此處使用手指食指的第2關節對準穴道，在關節內側放入另一隻手的拇指，按壓著滑動到腳趾拇趾與食趾之間。將此動作重複10次。

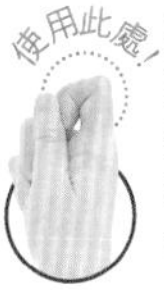

④ 副腎

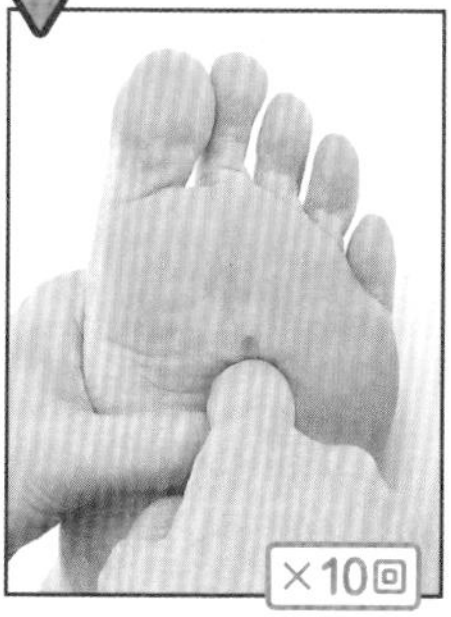

使用手指食指的
第2關節垂直按壓

位於腳趾中趾的延長線上，腳趾根部骨頭的下方凹陷進去的部分就是副腎的穴道。此處使用手指食指的第2關節對準穴道，在關節內側放入另一隻手的拇指輔助，垂直按壓到底為止，持續3秒鐘之後，再放鬆力道。將此動作重複10次。

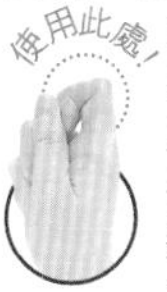

⑤ 生殖器

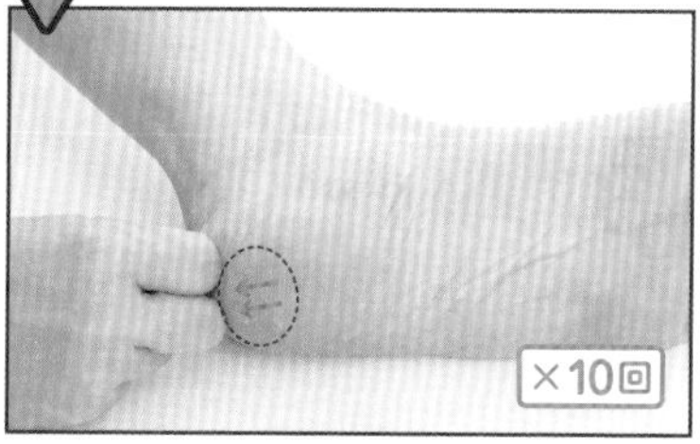

使用2隻手指的第2關節按壓著滑動

生殖器官的穴道位於腳跟處。將手指食指與中指的第2關節對準腳跟處硬的部分，往腳跟末端按壓著滑動。將此動作重複10次。

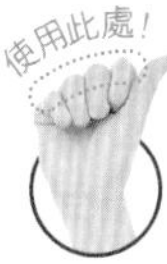

左腳按摩結束後再換右腳

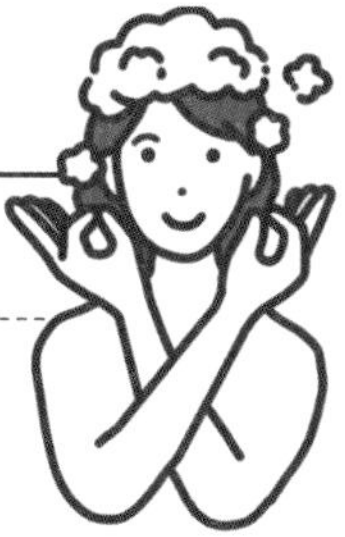

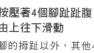

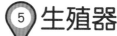

+1 解毒小建議

用「OK洗髮」溫柔的洗頭，預防掉髮白頭髮

洗頭髮時，若使用拇指與食指就會不小心太過用力，可能會造成頭皮受傷，這也會成為掉髮與白頭髮的原因。推薦用手指做出OK手勢的OK洗髮，做出這個手勢就能主要使用無名指以較溫柔的力道來洗，就不會傷害到頭皮。首先從脖子往上，接著右手洗頭的左側，左手洗頭的右側如此交叉洗頭。

3 chapter

預防胸部下垂

將堵塞的新陳代謝產物排出也能預防乳癌

總是維持駝背姿勢的話，就會擠壓到胸部，也會讓血液與淋巴流動變差，不必要的新陳代謝產物堵塞就會造成胸部下垂。透過刺激胸部、胸部淋巴的同時，也刺激肺、氣管的對應穴道來達到挺胸效果。刺激這些穴道也能達到預防乳癌的效果。

腳背側的解毒地圖

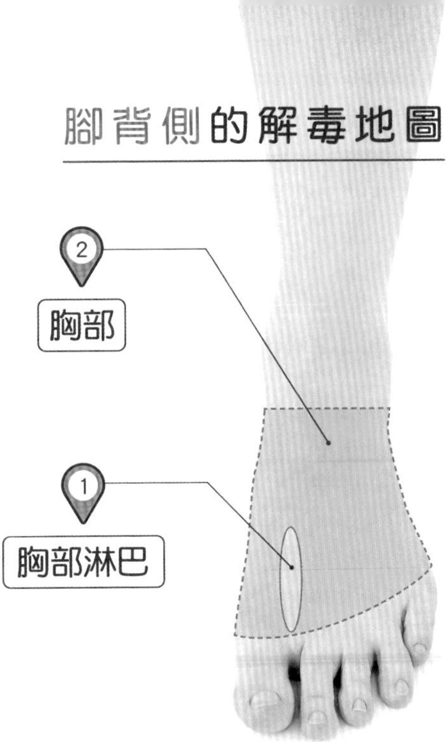

腳底的解毒地圖

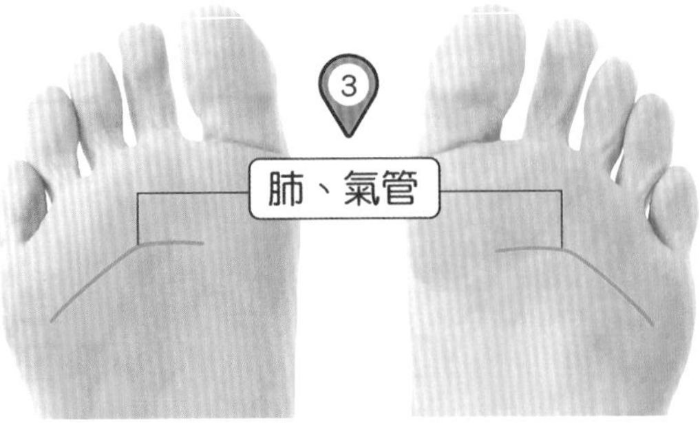

按壓順序

左腳開始	腎臟・膀胱（P.26）	▶ 胸部淋巴❶ ▶ 胸部❷ ▶ 肺、氣管❸
接著換右腳	腎臟・膀胱（P.26）	▶ 胸部淋巴❶ ▶ 胸部❷ ▶ 肺、氣管❸

從左腳開始進行按壓！

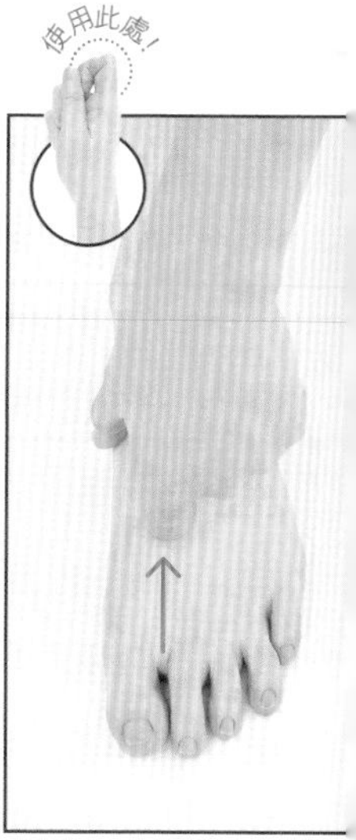

① 胸部淋巴

從姆趾與食趾之間開始按壓著滑動至骨頭底端

腳趾拇趾與食趾的骨頭正中間是胸部淋巴的穴道。使用手指時指的第2關節對準拇趾與食趾的根部，按壓著滑動至骨頭底端為止。將此動作重複10次。

×10次

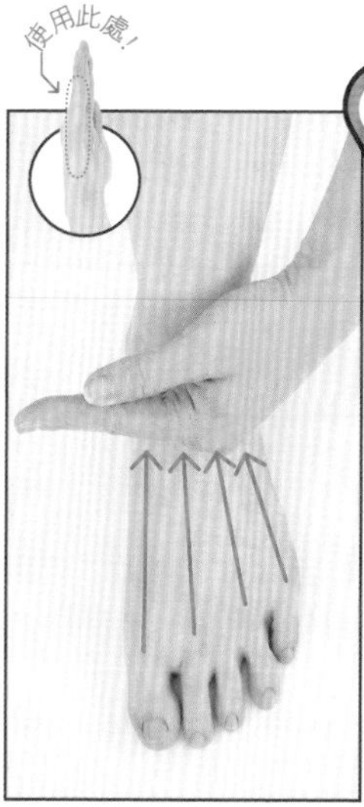

② 胸部

使用手的側面按壓著腳背往腳踝方向滑動

腳背整體都是胸部的穴道。用手掌的小指那側側面對準腳趾的根部，按壓著腳背往腳踝方向滑動。將此動作重複10次。

×10次

③ 肺、氣管

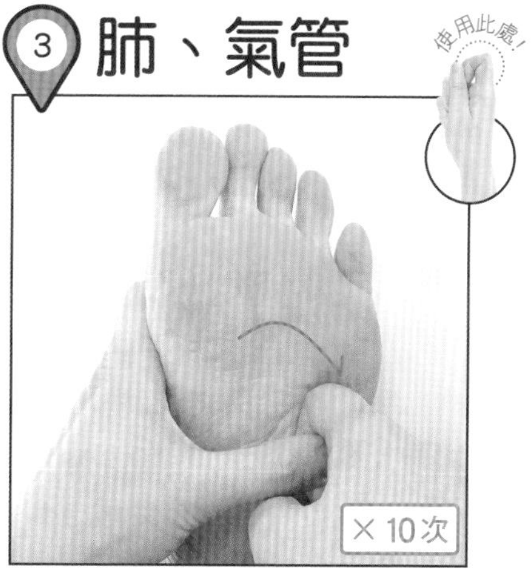

腳底骨頭凸起處的下方按壓著由內側往外側滑動

位於腳趾食趾的延長線上，腳底骨頭凸起處的下方開始到小趾的下方為止，就是肺、氣管的穴道。此處使用手指食指的第2關節對準穴道，在關節內側放入另一隻手的拇指輔助，按壓著由內側往外側滑動。

左腳按壓結束後再換右腳

+1 解毒小建議

用按摩來達到托胸與預防乳癌

按摩脖頸到胸口的部分也能達到托胸效果。不僅能使胸部周邊的血液及淋巴流動變順暢，也能藉由觸碰來檢查乳房是否有硬塊早期發現乳癌。此外，此按摩方式也推薦可用於乳癌手術之後的保養。如右圖所示的方法來進行按摩。塗抹上P.128中介紹的按摩油或身體乳液後再進行按摩。

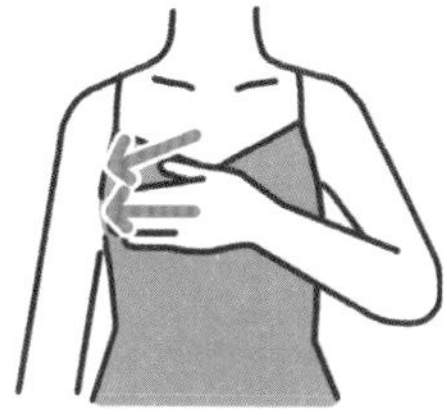

Step ❶

將拇指以外的手指置於乳頭上方，往腋下方向按壓推動。接著往上4根手指距離的地方，以同樣的方式按摩。將此動作重複10次。

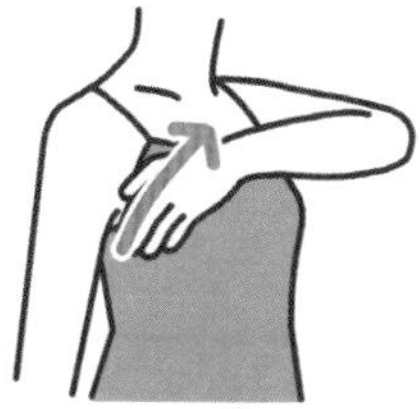

Step ❷

最後，從腋下往鎖骨方向，由下往上按壓推動。將此動作重複10次。左右兩邊都進行按摩。

3
chapter

超級排毒

藉由按壓所有的解毒器官來瘦身！

總是瘦不下來，也可能是因為身體代謝產物堆積在體內所致。這裡，就要用這個「超級排毒」來刺激身體與解毒相關的所有器官的對應穴道，打造成為易瘦的身體。此按摩會將不必要的新陳代謝產物完全排出，也能達到健康與美肌效果。

腳底的解毒地圖

※左右腳的橫結腸進行方向不同

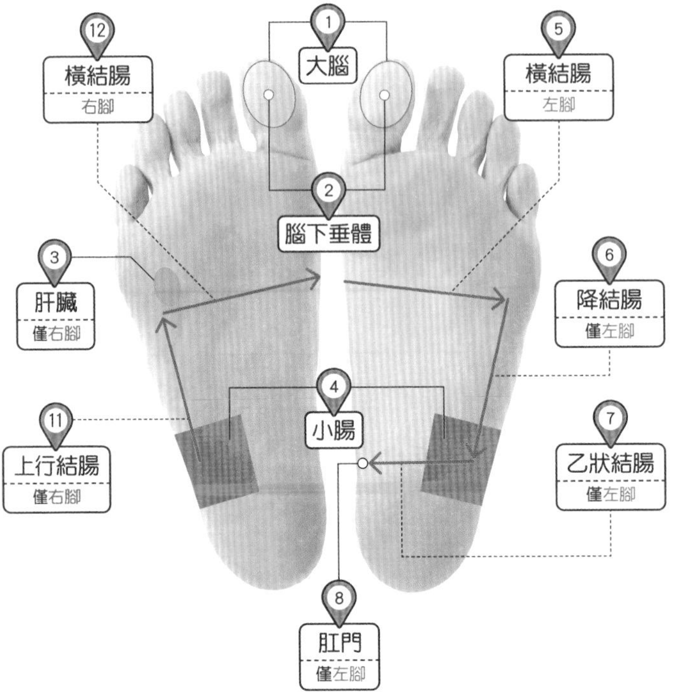

腳內側的解毒地圖

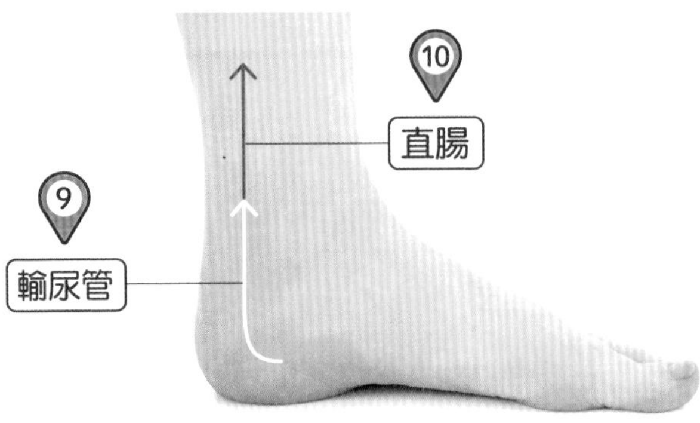

按壓順序

降結腸❻ ◀ 左腳的橫結腸❺ ◀ 小腸❹ ◀ 腦下垂體❷ ◀ 大腦❶ ◀ 腎臟・膀胱 直腸❿ ◀ 輸尿管❾ ◀ 肛門❽ ◀ 乙狀結腸❼ ◀ （P.26）	左腳 開始
上行結腸⓫ ◀ 小腸❹ ◀ 肝臟❸ ◀ 腦下垂體❷ ◀ 大腦❶ ◀ 腎臟・膀胱 直腸❿ ◀ 輸尿管❾ ◀ 右腳的橫結腸⓬ ◀ （P.26）	接著換 右腳

從左腳開始進行按壓！

① 大腦

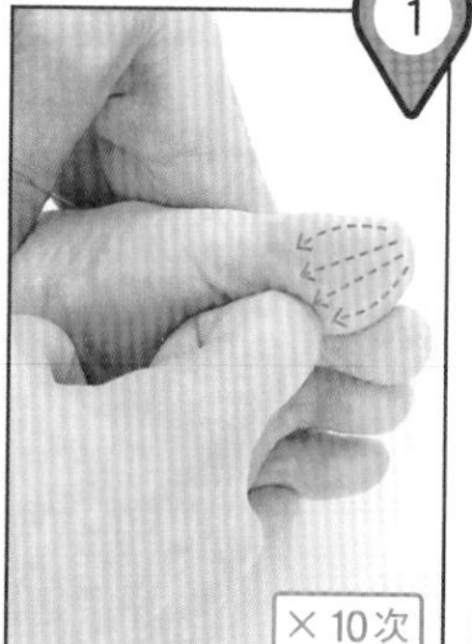

由上往下刺激腳的大拇趾趾腹

位於腳底大拇趾趾腹的就是大腦的穴道。此處使用手的食指的第2關節對準穴道，由上往下按壓著滑動。將大拇趾以縱向分成4個區塊，各區塊重複按壓10次。

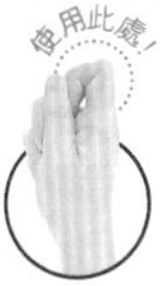

② 腦下垂體

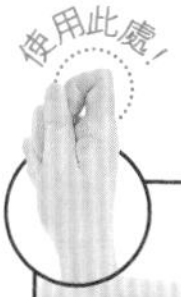

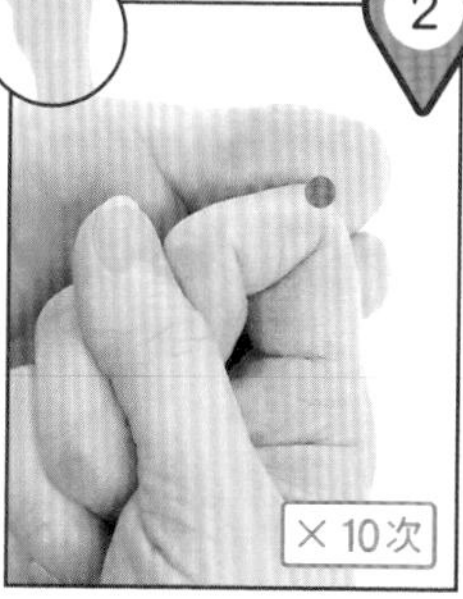

大拇趾趾腹中央按壓到底為止

位於腳趾拇趾趾腹正中央的就是腦下垂體的穴道。此處使用手指食指的第2關節外側對準穴道，垂直按壓到底為止。將此動作重複10次。

按壓左腳時，做完步驟②之後直接前往步驟④

③ 肝臟

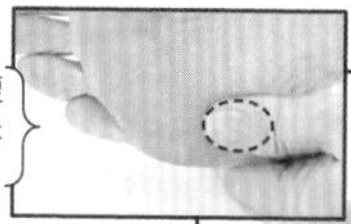
手指拇指的指腹覆蓋的範圍就是穴道範圍。

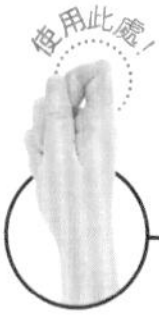

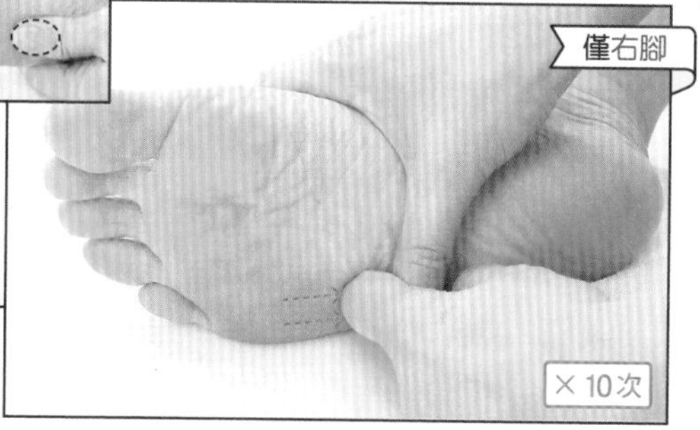

使用手指食指的第2關節由上往下按壓著滑動

位於右腳小趾的延長線上，腳趾根部的骨頭下方，手指拇指指腹對準的範圍就是肝臟的穴道。將此處縱向分成2個區塊，用手指食指的第2關節處對準穴道，在關節內側放入另一隻手的拇指輔助，按壓著由上往下滑動。

④ 小腸

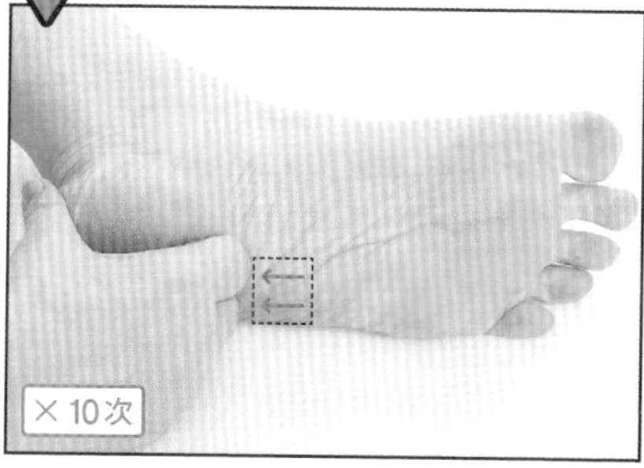

用2根手指的第2關節按壓著滑動

將腳底按照長度分成約4等分，從上面數來第3個區塊，以中趾為延長線分成一半，位於外側的就是小腸的穴道。此處使用手的食指與中指第2關節，對準穴道往腳跟方向按壓著滑動至腳跟前方為止。將此動作重複10次。

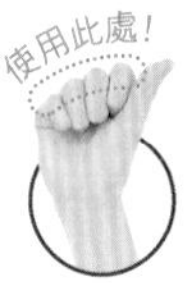

按壓右腳時，做完步驟④之後直接前往步驟⑪

⑤ 橫結腸

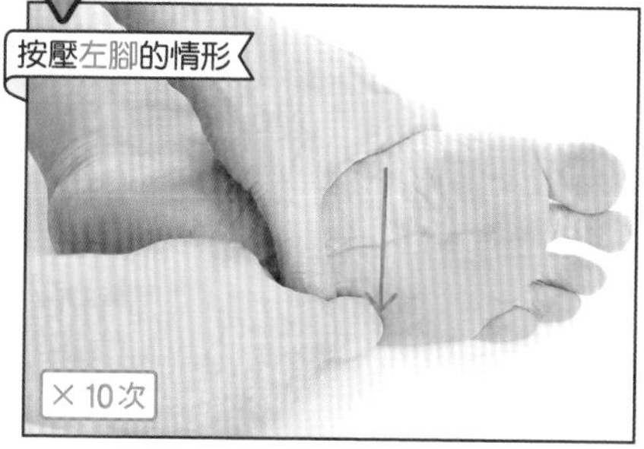

使用手指食指的第2關節由內側往外側按壓著滑動

使用手指食指的第2關節對準左腳拇趾根部的骨頭下方，在手指關節的內側，放入另一隻手的拇指輔助，按壓著由內側往外側滑動至小趾根部的骨頭下方。

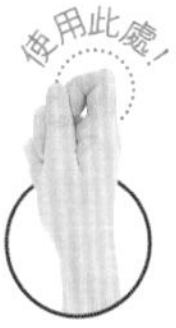

← 接著下一頁

接續前一頁

6 降結腸

僅左腳

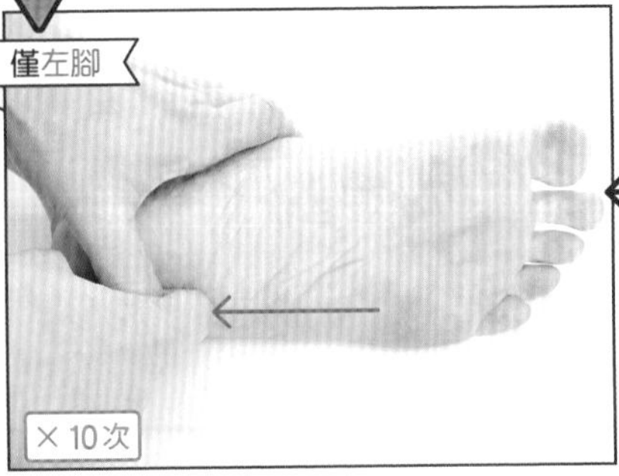

使用手指食指的第2關節
由上往下按壓著滑動

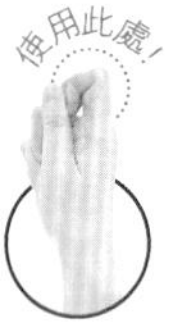

從步驟5橫結腸的穴道右端開始，至腳跟硬的部分上方，手指自然停止的位置為止，就是降結腸的穴道。此處延用步驟5的按壓方式，由上按壓著往下滑動。將此動作重複10次。

× 10次

7 乙狀結腸

僅左腳

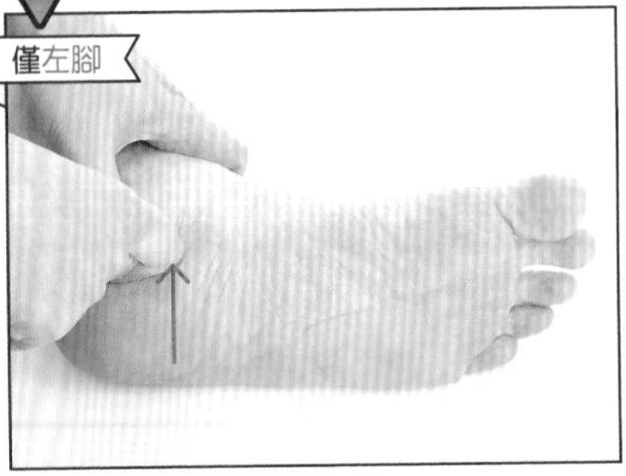

使用手指食指的第2關節
由外側往內側按壓著滑動

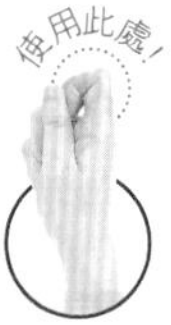

從步驟6降結腸的穴道下端開始，至內側腳踝下方的膀胱穴道（參考P.26）前方為止的區塊就是乙狀結腸的穴道。此處延用步驟6的按壓方式，由外側按壓著往內側滑動。

× 10次

8 肛門

僅左腳

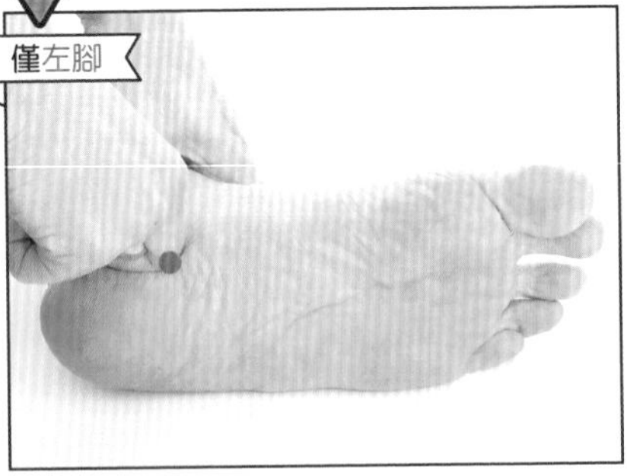

使用手指食指的第2關節
垂直按壓到底為止

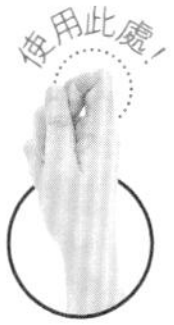

位於步驟7最後抵達的乙狀結腸穴道左端的就是肛門的穴道。此處沿用步驟7的手勢，垂直按壓到底為止。將此動作重複10次。

× 10次

9 輸尿管

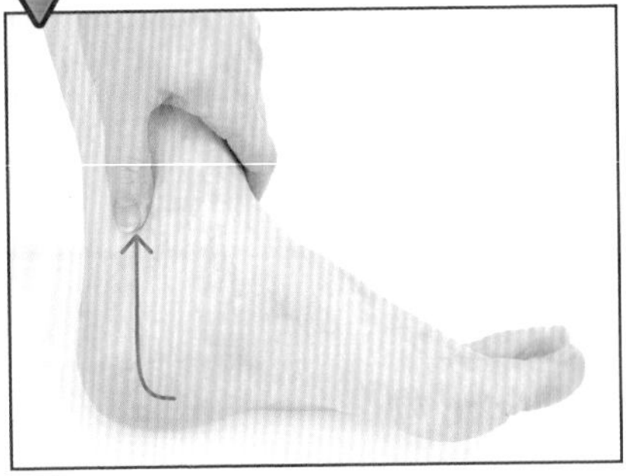

使用手指拇指的指腹
由下往上按壓著滑動

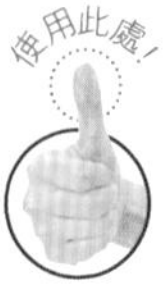

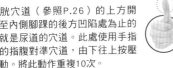

從膀胱穴道（參照P.26）的上方開始，至內側腳踝的後方凹陷處為止的範圍就是尿道的穴道。此處使用手指拇指的指腹對準穴道，由下往上按壓著滑動。將此動作重複10次。

× 10次

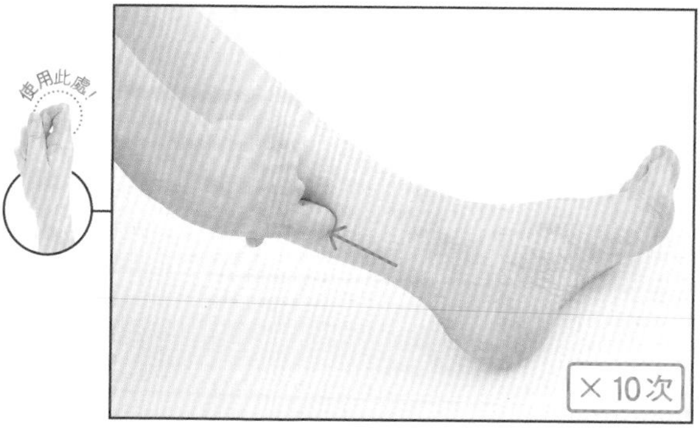

⑩ 直腸

從內側腳踝開始
由下往上按壓著滑動
至腳踝上方10公分處

從內側腳踝上方開始到上方10公分處為止是直腸的穴道。此處使用手指食指的第2關節對準穴道，由下往上按壓著滑動。將此動作重複10次。

↓

至此，左腳按摩結束後，再換右腳按照步驟①～④、⑪⑫、⑨⑩順序進行按摩

按壓右腳時，做完步驟④之後從這裡開始！

⑫ 橫結腸

按壓右腳的情形

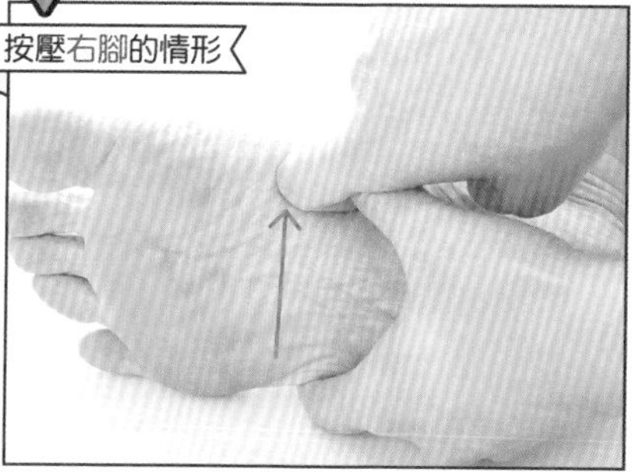

使用手指食指的第2關節
由外側往內側按壓著滑動

從步驟11上行結腸穴道的上方開始，至拇趾根部的骨頭下方為止的範圍，就是橫結腸的穴道。此處使用手指食指的第2關節對準穴道，並在手指關節的內側，放入另一隻手的拇指輔助，按壓著由外側往內側滑動。將此動作重複10次。

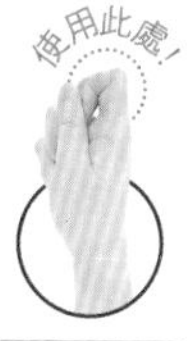

× 10次

↓

⑪ 上行結腸

僅右腳

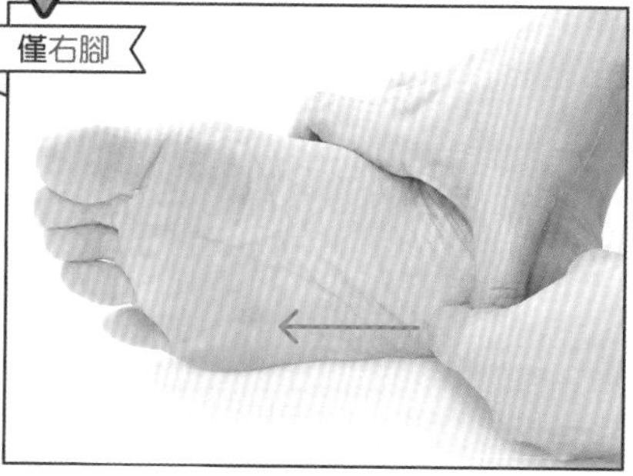

使用手指食指的第2關節
由下往上按壓著滑動

右腳的小趾延長線上，從腳跟的上方開始往腳趾方向前進，到手指自然停止位置的範圍就是上行結腸的穴道。此處使用手指食指的第2關節對準，在關節內側放入另一隻手的拇指輔助，由下按壓著往上滑動。

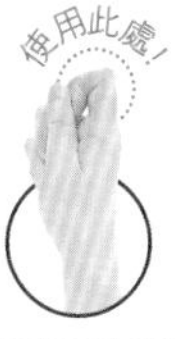

× 10次

最後在右腳進行步驟⑨⑩

+1 解毒小建議

依照吃飯時的姿勢
與水分的攝取方式
來左右是否不易變胖

在吃飯時，稍微用一點技巧，就能讓自己不易變胖。首先就是姿勢。若用往前頃的姿勢吃飯，就會壓迫到肚子（胃），讓消化變得不良，胃消化的食物停留在為中，導致變胖。吃飯時，要將肚子伸直。此外，若在吃飯時攝取過多水分，會造成唾液分泌減少，也會導致消化不良。吃飯時儘量不要攝取水分，若要攝取的話，建議在飯前或飯後再飲用。

3 chapter

水腫

促進全身淋巴循環消除水腫

因重力影響，多餘的水分新陳代謝的廢物堆積在體內，導致腳部容易產生水腫。還有在意的臉或手指等部位水腫，藉由按壓左邊圖示的穴道，會讓全身淋巴循環變好，就能完全消除水腫。若沒有感覺的效果的話，那就有可能不是水腫而是脂肪。

腳背側的解毒地圖

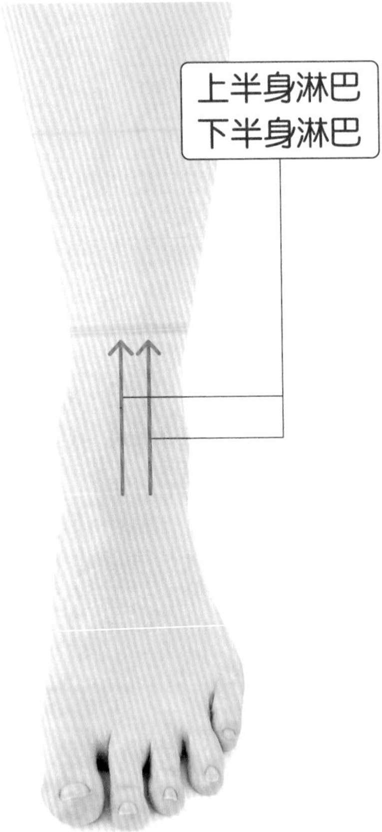

按壓順序

上半身淋巴・下半身淋巴 ◀	腎臟・膀胱（P.26）	左腳開始
上半身淋巴・下半身淋巴 ◀	腎臟・膀胱（P.26）	接著換右腳

從左腳開始進行按壓！

上半身淋巴・下半身淋巴

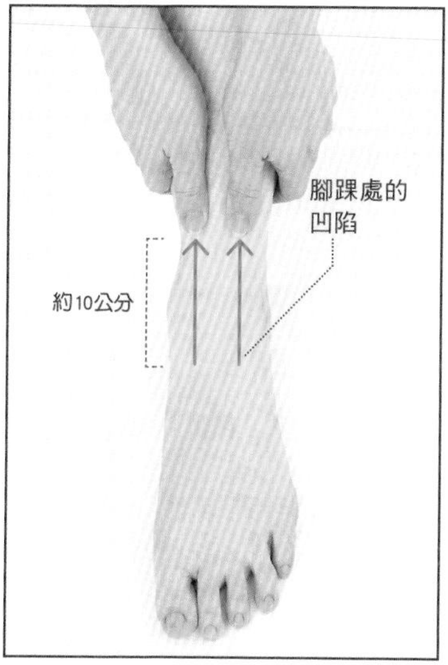

從腳踝與腳踝之間的凹陷處開始，按壓著往上滑動10公分

使用左右手拇指的指腹，對準內側腳踝及外側腳踝之間正中央凹陷的部分，按壓著往上滑動10公分。將此動作重複10次。

×10次

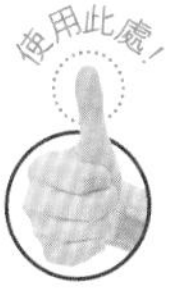

↓

左腳按摩結束後再換右腳

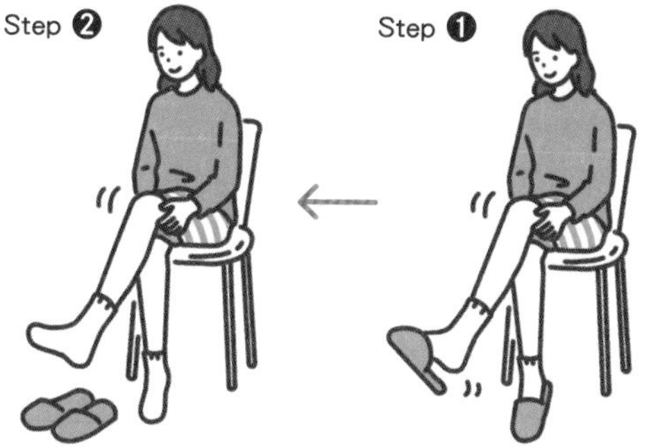

坐在椅子上，並將拖鞋或是方便穿脫的鞋子掛在腳趾處，將兩腳的膝蓋做重疊。讓上方的腳彈動，使上方的腳的後膝蓋可以輕碰到下方的膝蓋進行刺激。邊注意讓拖鞋不要掉下來邊做輕碰的話，可以促進腳趾處的血液流動，提升效果。接著，脫掉拖鞋或是鞋子進行相同動作。

+1 解毒小建議

透過「輕碰膝蓋」即使坐著也能輕鬆改善水腫問題

若是一直長時間坐著工作的話，會導致血液或是淋巴液的循環停滯在腳部，並會讓新陳代謝的廢物積累在位於後膝蓋的淋巴節。若這裡阻塞的話，不單會讓腳部的血液及淋巴很難回到心臟外，也是造成水腫的主要原因。而「輕碰膝蓋」正是解決這個問題的方法。請參照左邊的方法進行。

徹底除去水腫・脂肪

Matty式

塑造出修長女模美腿

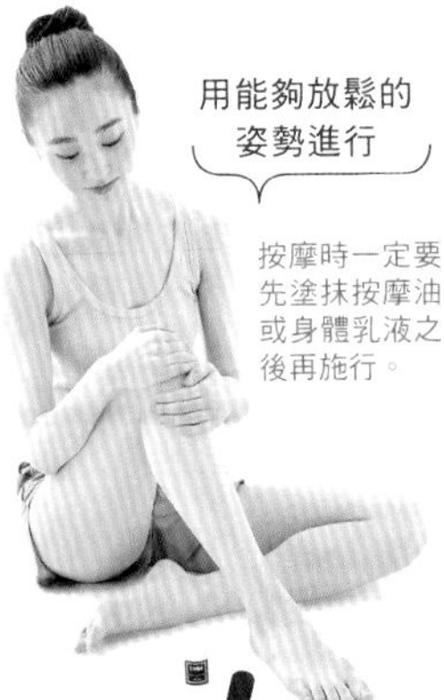

在此介紹可以消除惱人的腳部水腫腫脹、
或是因多餘脂肪導致肥胖等腳部煩惱，
塑造出如同女模般美腿的Matty式按摩，
打造出截然不同的雙腿！

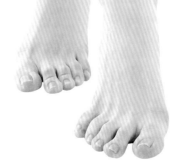

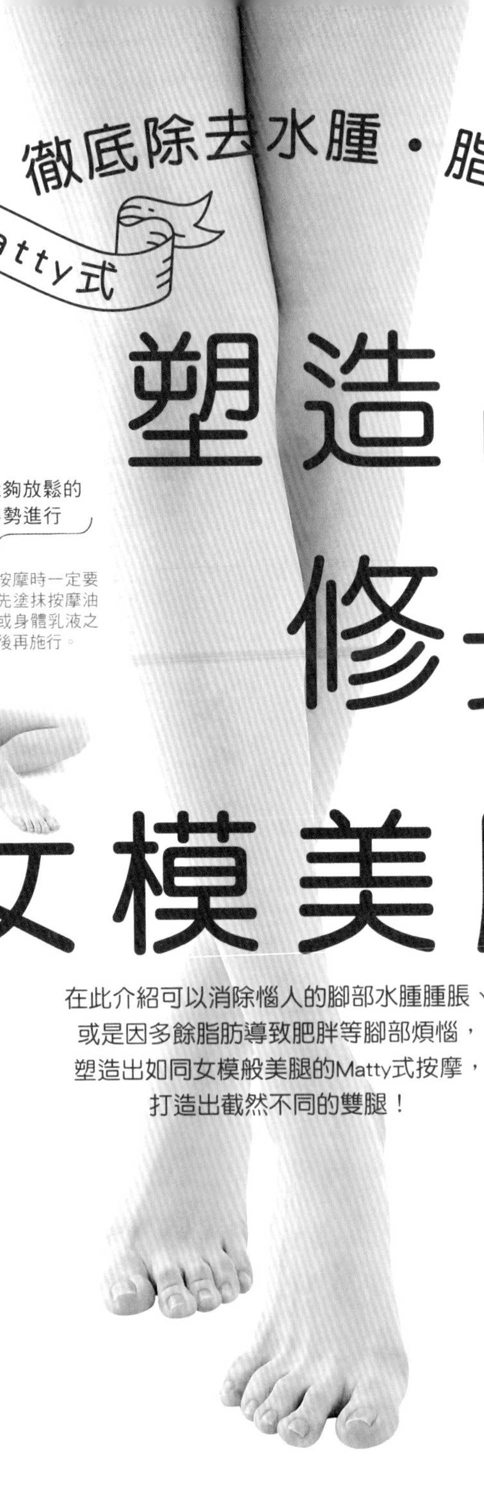

從左腳開始進行按壓！

塗抹按摩油

首先先塗抹按摩油或身體乳液等之後再開始施行按摩。在沒有閒暇時間的日子時，即便只是進行下面的4個步驟，也能促進淋巴循環。

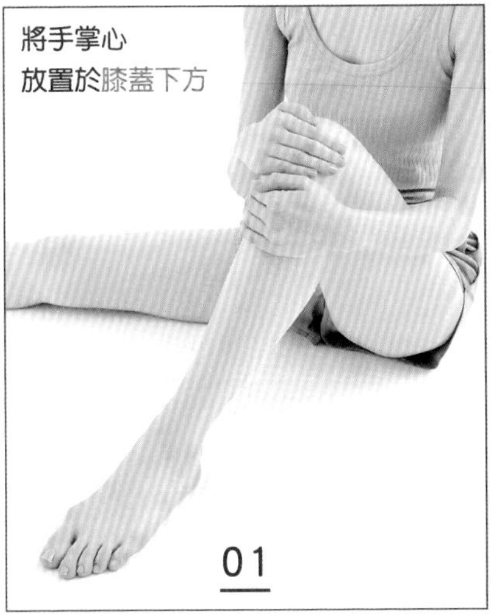
將手掌心
放置於膝蓋下方
01

將按摩油塗抹於兩手，並完整包覆於膝蓋下方。注意不要將手指重疊，並用手掌心整個包覆起來。

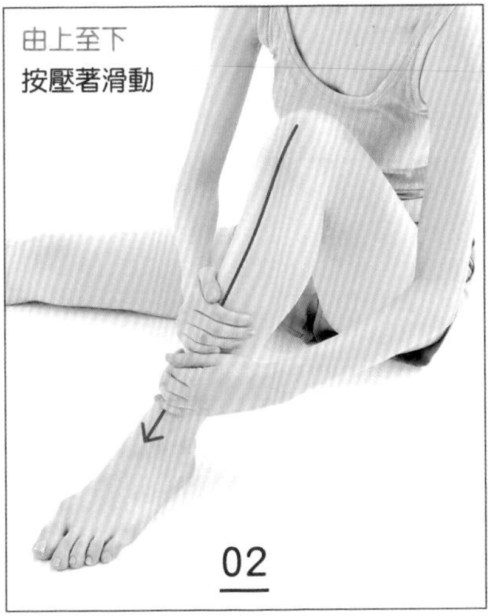
由上至下
按壓著滑動
02

之後將兩手手掌心由上往下按壓著滑動。稍微錯開位置，也均勻塗抹於膝蓋下方的側面。

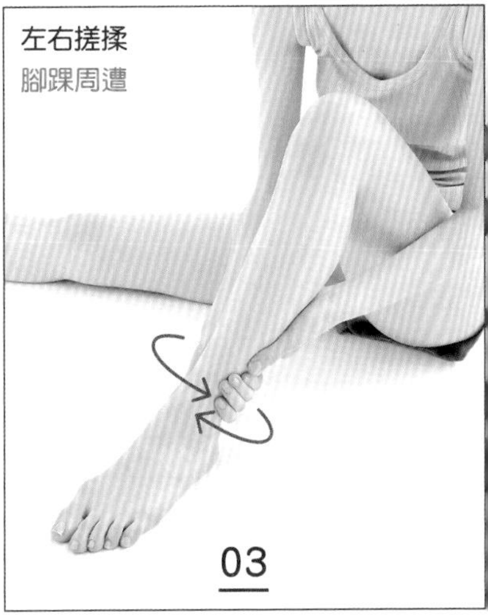

將兩手放在阿基里斯腱處，宛若左右旋轉一般地，手一邊轉動一邊均勻地塗抹整個腳踝處。

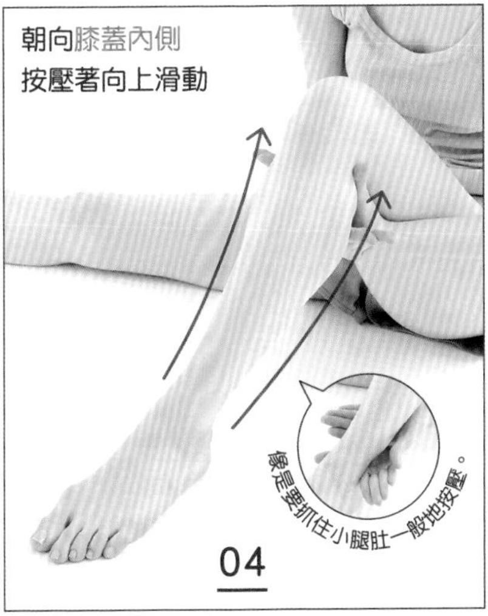

將兩手從阿基里斯腱處向膝蓋內側按壓著滑動。將小腿肚整體均衡地進行塗抹。

小腿肚❶

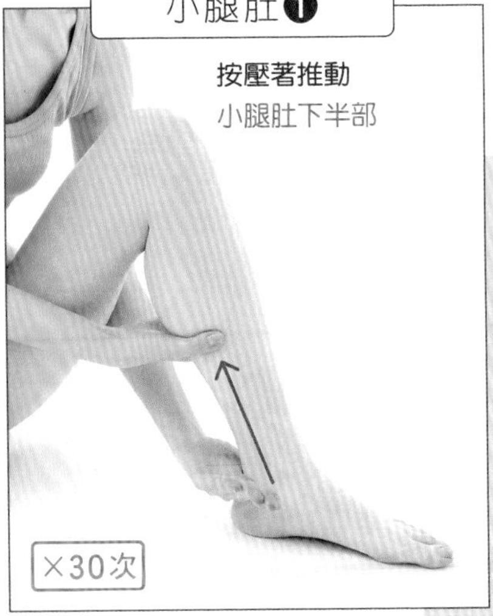
按壓著推動
小腿肚下半部
×30次

將左右手拇指與食指之間的虎口對準腳踝，左右手交互，確實地按壓著推動到小腿肚的1/2處。將此動作重複30次。

小腿肚❷

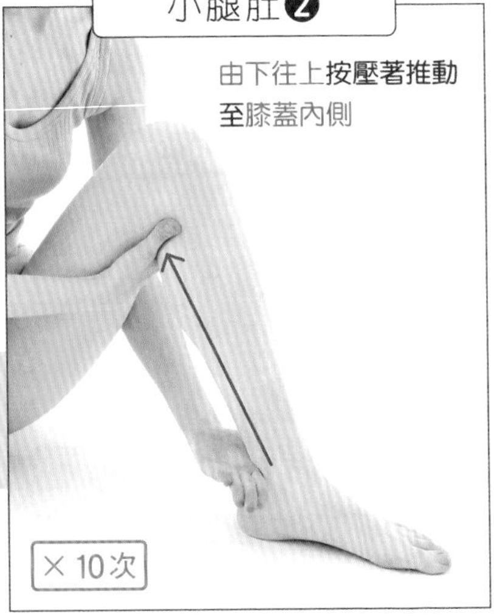
由下往上按壓著推動
至膝蓋內側
× 10次

接著，直接沿用上個步驟的姿勢，左右手交互往膝蓋內側按壓著推動。一手放開之前，另一手就放到腳踝上，左右交互，確實地施力按壓。將此動作重複10次。

小腿肚❸

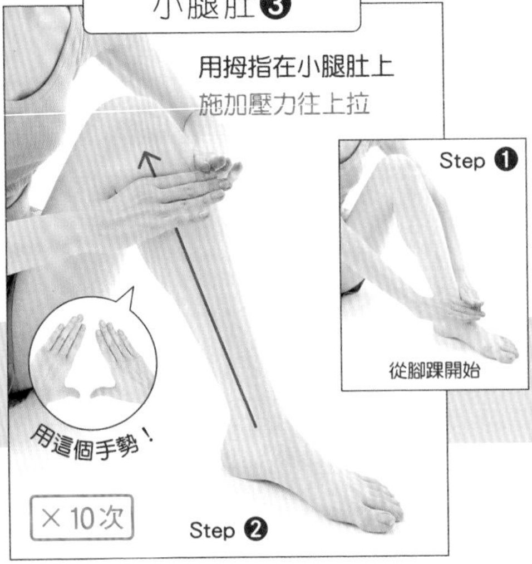
用拇指在小腿肚上
施加壓力往上拉
Step ❶
從腳踝開始
用這個手勢！
× 10次
Step ❷

將左右手的拇指緊貼在腳踝後方，剩下的手指疊合於腳踝前方。用這個手勢，拇指邊在小腿肚上施加壓力，邊往上推至膝蓋為止。將此動作重複10次。也可以將手擺在腳踝處，迅速用腳蹬至膝蓋下方也ＯＫ。

脛骨的側邊

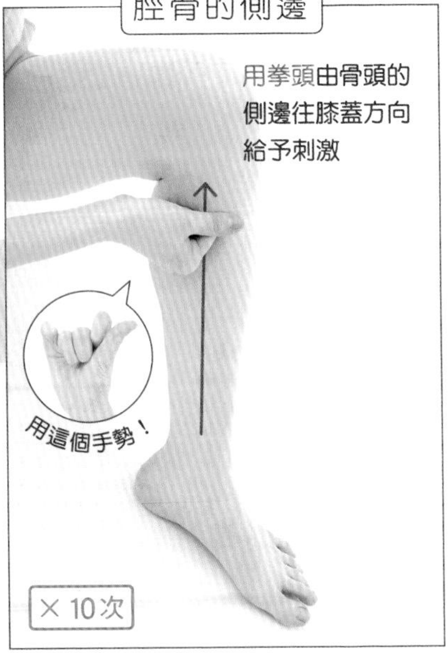
用拳頭由骨頭的
側邊往膝蓋方向
給予刺激
用這個手勢！
× 10次

在意橘皮組織的人，將手握拳之後第2關節對準腳踝內側上方，網膝蓋方向按壓著滑動10次。腦中想像著將橘皮組織破壞一般，將膝蓋下方整體進行刺激，外側也進行刺激。

用此手勢！

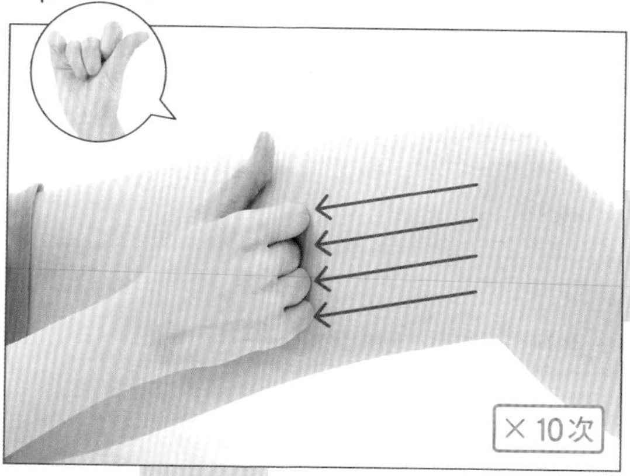

大腿❶

從膝蓋上方開始均勻地按壓著推動至大腿1/3處

將手輕輕握拳，用拇指以外手指的第2關節處，從膝蓋上方開始按壓著推動至大腿1/3處。內側、外側與整體都均勻地施行按壓。1處按壓10次。

大腿❷

從膝蓋上方開始用兩手按壓著推動至大腿根部為止

將兩手的拇指交叉輕握，放置於膝蓋上方，按壓著推動至大腿根部。整體都均勻地施行按壓。1處按壓10次。

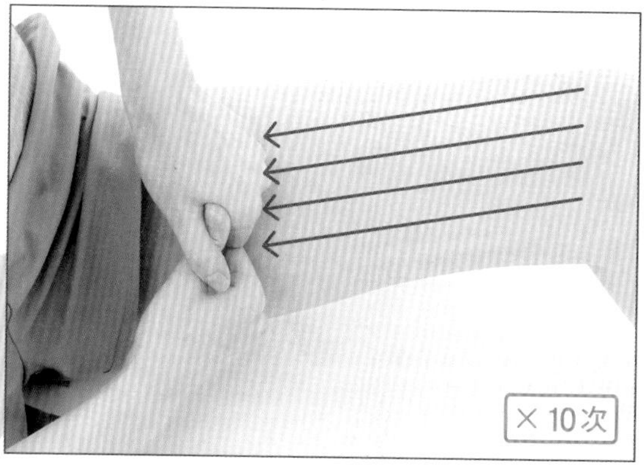

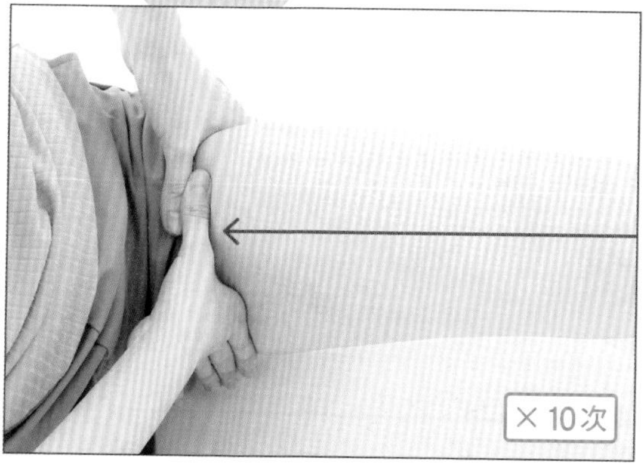

大腿❸

將雙手拇指與食指圍著小腿肚圈起，由膝蓋上方滑至大腿根部為止

將雙手拇指與食指圍著小腿肚圈起，由膝蓋上方按壓著推至大腿根部為止。將此動作重複10次。手要快速進行動作。

↓

左腳按摩結束後再換右腳

正確的3點站姿是解毒生活的基本！

要特別注意，平常站立時若重心不對稱，容易導致身體出狀況，要特別注意。記住接下來要講的將重心均衡置於腳底3點的美麗站姿吧。

站出

正確的3點站姿步驟

❶ 將雙腳平行站立，中間間隔約一個拳頭左右的距離。

❷ 維持此站姿，稍微對肚臍施力，讓肚子凹下去。

❸ 伸展腳趾拇趾與食趾，使其間距加大。

❹ 輕輕的咬合後方牙齒，視線直直地向前看。

正確的站立方式指的是，將體重均衡放在腳底的拇指根部、小趾根部與腳跟中央3點上的「3點站姿」。若不用這個方式站立的話，容易導致身體出現各式各樣的問題。將重心放在前面的人，容易肩膀僵硬或眼睛疲痛，將身體重心完全放在整個腳部的人，容易導致內臟負擔及產生疲勞感。此外，若將重心放在腳跟上，除了會導致腰痛或婦人科疾病之外，也有可能會導致阿茲海默症。腳底的角質變硬、鞋底很快就磨損、感到膝蓋或髖關節疼痛的人，也可能有站立時重心偏移的問題。按照左邊的4個步驟來站出正確的3點站姿吧。

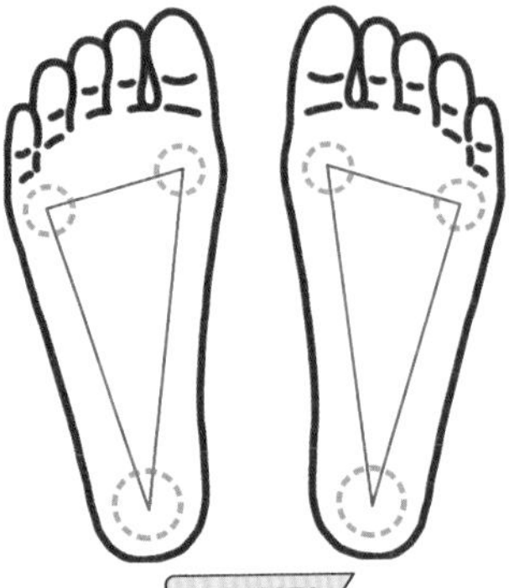

POINT!

隨時意識將重心均衡地放在大拇趾根部、小趾根部及腳根中央，這三處！

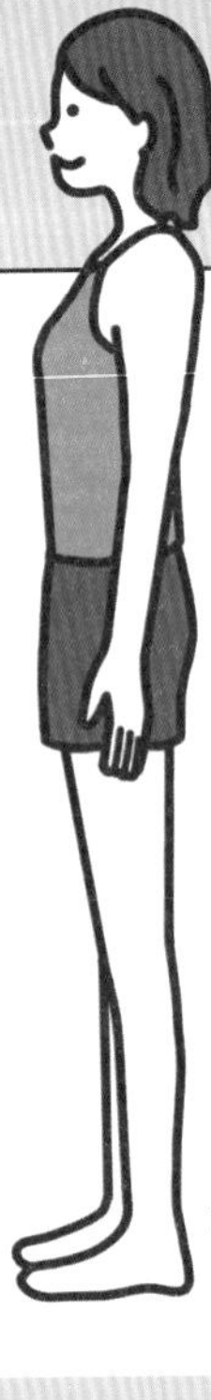

站立時儘量努力將腳趾拇趾與食趾分開。

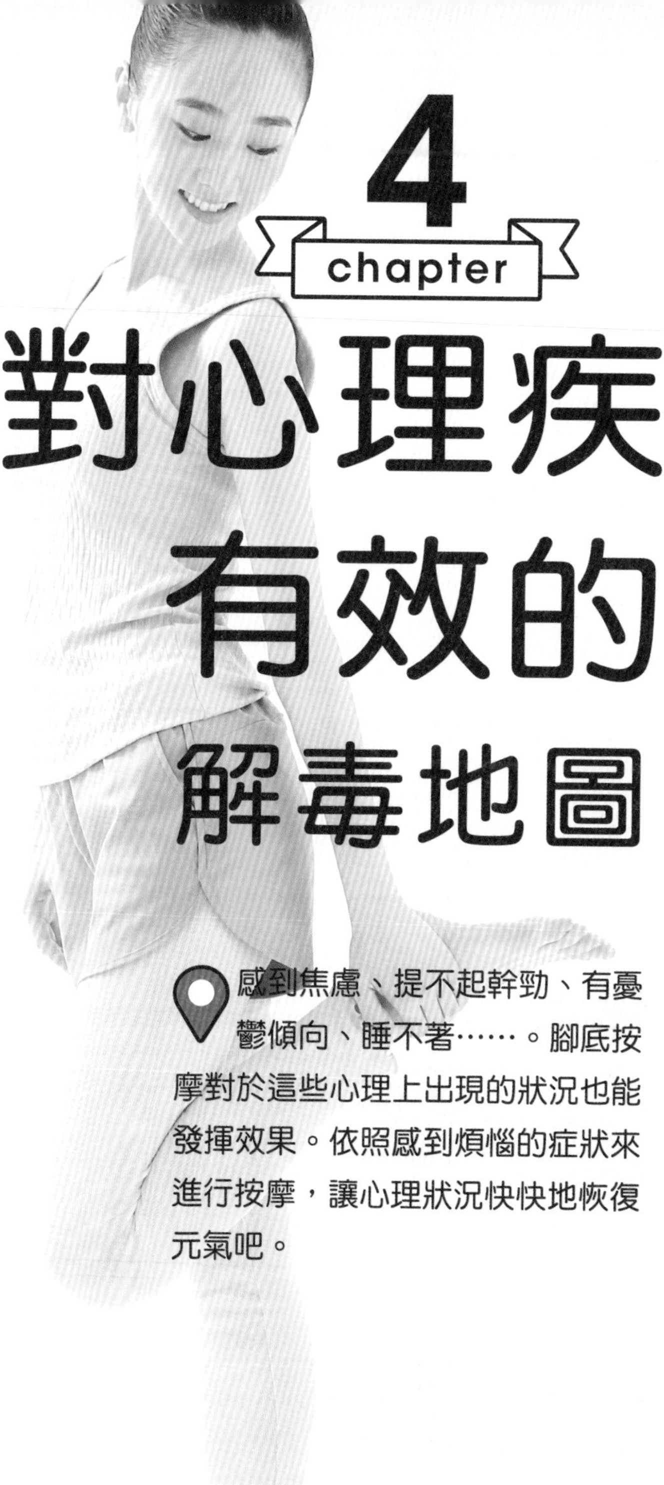

4 chapter

對心理疾病有效的解毒地圖

感到焦慮、提不起幹勁、有憂鬱傾向、睡不著……。腳底按摩對於這些心理上出現的狀況也能發揮效果。依照感到煩惱的症狀來進行按摩，讓心理狀況快快地恢復元氣吧。

4
chapter

焦慮不安

按壓大腦與自律神經的穴道

焦慮不安時，透過刺激大腦、腦下垂體及小腦的穴道來讓情緒冷靜下來吧。此外由於自律神經當中的交感神經過度處於興奮，因此透過按壓自律神經的穴道來調整平衡，刺激心臟的穴道來調整心跳數也能有效減緩焦慮不安的狀況。

腳底的解毒地圖

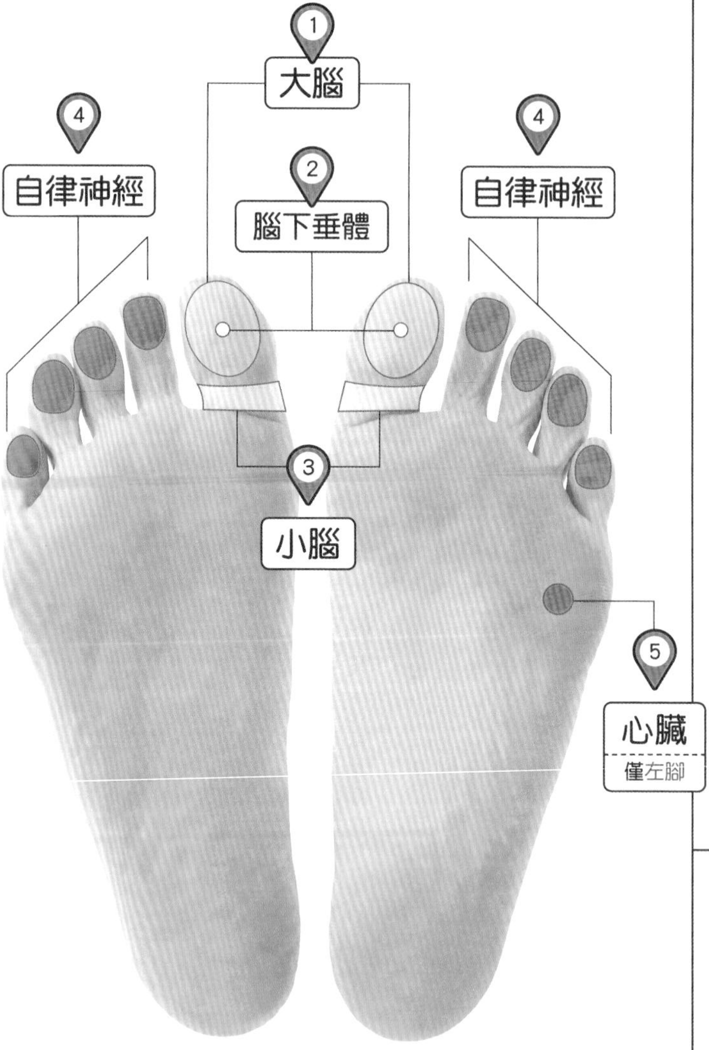

按壓順序

心臟❺ ◀ 自律神經❹ ◀ 小腦❸ ◀ 腦下垂體❷ ◀ 大腦❶ ◀	腎臟・膀胱（P.26）	左腳開始
自律神經❹ ◀ 小腦❸ ◀ 腦下垂體❷ ◀ 大腦❶ ◀	腎臟・膀胱（P.26）	接著換右腳

從左腳開始進行按壓！

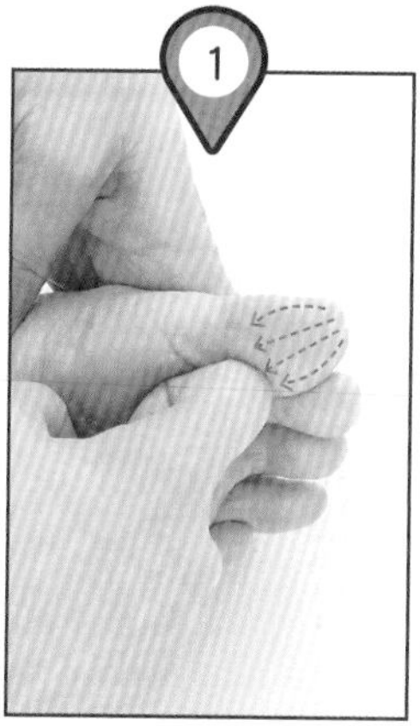

大腦

由上往下刺激腳的大拇趾趾腹

位於腳底大拇趾趾腹的就是大腦的穴道。此處使用手的食指的第2關節對準穴道，由上往下按壓著滑動，將大拇趾以縱向分成4個區塊，在各區塊重複按壓1次。

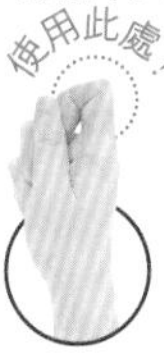

×10次

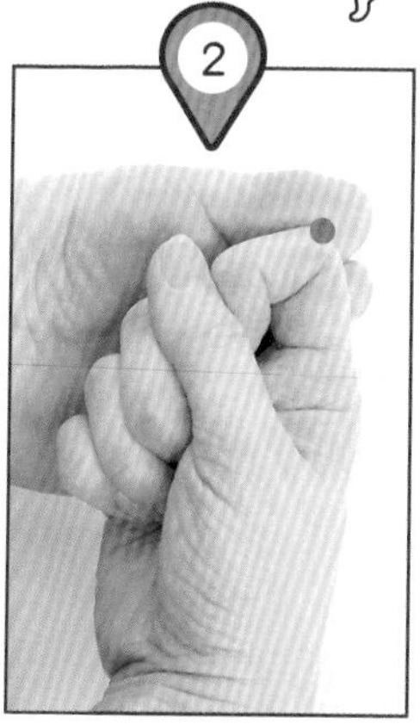

腦下垂體

大拇趾趾腹中央按壓到底為止

位於腳趾拇趾趾腹正中央的就是腦下垂體的穴道。此處使用手指食指的第2關節外側對準穴道，垂直按壓到底為止。將此動作重複10次。

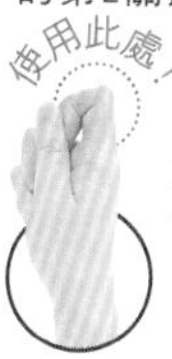

×10次

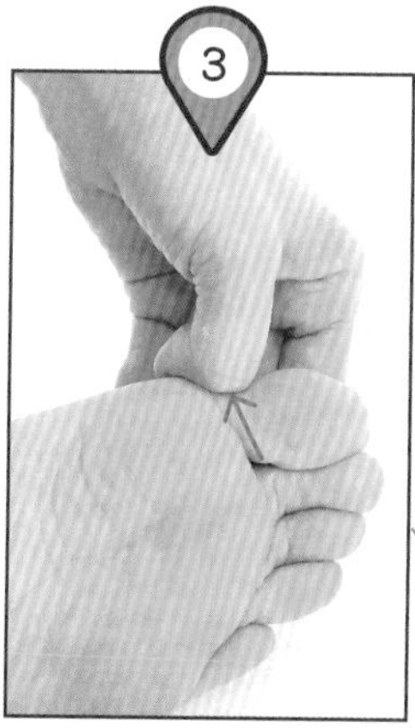

小腦

由內側向外側刺激腳趾拇趾根部

位於腳趾拇趾根部的就是小腦的穴道。此處使用手指拇指的第1關節對準穴道，由內側往外側按壓著滑動。將此動作重複10次。

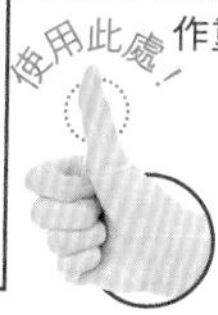

×10次

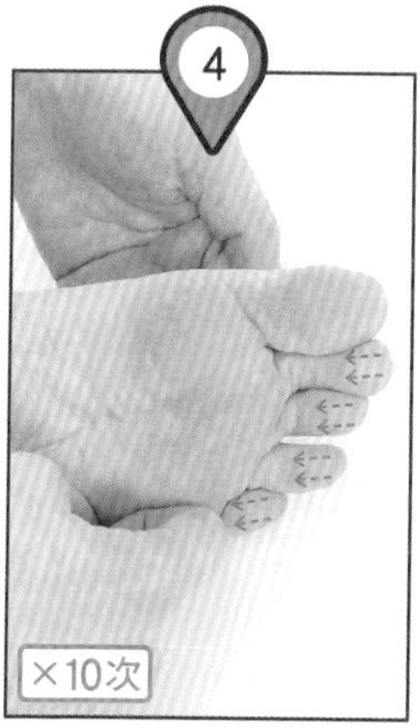

自律神經

按壓著4個腳趾趾腹由上往下滑動

腳的拇趾以外，其他4個腳趾的第1關節以上的範圍是自律神經的穴道。將每個腳趾的此處穴道縱向分成2個區塊，用手指食指的第2關節從上往下按壓著滑動，各區塊重複按壓10次。

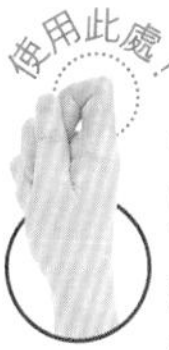

×10次

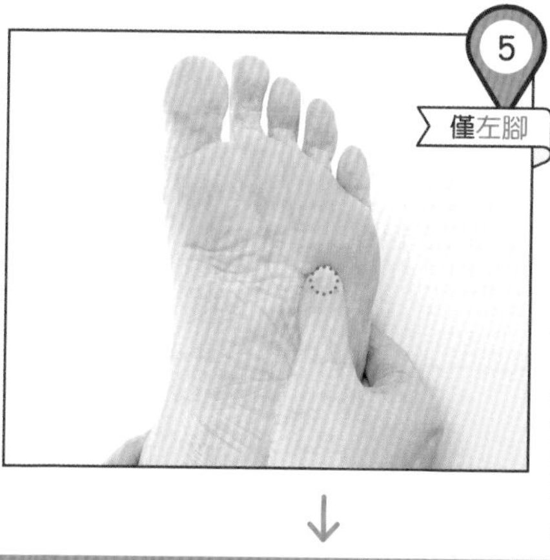

心臟

僅左腳

使用手指大拇指指腹垂直按壓3秒後，放鬆力道

用手的拇指指腹按壓在腳趾根部骨頭的下方，左腳小趾的延長線上，在這個範圍之內的上半部分為心臟的穴道。此處用手的拇指指腹垂直按壓到底為止，停留3秒之後，放鬆力道。並將此動作重複10次。

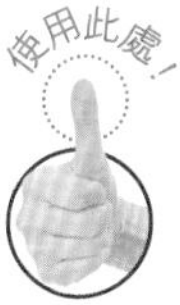

×10次

↓

左腳按摩結束後，再換右腳進行步驟①～④

4
chapter

自律神經失調・憂鬱傾向

刺激穴道增加元氣

若有憂鬱傾向或自律神經失調傾向的狀況，最重要的就是透過刺激自律神經的穴道來調整平衡。此外，也透過刺激三叉神經、肺、氣管、心臟、胃的穴道來增加元氣吧。持續每日進行按壓比較容易得到改善。

腳底的解毒地圖

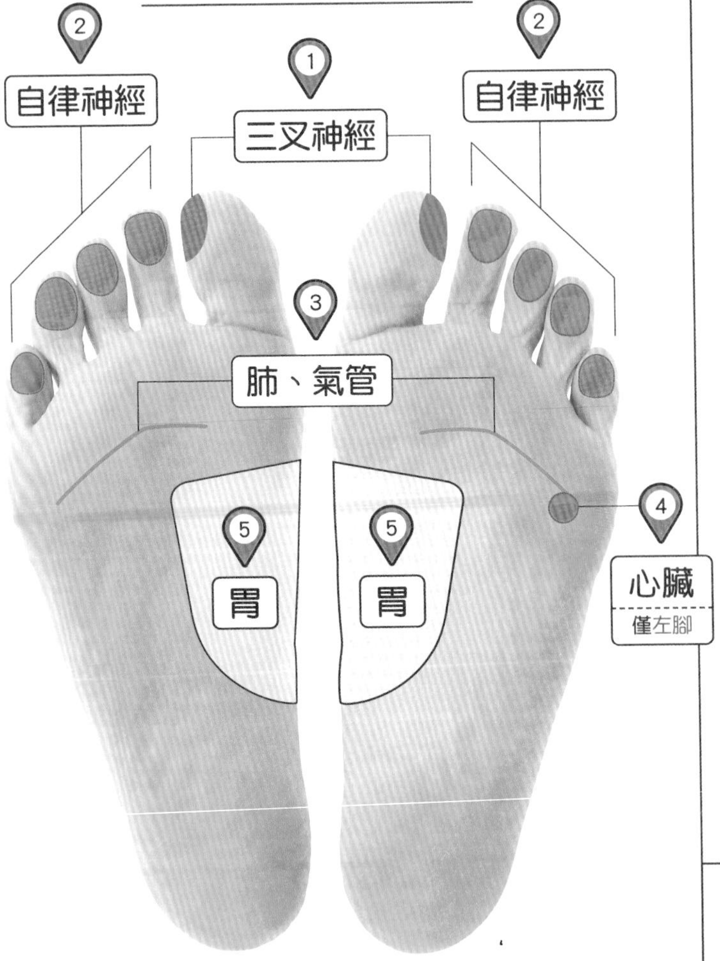

按壓順序

左腳開始	腎臟・膀胱（P.26）▶ 三叉神經❶ ▶ 自律神經❷ ▶ 肺、氣管❸ ▶ 心臟❹ ▶ 胃❺
接著換右腳	腎臟・膀胱（P.26）▶ 三叉神經❶ ▶ 自律神經❷ ▶ 肺、氣管❸ ▶ 胃❺

從左腳開始進行按壓！

1 三叉神經

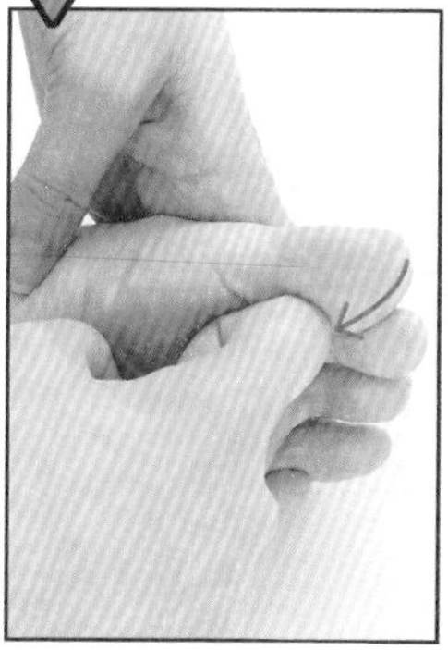

從大拇趾尖開始往腳趾甲邊緣的內側給予刺激

從腳趾大拇趾腳底那側的內側指尖開始，到腳趾甲邊緣內側為止的範圍是三叉神經的穴道。用手指食指的第2關節對準穴道，由上往下按壓著滑動。將此動作重複10次。

使用此處！

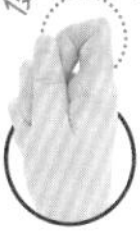

×10次

2 自律神經

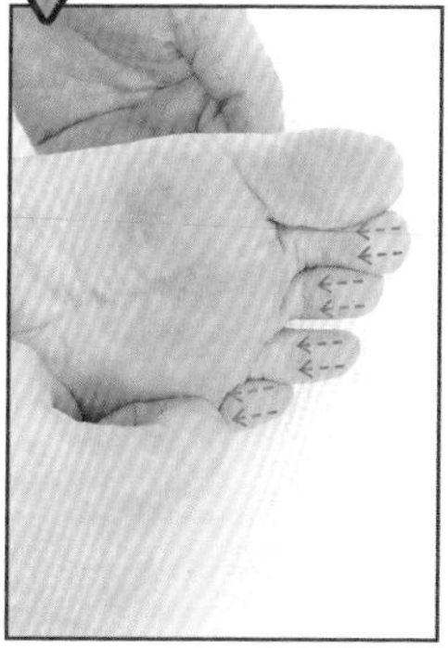

按壓著4個腳趾趾腹由上往下滑動

腳的拇趾以外，其他4個腳趾的第1關節以上的範圍是自律神經的穴道。將每個腳趾的此處穴道縱向分成2個區塊，用手指食指的第2關節從上往下按壓著滑動，各區塊重複按壓10次。

使用此處！

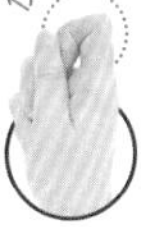

×10次

3 肺、氣管

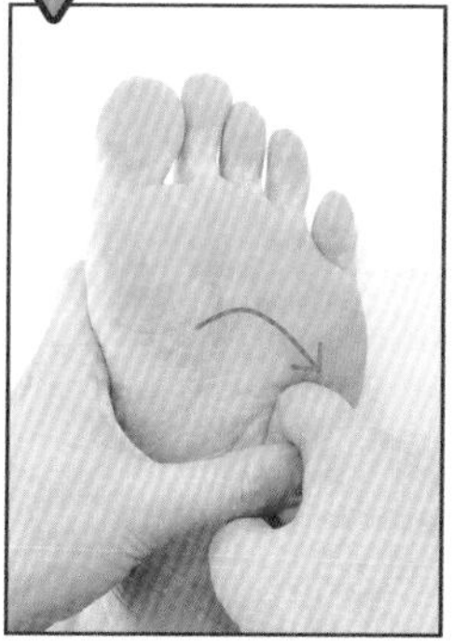

腳底骨頭凸起處的下方，按壓著由內側往外側滑動

位於腳趾食趾的延長線上，腳底骨頭凸起處的下方開始到小指的下方為止，就是肺、氣管的穴道。此處使用手指食指的第2關節對準穴道，在關節內側放入另一隻手的拇指輔助，按壓著由內側往外側滑動。

使用此處！

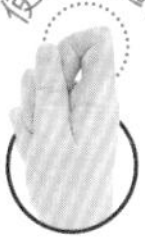

×10次

4 心臟

僅左腳

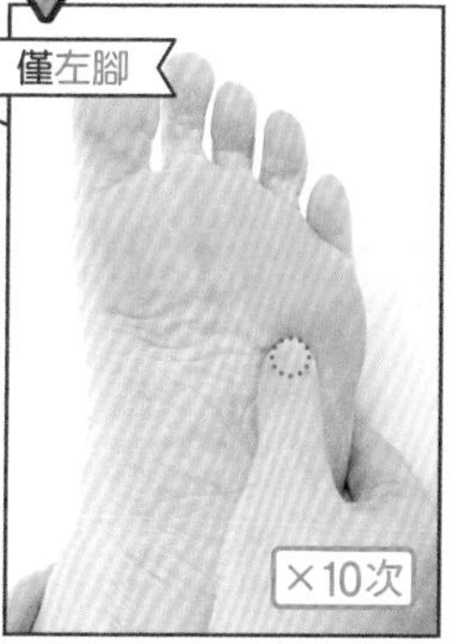

×10次

使用手指大拇指指腹垂直按壓3秒後，放鬆力道

用手的拇指指腹按壓在腳趾根部骨頭的下方，左腳小趾的延長線上，在這個範圍之內的上半部分為心臟的穴道。此處用手的拇指指腹垂直按壓到底為止，停留3秒後放鬆力道。將此動作重複10次。

使用此處！

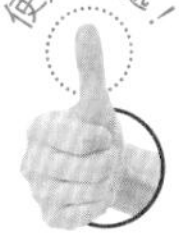

5 胃

由上往下刺激位於足弓的胃的穴道

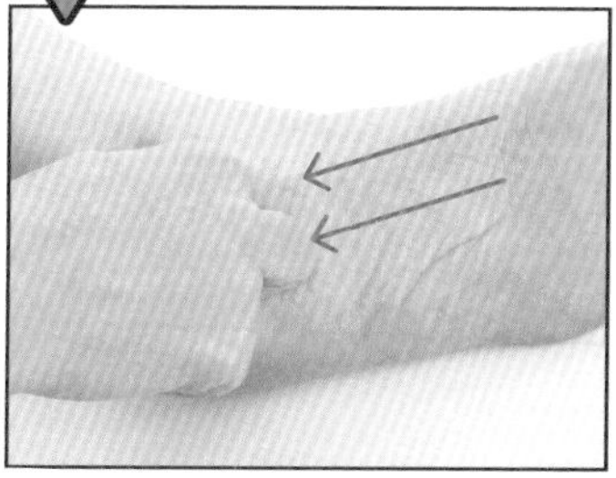

使用握拳的手的食指與中指的第2關節，對準拇趾根部骨頭的正下方的足弓處，由上而下按壓著滑動至足弓最下方為止。將此動作重複10次。

使用此處！

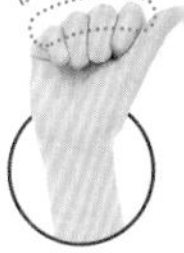

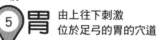

×10次

+1 解毒小建議

可以透過觸摸腳來確認自己是否有憂鬱傾向

就像右邊頁面的解毒地圖呈現的一樣，除了腳趾拇趾以外的趾腹皆有自律神經的穴道，若觸摸這裡覺得腫腫的話，就有可能有憂鬱傾向。稍微有凹下去一點的話代表沒問題。若在意自己是否有憂鬱傾向時，可以用這個方式確認看看。

↓

左腳按摩結束後，再換右腳進行步驟❶～❸、❺

4
chapter

提不起幹勁

藉由按壓來解除倦怠感及疲勞

全身倦怠，不論做什麼都提不起幹勁時，就透過按壓自律神經的穴道來調整平衡吧。此外，也對能消除全身倦怠的小腦的穴道、恢復疲勞的肝臟的穴道、提升內臟機能或增加幹勁的腹腔神經叢的穴道進行刺激。

腳底的解毒地圖

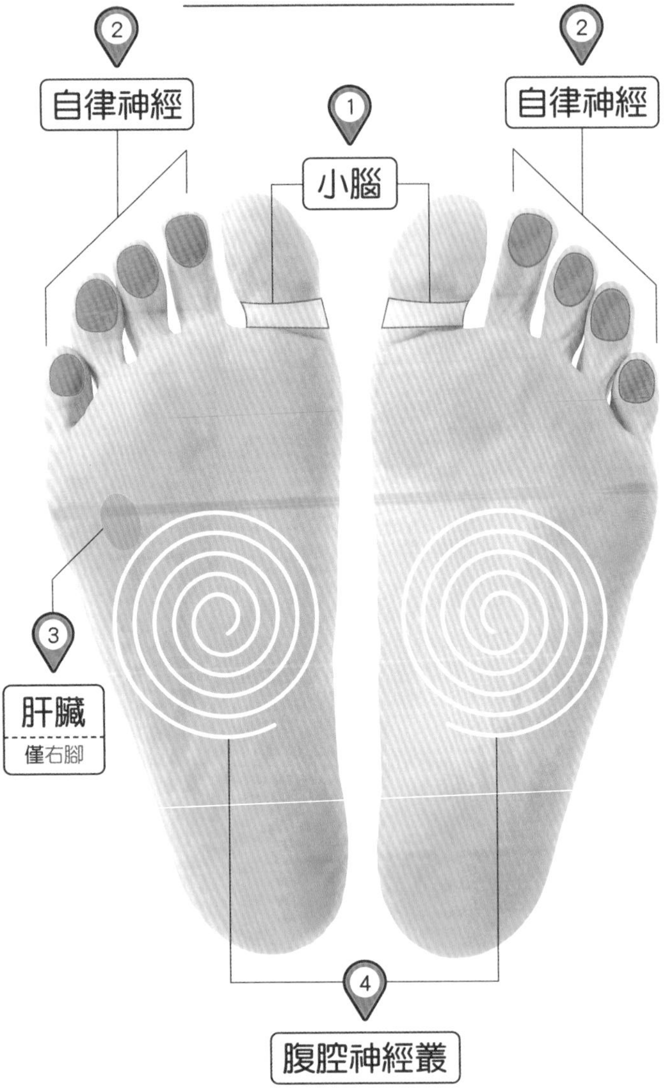

按壓順序

	腹腔神經叢❹ ◀	自律神經❷ ◀	小腦❶ ◀	腎臟・膀胱（P.26）	左腳開始
腹腔神經叢❹ ◀	肝臟❸ ◀	自律神經❷ ◀	小腦❶ ◀	腎臟・膀胱（P.26）	接著換右腳

從左腳開始進行按壓！

① 小腦

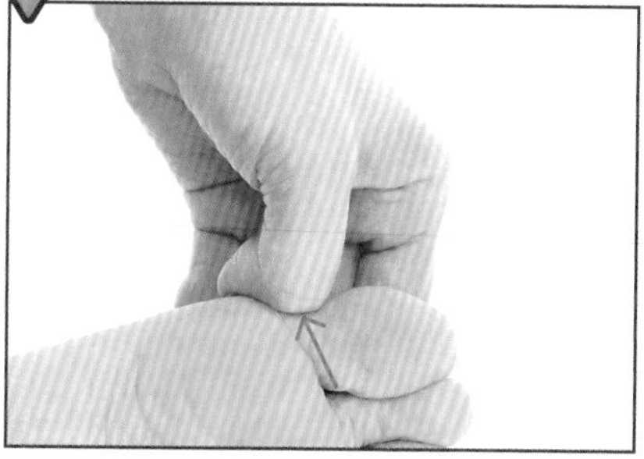

由內側向外側
刺激腳趾拇趾根部

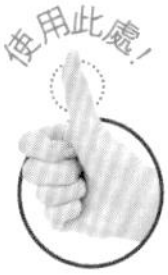

位於腳趾拇趾根部的就是小腦的穴道。此處使用手指拇指的第1關節對準穴道，由內側往外側按壓著滑動。將此動作重複10次。

×10次

② 自律神經

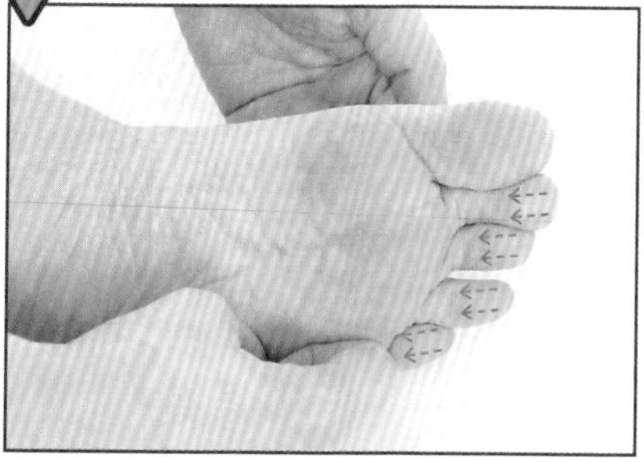

按壓著4個腳趾趾腹由上往下滑動

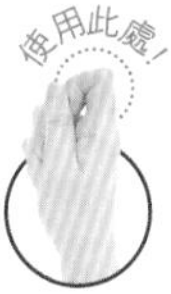

腳的拇趾以外，其他4個腳趾的第1關節以上的範圍是自律神經的穴道。將每個腳趾的此處穴道縱向分成2個區塊，用手指食指的第2關節從上往下按壓著滑動，各區塊重複按壓10次。

×10次

按壓左腳時，做完步驟②之後直接前往步驟④

③ 肝臟

僅右腳

手指拇指的指腹覆蓋的範圍就是穴道範圍

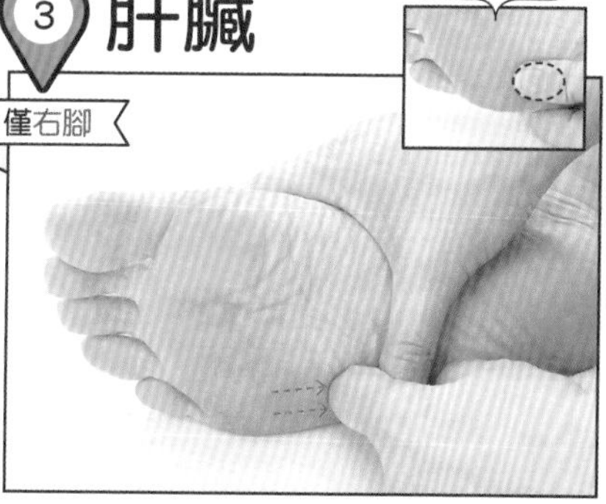

使用手指食指的第2關節
由上往下按壓著滑動

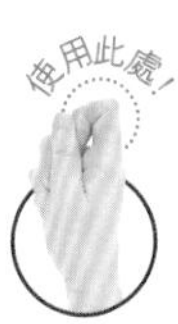

位於右腳小趾的延長線上，腳趾根部的骨頭下方，手指拇指對準的範圍就是肝臟的穴道。將此處縱向分成2個區塊，用手指食指的第2關節處對準穴道，在關節內側放入另一隻手的拇指輔助，按壓著由上往下滑動，將此動作各重複10次。

×10次

④ 腹腔神經叢

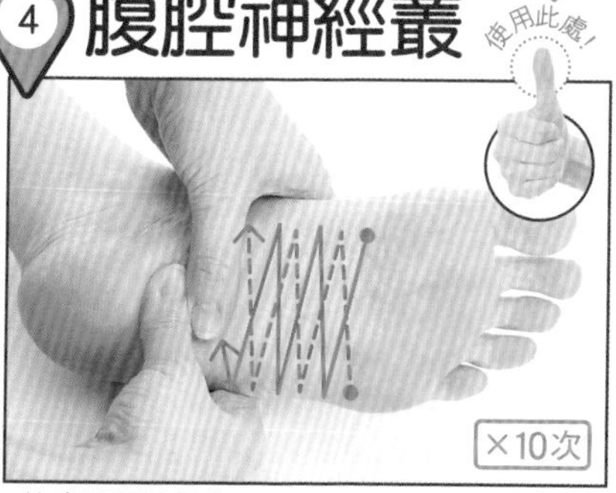

×10次

注意不要讓拇指之間有縫隙

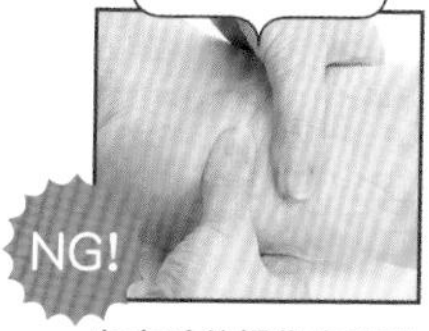

左右手的拇指在交叉移動時，注意讓拇指之間緊貼著不要有縫隙。

使用拇指指腹
按壓著左右交叉滑動

位於腳底中央位置的是腹腔神經叢的穴道。將雙手的拇指指腹分別放置於腳趾拇趾與小趾的延長線上，將左右手的手指按壓著交叉滑動至腳根處硬的部分上方為止重複10次。

左腳按摩結束後，再換右腳進行步驟①～④

4
chapter

失眠・睡不好

按壓能帶來睡意的穴道來提升睡眠品質

當出現睡不著或是睡不好的情況時，可以刺激能舒緩緊繃神經及帶來睡意的失眠點穴道，或是能消除疲勞的肝臟的穴道。同時按壓腳趾間的淋巴穴道可以增進血液及淋巴的流動順暢，減少過度集中於腦部的血液吧。

腳底的解毒地圖

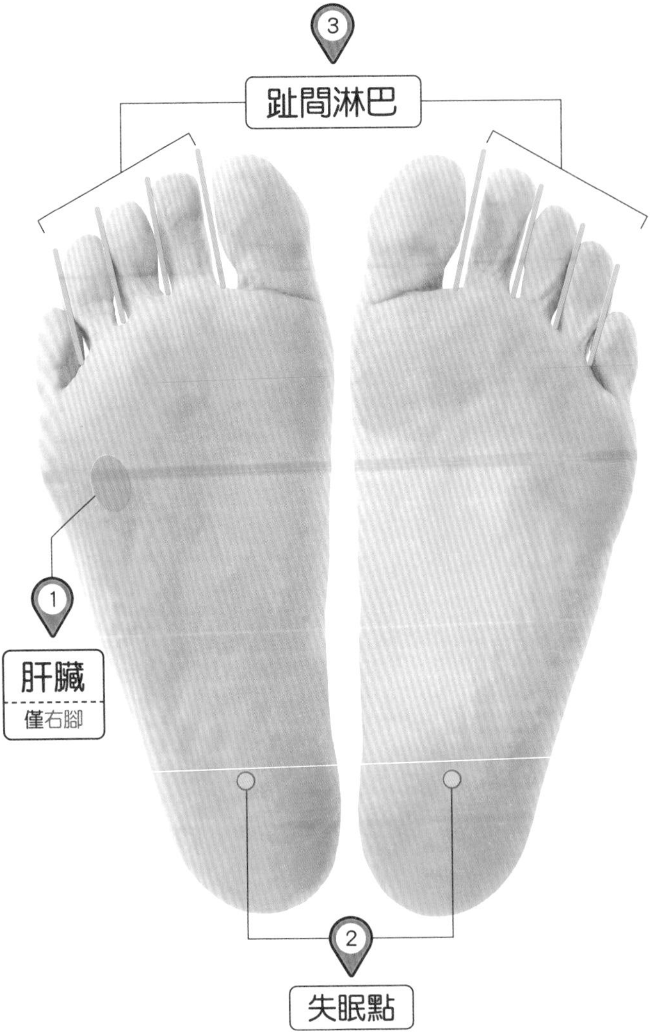

按壓順序

趾間淋巴❸ ◀ 失眠點❷ ◀ 腎臟・膀胱（P.26）	左腳開始
趾間淋巴❸ ◀ 失眠點❷ ◀ 肝臟❶ ◀ 腎臟・膀胱（P.26）	接著換右腳

左腳 從②開始

① 肝臟

使用手指食指的關節由上往下刺激

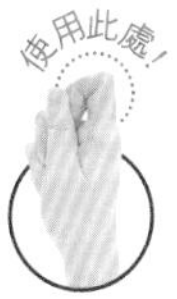

位於右腳小趾的延長線上，腳趾根部的骨頭下方，手指拇指對準的範圍就是肝臟的穴道。將此處縱向分成2個區塊，用手指食指的第2關節處對準穴道，在關節內側放入另一隻手的拇指輔助，按壓著由上往下滑動，將此動作各重複10次。

×10次

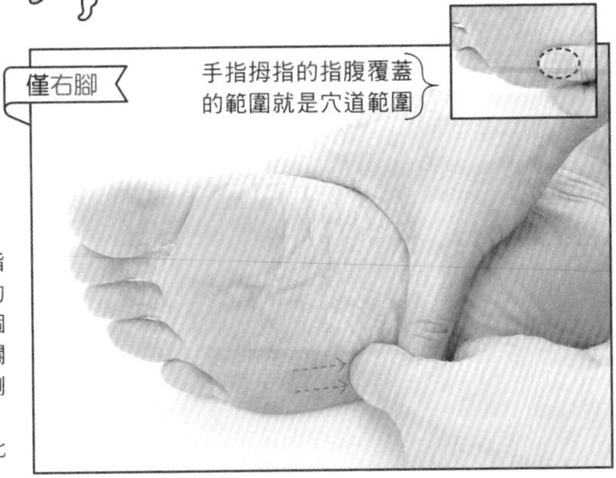

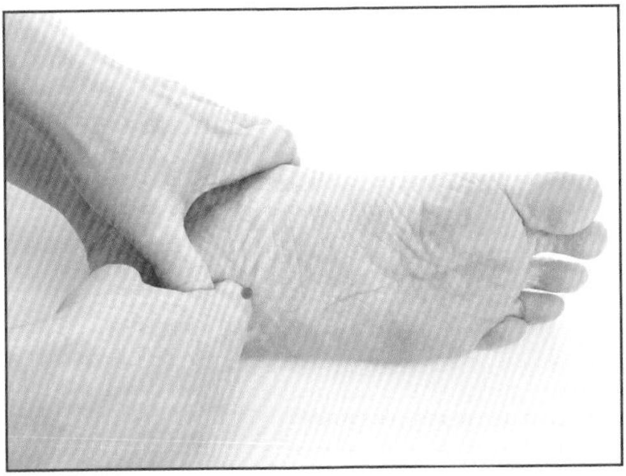

② 失眠點

使用手指食指垂直按壓3秒之後，放鬆力道

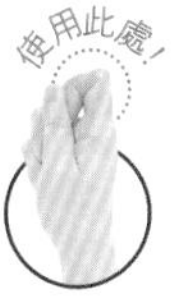

位於腳的中趾延長線上，腳跟硬的部分上面一點之處就是失眠點。此處使用手指食指的第2關節對準穴道，在關節內側放入另一隻手的拇指輔助，垂直按壓3秒之後，放鬆力道。將此動作重複10次。

×10次

③ 趾間淋巴

搓揉刺激腳趾之間的方式

使用手指拇指的第1關節外側骨頭對準穴道，從腳底開始朝向腳趾之間的方向往上搓10次。接著，將手指垂直朝向腳趾之間，搓揉10次給予刺激。最後，朝向腳趾甲方向往下搓10次。在各個腳趾之間重複同樣動作。

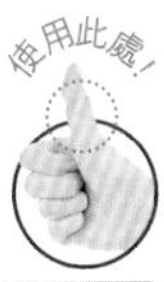

×10次

將兩趾之間當作山頂想像用手指爬山一般來進行

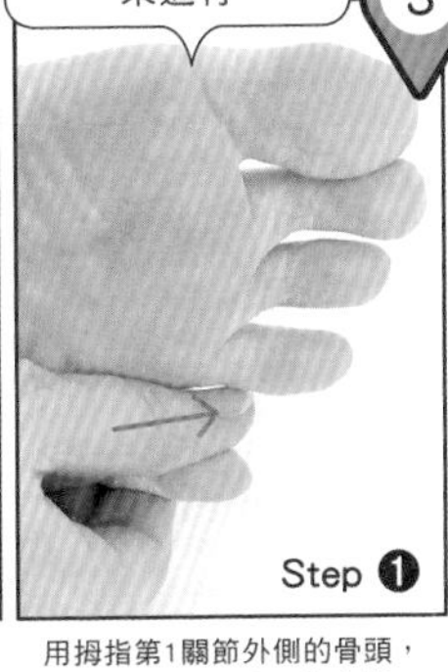

用拇指第1關節外側的骨頭，朝向腳趾之間的方向往上搓。

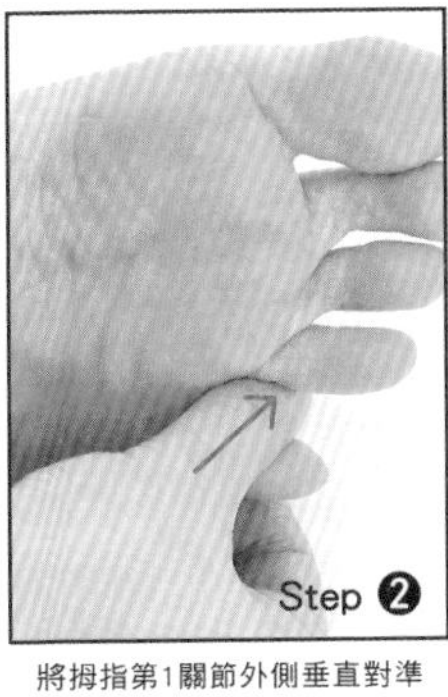

將拇指第1關節外側垂直對準腳趾之間。

接著，用同樣的手勢平行朝向腳趾甲方向往下搓。

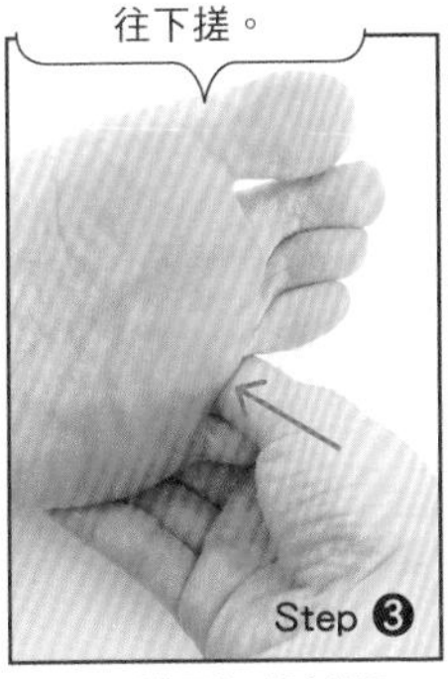

想像用手指下山一般來進行。

左腳按摩結束後，再換右腳進行步驟❶～❸

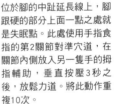

4
chapter

睡眠不足・疲累感

減少大腦與雙眼的疲勞來突破難關

因睡眠不足而感到難受時，推薦能刺激大腦或眼睛的穴道來減輕疲勞。按壓自律神經的穴道來調整生理平衡，同時，因腸胃狀況也很容易跟著變差，也一起刺激腸胃的穴道吧。即使睡了卻依然感到疲憊時特別有效果。

腳底的解毒地圖

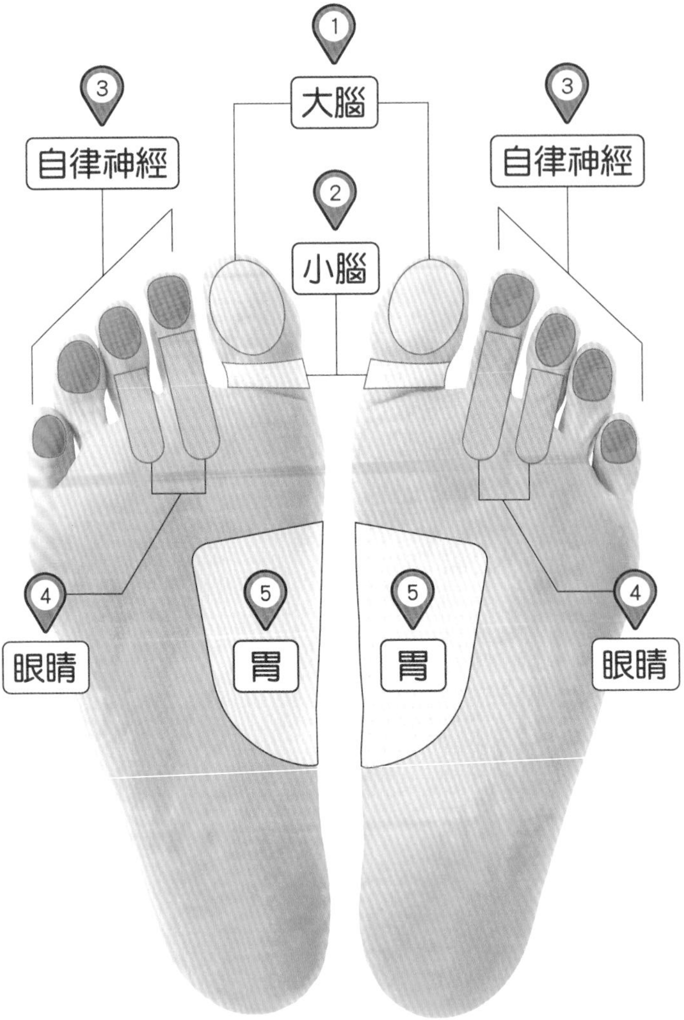

按壓順序

左腳開始	腎臟・膀胱（P.26）	◀ 大腦❶ ◀ 小腦❷ ◀ 自律神經❸ ◀ 眼睛❹ ◀ 胃❺
接著換右腳	腎臟・膀胱（P.26）	◀ 大腦❶ ◀ 小腦❷ ◀ 自律神經❸ ◀ 眼睛❹ ◀ 胃❺

從左腳開始進行按壓！

① 大腦

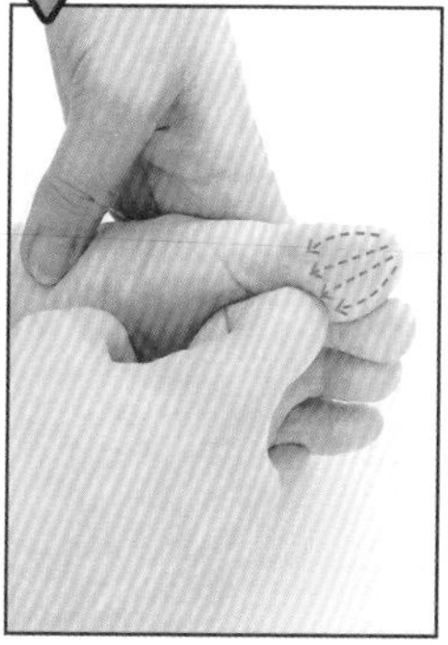

用手指食指對準腳的大拇趾趾腹，壓著由上往下滑動

位於腳底大拇趾趾腹的就是大腦的穴道。此處使用手指食指的第2關節對準穴道，由上往下按壓著滑動。將大拇趾以縱向分成4個區塊，各區塊重複按壓10次。

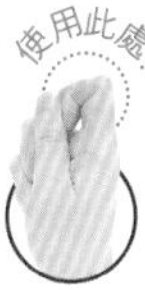

×10次

② 小腦

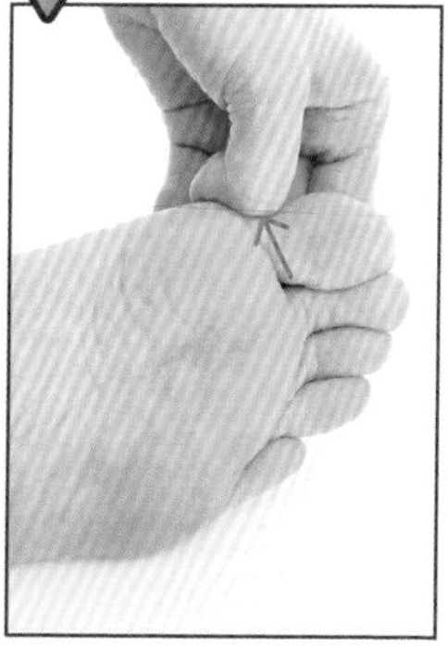

由內側向外側刺激腳趾拇趾根部

位於腳趾拇趾根部的就是小腦的穴道。此處使用手指拇指的第1關節對準穴道，由內側往外側按壓著滑動。將此動作重複10次。

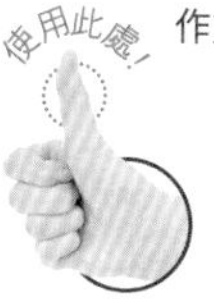

×10次

③ 自律神經

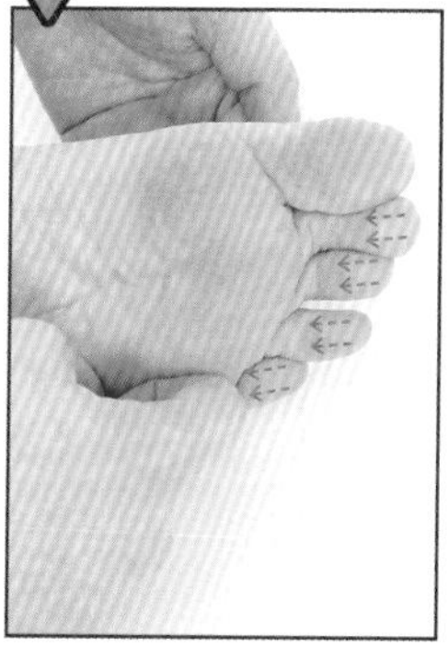

按壓著4個腳趾趾腹由上往下滑動

腳的拇趾以外，其他4個腳趾的第1關節以上的範圍是自律神經的穴道。將每個腳趾的此處穴道縱向分成2個區塊，用手指食指的第2關節從上往下按壓著滑動，將各區塊重複按壓10次。

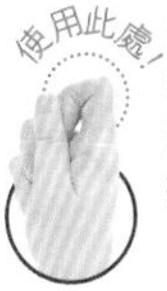

×10次

④ 眼睛

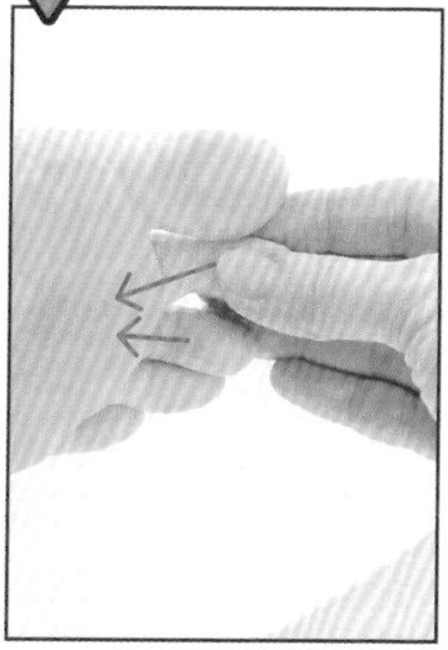

由上往下刺激腳的食趾與中趾

從腳的食趾與中趾的第1個關節開始到腳趾根部，與腳趾根部到再往下與之等長的部分為止是眼睛的穴道。這邊要用手的大拇指指腹，由上而下按壓著滑動。腳的食趾與中趾各按摩10次。

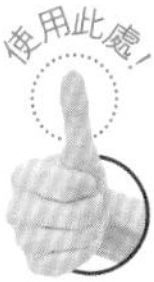

×10次

⑤ 胃

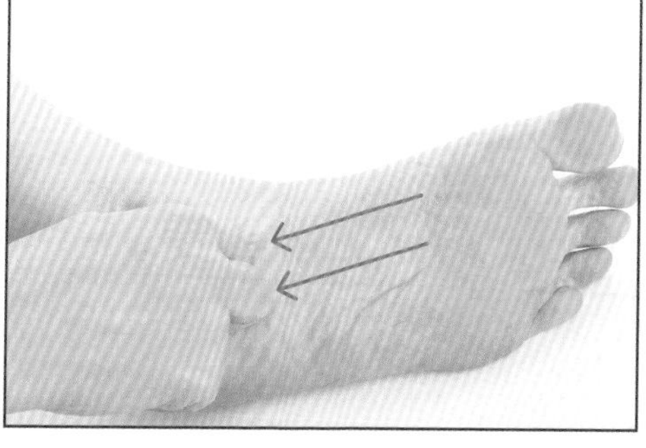

由上往下按壓著滑動刺激位於足弓的胃的穴道

使用握拳的手的食指與中指的第2關節，對準拇趾根部骨頭的正下方的足弓處，由上而下按壓著滑動至足弓最下方為止。將此動作重複10次。

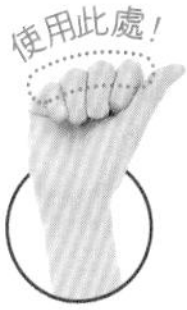

×10次

↓

左腳按摩結束後再換右腳

腳底的解毒地圖

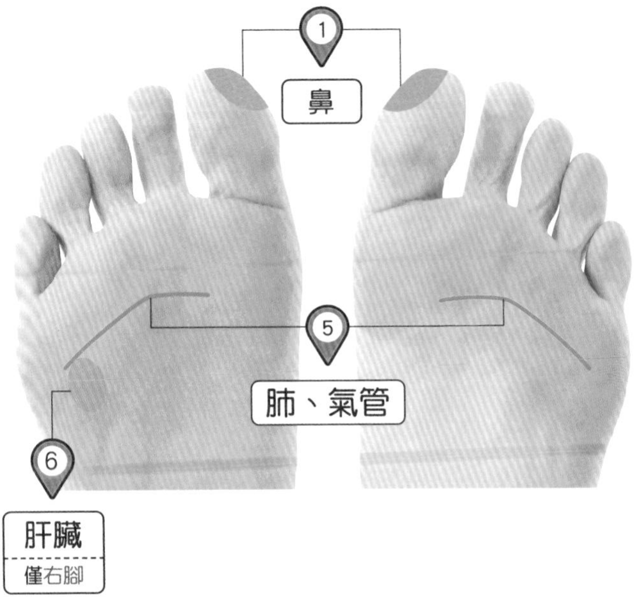

腳背側的解毒地圖

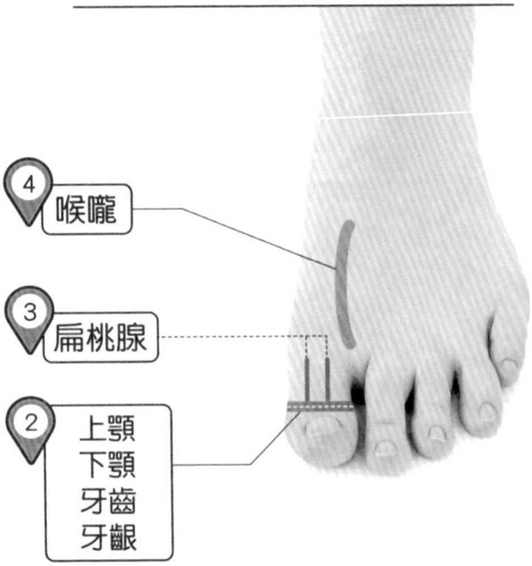

按壓順序

左腳開始	腎臟・膀胱（P.26）	◀鼻❶◀上顎・下顎・牙齒・牙齦❷◀扁桃腺❸◀喉嚨❹◀肺、氣管❺
接著換右腳	腎臟・膀胱（P.26）	◀鼻❶◀上顎・下顎・牙齒・牙齦❷◀扁桃腺❸◀喉嚨❹◀肺、氣管❺◀肝臟❻

4 chapter

打鼾

保養鼻子或喉嚨等造成發生原因的器官

打鼾不單只是降低睡眠品質，更有造成睡眠呼吸中止症的案例，是讓人想要加以改善的症狀。若想要改善就必須去按壓所有跟打鼾有關係的器官的穴道。因效果為即效性，也推薦在旅行時於入睡前進行按壓。

① 鼻

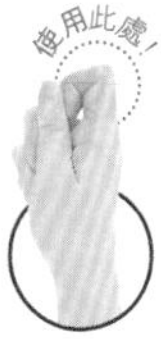

從腳趾大拇趾尖開始往腳趾甲邊緣給予刺激

從腳趾外側側面的大拇趾尖開始到腳趾甲邊緣為止就是鼻子的穴道。此處使用手指食指的第2關節對準穴道，按壓著由上往下滑動。將此動作重複10次。

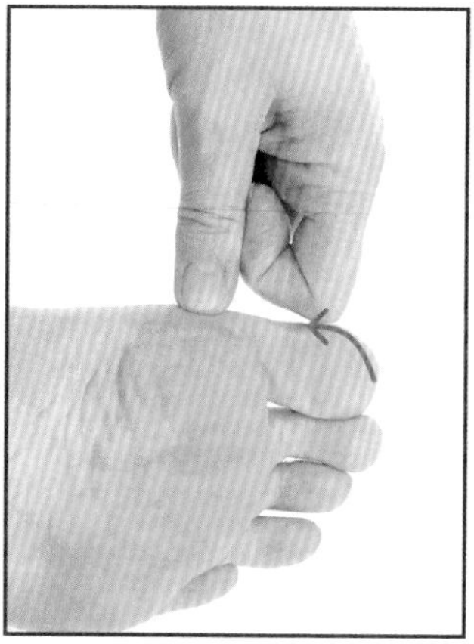

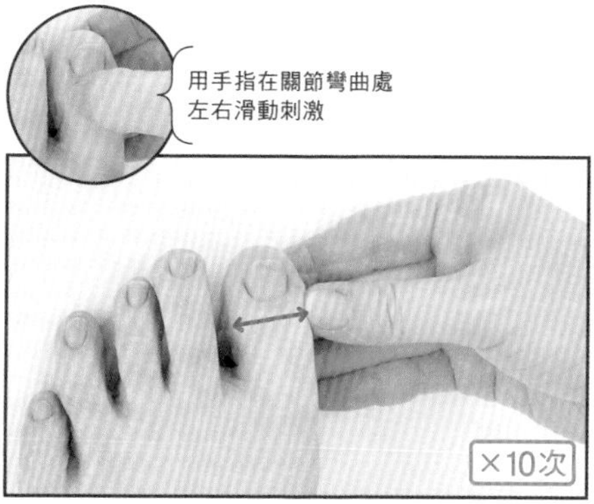

② 上顎・下顎・牙齒・牙齦

用手指拇指的指腹左右滑動

腳趾拇趾的趾甲下方到第1關節之間是下顎・牙齒・牙齦的穴道。此處使用手指的拇指指腹對準穴道，在第1關節彎曲處用手指左右滑動給予刺激。將此動作重複10次。

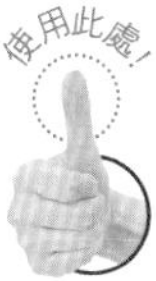

③ 扁桃腺

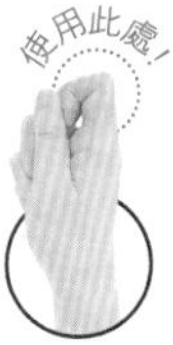

按壓著往腳趾拇趾第1關節以下滑動

從腳趾拇趾的第1關節開始至拇趾根部為止是扁桃腺的穴道。將此處縱向分成2個區塊，用手指食指的第2關節，由上往下分別按壓著滑動10次。

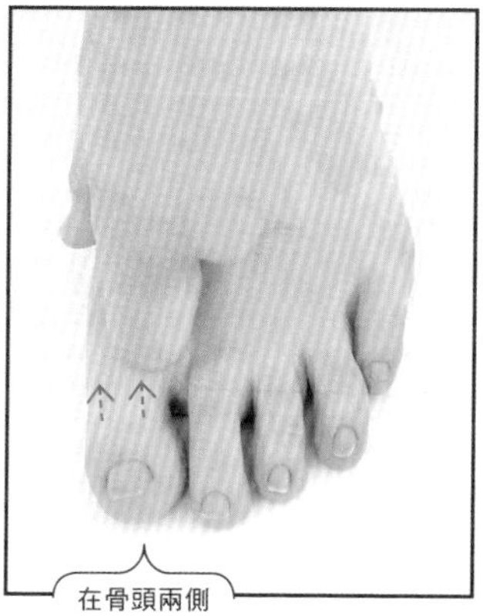

4 喉嚨

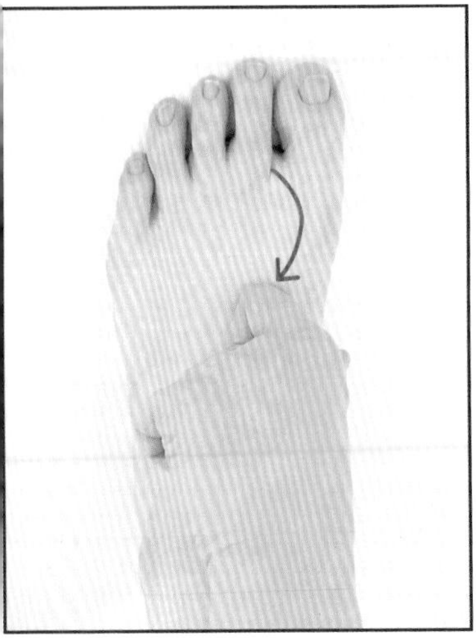

刺激腳趾大拇趾與食趾
骨頭的中間區域

腳的大拇趾與食趾骨頭之間到骨頭末端為止的範圍，靠近拇趾骨頭的內側部分就是喉嚨的穴道。此處使用手指的食指第2關節對準穴道，由腳趾的根部往骨頭末端按壓著滑動，將此動作重複10次。

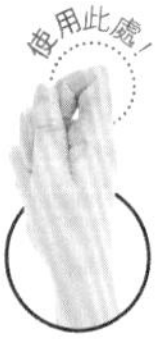
使用此處！

×10次

5 肺、氣管

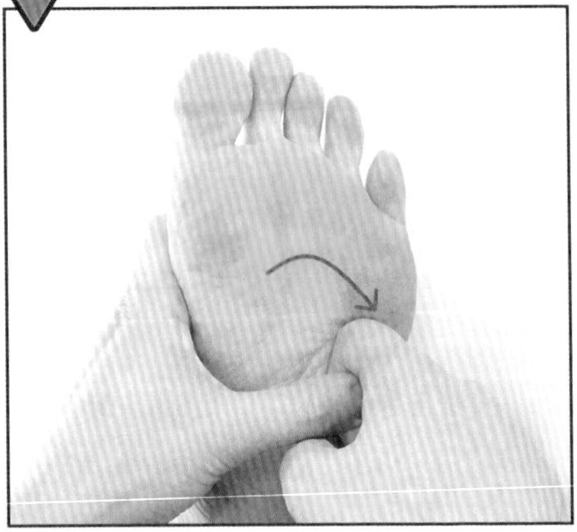

腳底骨頭凸起處的下方，
按壓著由內側往外側滑動

位於腳趾食趾的延長線上，腳底骨頭凸起處的下方開始到小指的下方為止，就是肺、氣管的穴道。此處使用手指食指的第2關節對準穴道，在關節內側放入另一隻手的拇指輔助，按壓著由內側往外側滑動。

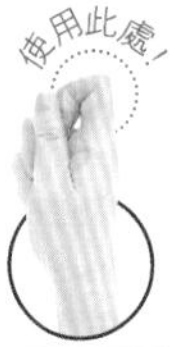
使用此處！

×10次

至此，左腳按壓結束後，
再換右腳進行步驟❶～❻

6 肝臟

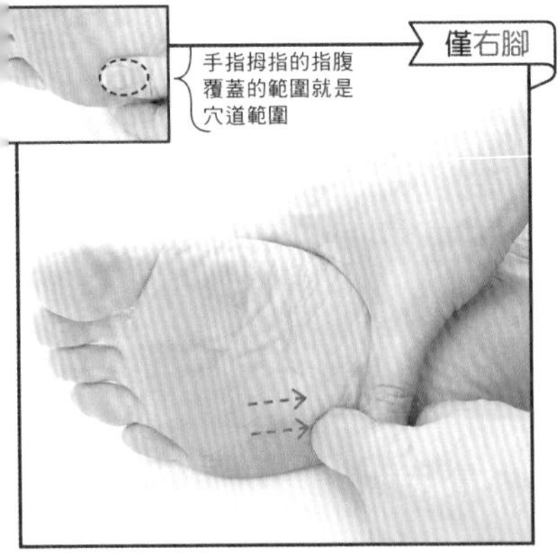
手指拇指的指腹
覆蓋的範圍就是
穴道範圍
僅右腳

使用手指食指的第2關節
按壓著由上往下滑動

位於右腳小趾的延長線上，腳趾根部的骨頭下方，手指拇指對準的範圍就是肝臟的穴道。將此處縱向分成2個區塊，用手指食指的第2關節處對準穴道，在關節內側放入另一隻手的拇指輔助，按壓著由上往下滑動。

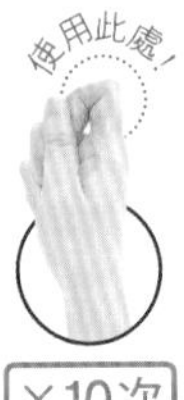
使用此處！

×10次

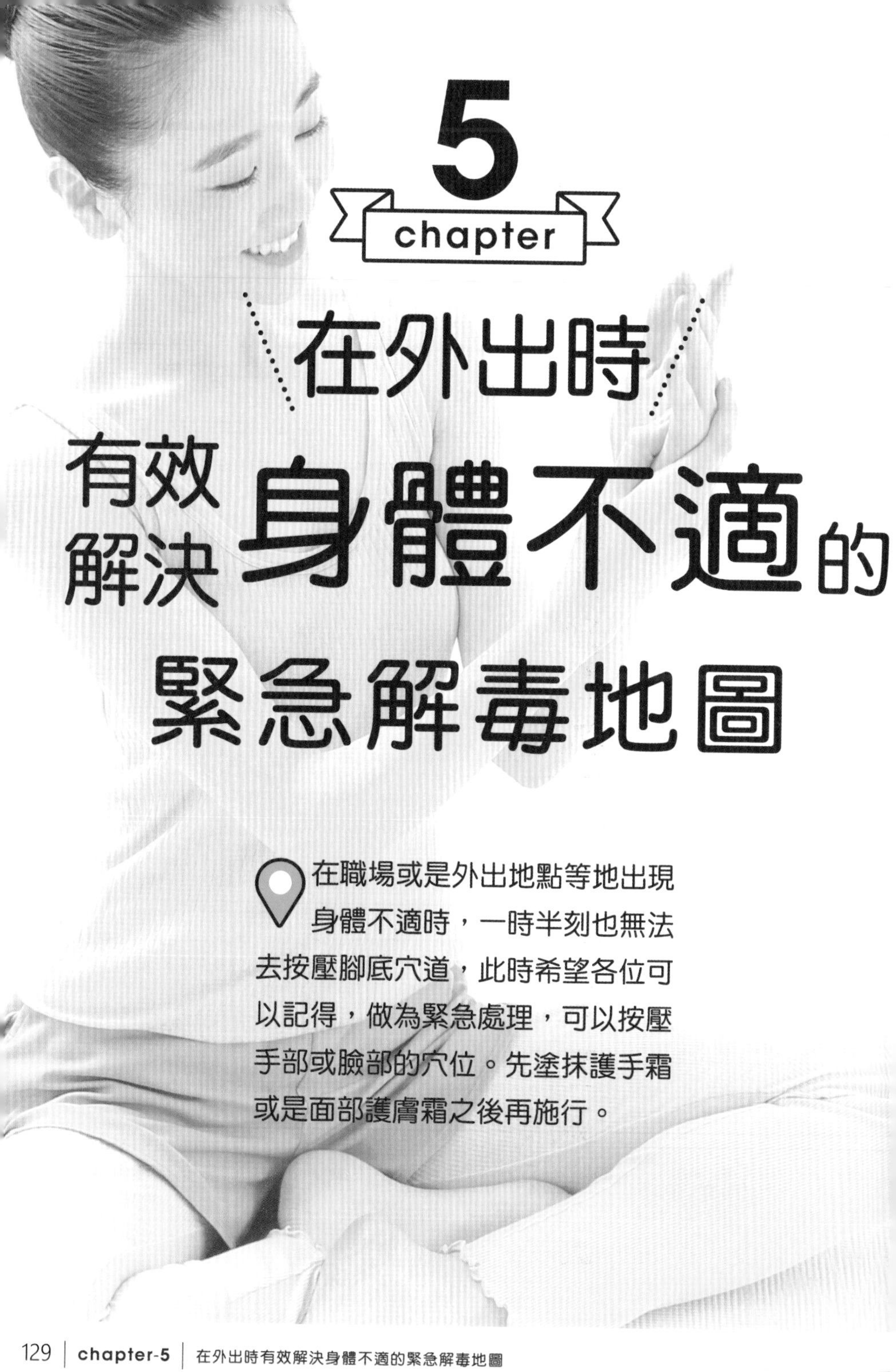

5 chapter

在外出時有效解決身體不適的緊急解毒地圖

在職場或是外出地點等地出現身體不適時，一時半刻也無法去按壓腳底穴道，此時希望各位可以記得，做為緊急處理，可以按壓手部或臉部的穴位。先塗抹護手霜或是面部護膚霜之後再施行。

5 chapter

暈眩・頭痛

刺激三叉神經的穴道或是後頸部

要改善突然發生的暈眩或頭痛症狀，建議按壓手部的三叉神經穴道。穴道位於手指的拇指，因此能夠簡單的進行刺激。另外，當發生頭痛時，按壓後頸的根部也非常有效。當無法立即就醫或吃藥時非常推薦。

手掌的解毒地圖

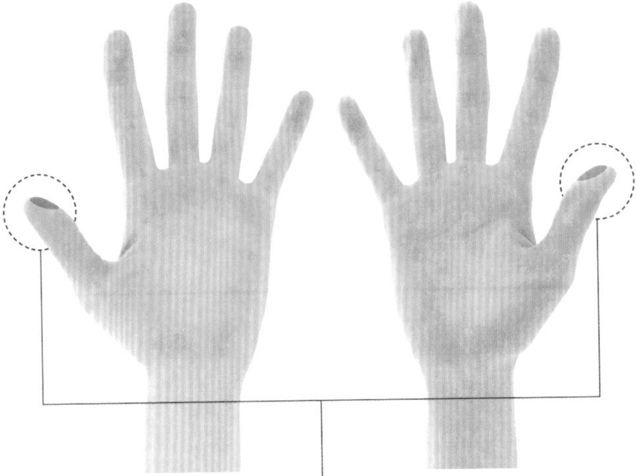

三叉神經

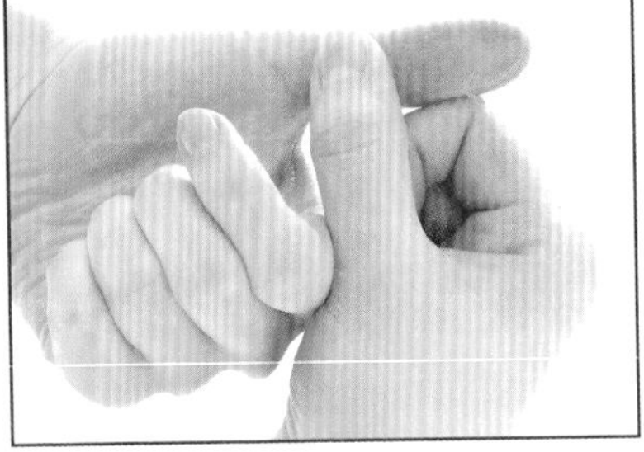

從左手開始進行
左右各10次

按壓著著大拇指內側由上至下滑動

自大拇指內側的指甲前段至指甲根部左右的長度是三叉神經的穴道所在。此處用另一隻手的食指第2關節，由上往下按壓著滑動。用拇指做固定後施行。將此動作重複10次。

這個也能使效果加分！

按壓後頸部的凹陷處

將左右兩手的拇指指腹，放置於後腦髮際線下方凹窩處，並仔細深深地用力按壓3秒後放鬆力道。將此動作重複10次。這對於肩頸痠痛也很有效。

3秒×10次

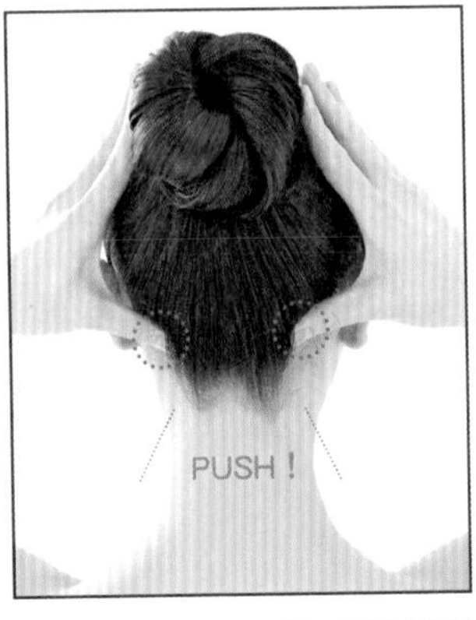

PUSH！

5 chapter

眼睛疲勞

按壓眼部的穴位之外，再加上眼部運動及溫熱保養

在一直使用電腦作業發生眼睛疲勞時，或是眼部發生抽蓄或痙攣時，可以刺激位於手部食指及中指的指根處附近的眼睛穴道。也推薦可以讓雙眼往四個角落移動進行眼球運動，以及用蒸氣浴溫熱保養雙眼等方式。

手掌的解毒地圖

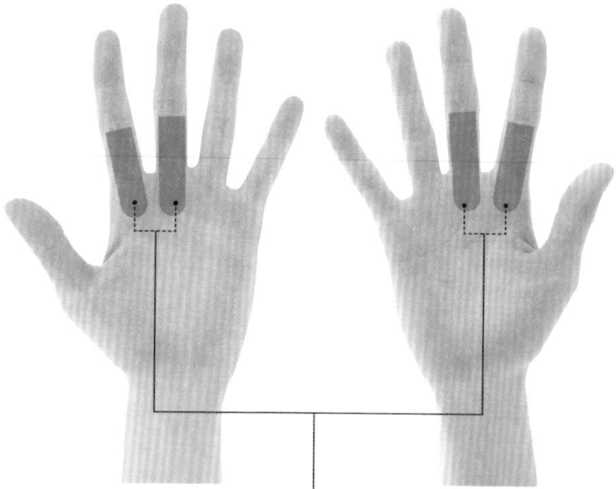

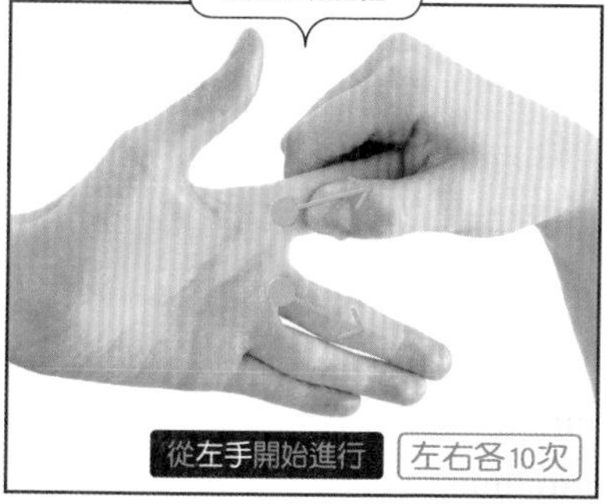

眼睛

用大拇指指腹去上下刺激兩根手指的指根處

自食指及中指的指根處到第2關節處，以及自指根處往掌心延伸至相同長度的地方為眼睛的穴道。此處使用大拇指指腹按壓著上下滑動之後，按壓住指根處往指頭前端的方向拉，將此動作各進行10次。

這個也能使效果加分！

溫熱雙眼

在眼部有抽蓄症狀時…

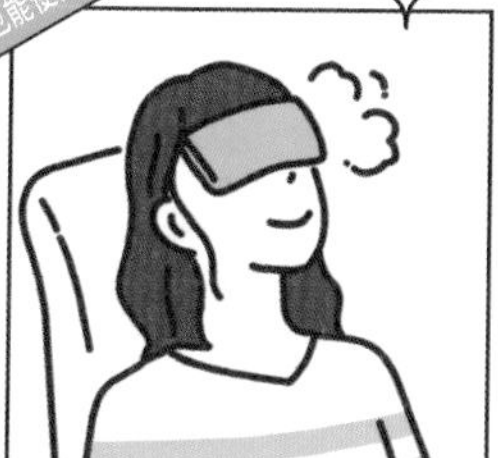

推薦使用熱毛巾進行溫熱。將沾濕的毛巾擰乾後，用微波爐加熱30秒左右，並適當的冷卻之後，靜置於眼睛上一段時間。

眼球運動

疲憊的時候…

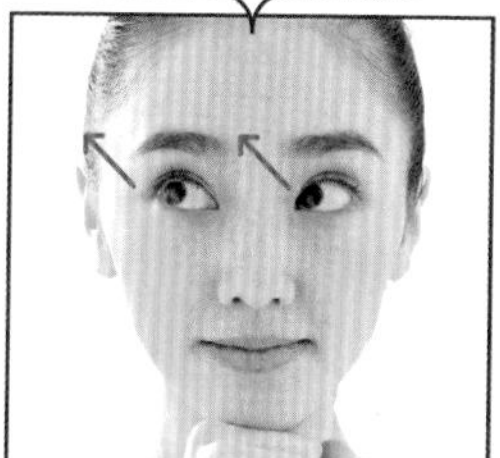

將下巴給固定住，雙眼球往左右兩側的斜上方及斜下方等四周上下左右活動，最後讓眼球轉動一圈。此動作一天施行8次左右，在預防老花眼也很有效果。

5
chapter

減緩腹痛‧吃太多的不適感

透過按壓內臟的穴道來緩和症狀

當突然發生腹痛時，可以按壓於手部的內臟穴道。因為對於全部的內臟都有效果，所以若不知道是哪個臟器發生問題時，也能使用這個方法。特別著重在按壓時會感到非常疼痛感的部分。吃太多或是食欲不振等，在控制食欲上也很有效果。施行結束後請飲用熱開水。

手背的解毒地圖

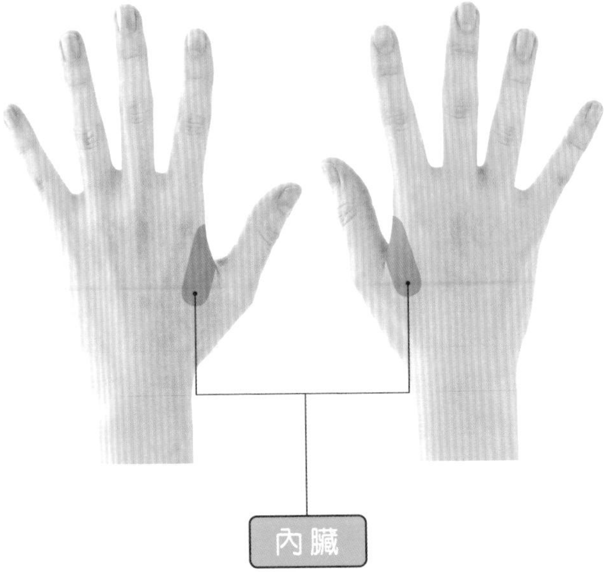
內臟

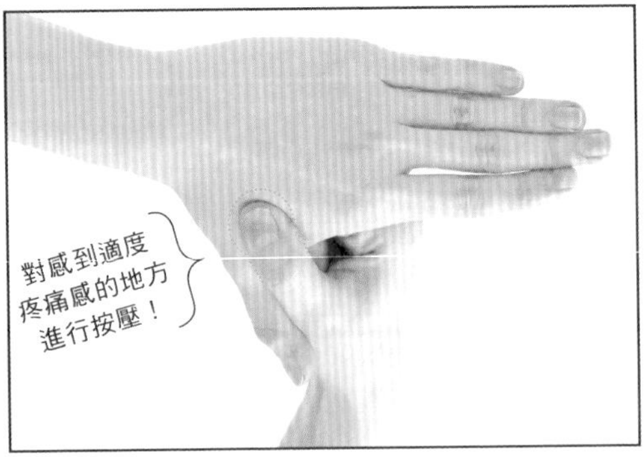
對感到適度
疼痛感的地方
進行按壓！

將內臟穴道用大拇指及食指包夾起來並同時從上下進行刺激

宛若要將大拇指及食指之間的虎口處給遮蔽起來，將另外一隻手的大拇指指腹按壓於此，手心側則用食指的第2關節處由下往上按壓，同時從下上進行刺激。將此動作進行10次。

想像成用食指關節處由下往上按壓

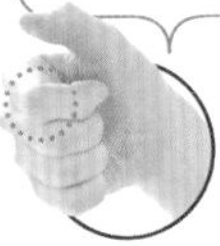

從左手開始進行　左右各10次

5
chapter

牙齒疼痛

刺激位於大拇指指甲下的牙齒穴道

半夜或工作中時突然痛起來，又沒辦法馬上去尋求牙醫求診時，作為應急緩解疼痛方法，可刺激位於大拇指指甲下方的下顎、牙齒、牙齦的穴道。雖然可以暫時緩解牙痛症狀，但仍建議尋求牙醫進行診斷和治療。

手背的解毒地圖

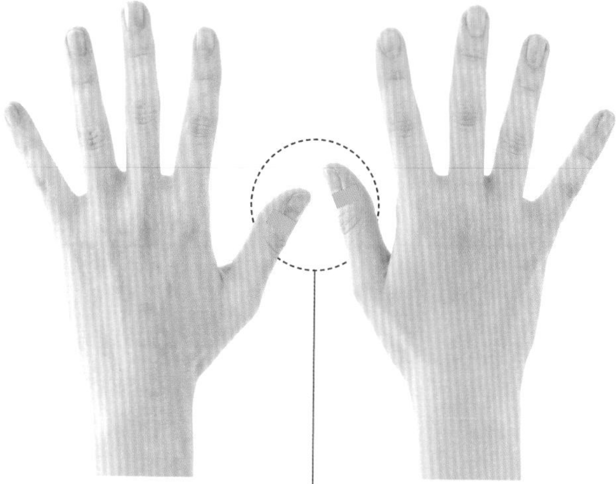

上顎・下顎・牙齒・牙齦

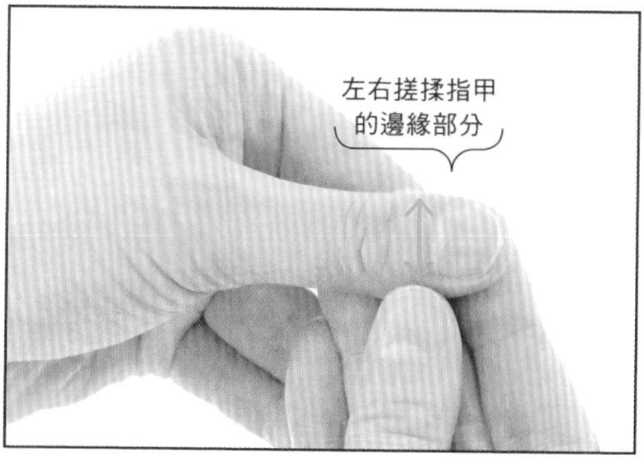
左右搓揉指甲
的邊緣部分

用指腹按壓著大拇指的指甲下方左右滑動

自大拇指指甲下方到第1關節為止，為下顎、牙齒、牙齦的穴道。此處用另外一隻手的拇指指腹指尖處對準穴道，按壓著左右滑動，將此動作重複10次。

從左手開始進行　左右各10次

5
chapter

咳嗽咳不停

刺激胸部的穴道以緩解症狀

突然開始咳嗽咳不停會讓人感到非常難受。這個情況不妨刺激手背上的胸部穴道看看。低頭的話會容易讓咳嗽不止，因此重點是要保持正確姿勢進行穴道刺激。即使抑制症狀，也請盡快尋求醫師進行診斷和治療。

手背的解毒地圖

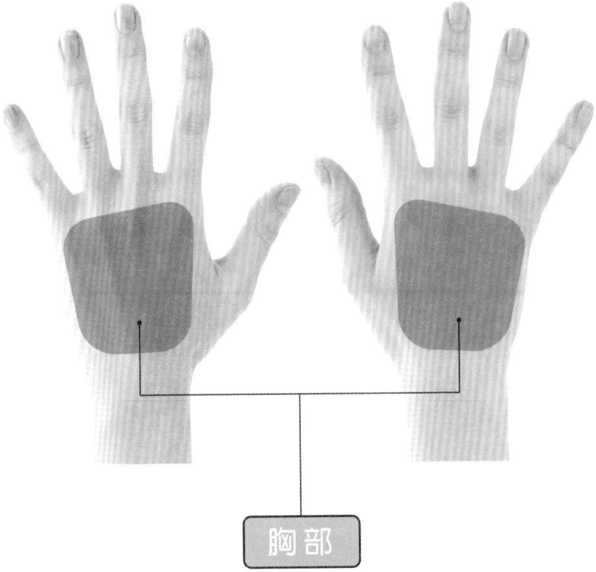

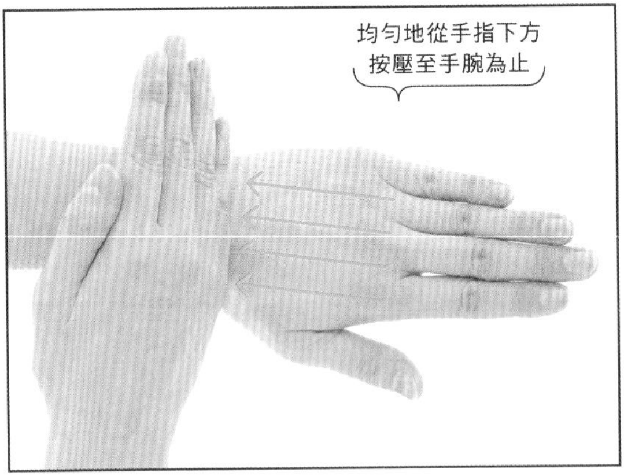

用另一隻手的小拇指側邊對準手背上的穴道，按壓著滑動至手腕

手指下方的手背處整個都是胸部的穴道。此處用另一隻手的小拇指側邊，自手指下方開始按壓著滑動至手腕為止。將此動作進行10次，並全體均勻地進行按壓。

從左手開始進行　左右各10次

5 chapter

鼻塞

按壓位於鼻樑兩側副鼻腔的穴道

因花粉症、過敏性鼻炎或感冒等原因，容易引發鼻塞症狀。若想緩和症狀的話，不妨嘗試按壓鼻樑兩側的副鼻腔穴道，對打噴嚏及流鼻水也非常有效果。即使症狀緩解，也請盡快尋求醫師進行診斷和治療。

臉部的解毒地圖

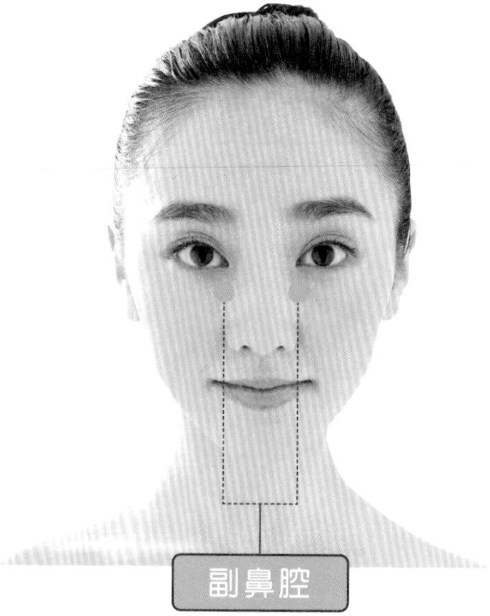
副鼻腔

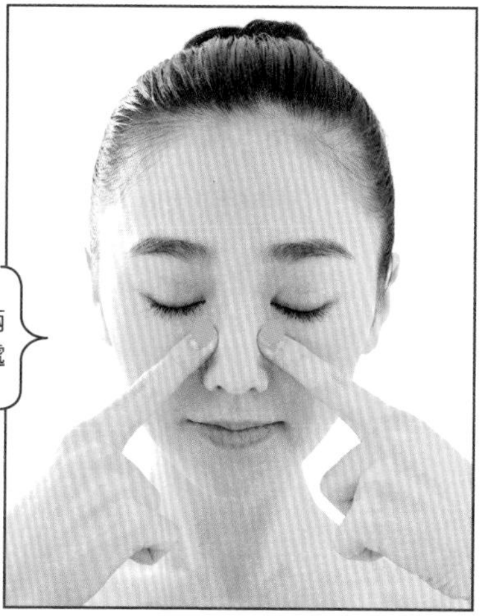
按壓鼻子兩側的凹陷處

用食指的指腹處垂直按壓鼻子兩側的凹陷處

將左右雙手的食指指腹，放於鼻子兩側的凹陷處，用力垂直按壓3秒之後放鬆力道，此動作重複10次。

3秒 × 10次

5
chapter

耳鳴

用按壓耳朵穴道或是拉耳朵來預防

出現耳鳴或是刺耳的噪音等，讓耳朵出現不適的狀況，可以試著按壓耳朵的穴道。除此之外，拉耳朵也是非常有效果的方法。也能有效防止耳朵隨著年齡增長而聽力衰減的問題，務必多加嘗試。

手掌的解毒地圖

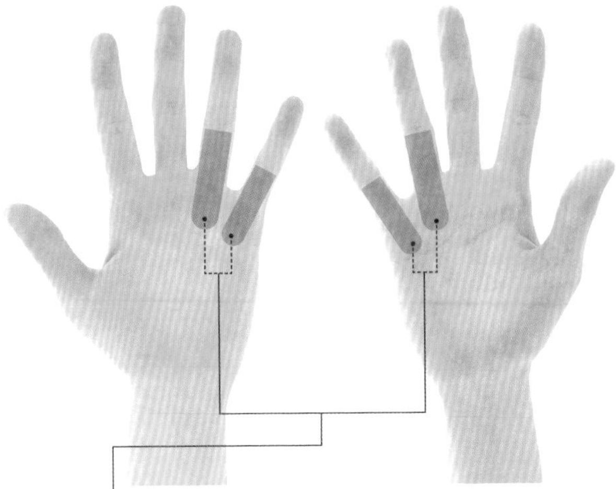

耳朵

用大拇指指腹上下刺激兩根手指的指根處

無名指及小拇指的指根處至第2關節處，及延伸至手掌相同長度的地方是耳朵的穴道。此處用大拇指指腹按壓著上下滑動之後，按壓著指根處並往指尖方向拉。將此動作重複10次。

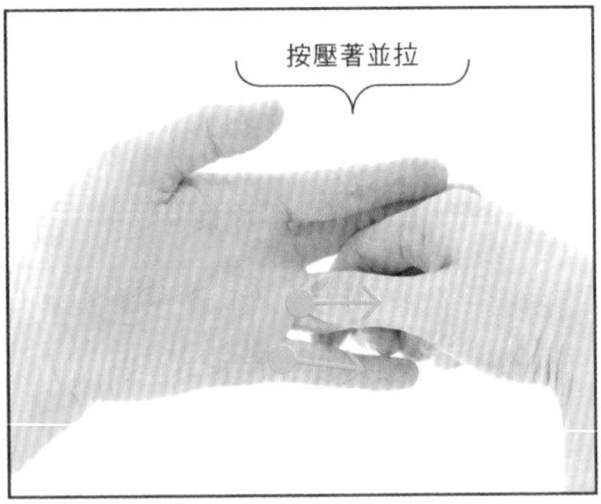

從左手開始進行　左右各10次

這個也能使效果加分！

將耳朵橫向往兩側拉

用雙手夾住雙耳的外緣處，並橫著向兩側拉三秒後放鬆力道。用恰到好處的力道去拉，以整個耳朵外緣為對象，每個地方各實施10次。

3秒×各10次

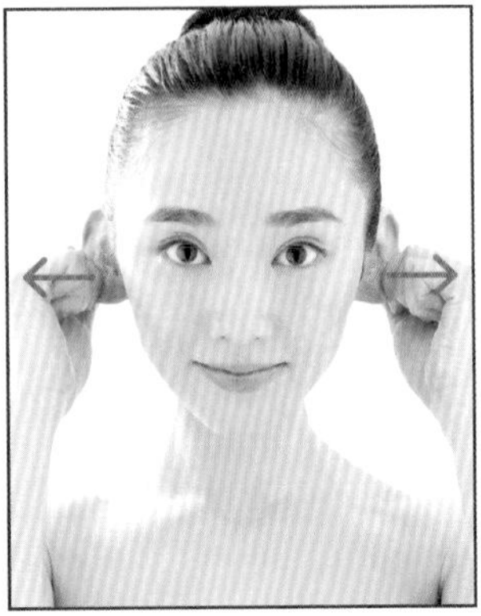

5 chapter

按壓控制平衡的器官之穴道來防止暈眩症狀

搭乘交通工具產生的動暈症狀

搭乘行駛在彎道多的車上、或是坐船時都很容易引發暈車、暈船等動暈症狀。此時可以透過按壓平衡器官的穴道來減輕不適症狀。將這個方法記起來，以後出門在外時便能迅速應對來安心。

手背的解毒地圖

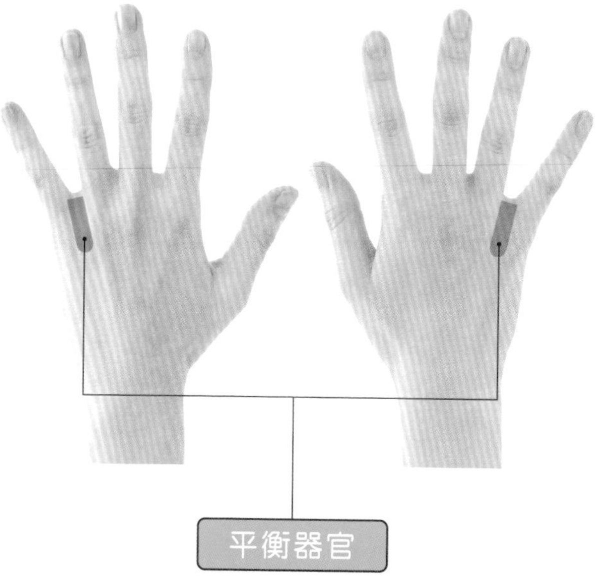

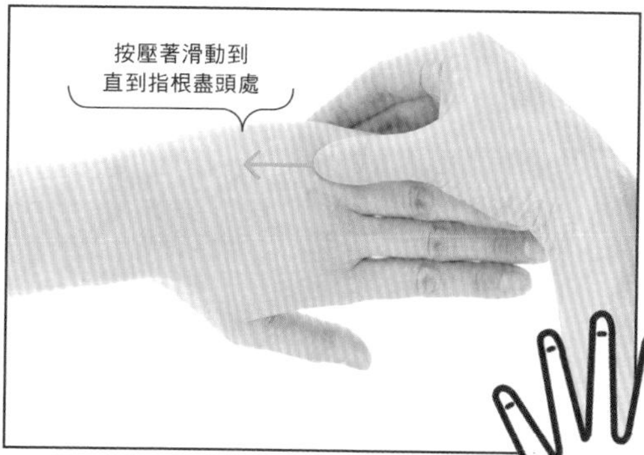

按壓無名指與小指的骨頭之間滑動到盡頭為止

無名指與小指的骨頭之間直到盡頭為止的範圍是平衡器官的穴道。此處將大拇指的指腹平貼放在指根處，並按壓著滑動至盡頭處為止，此動作重複10次。

從左手開始進行　左右各10次

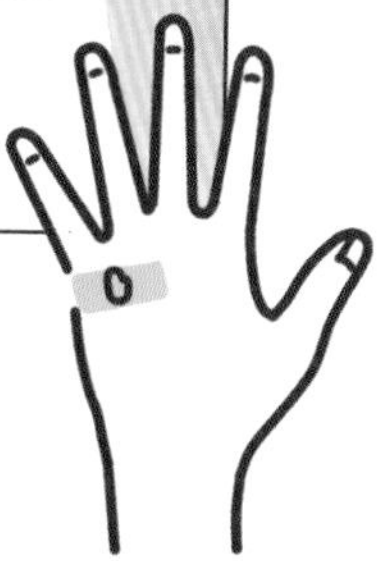

乘坐交通工具容易動暈的人，可以在穴道處貼上OK繃或是米粒也很有效。

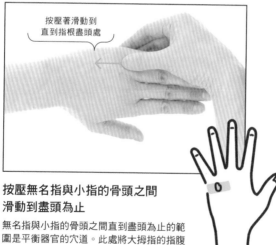

5
chapter

焦躁不安

按壓大腦及腦下垂體的穴道來平復

在感到焦躁不安時，不妨刺激位於大拇指的大腦及腦下垂體穴道吧。不管是哪一個都跟腳趾拇指位於相同位置，但手部的無論何時都能按壓，記住的話會非常方便。用原子筆等工具的前端處按壓腦下垂體的穴道也可以。

手掌的解毒地圖

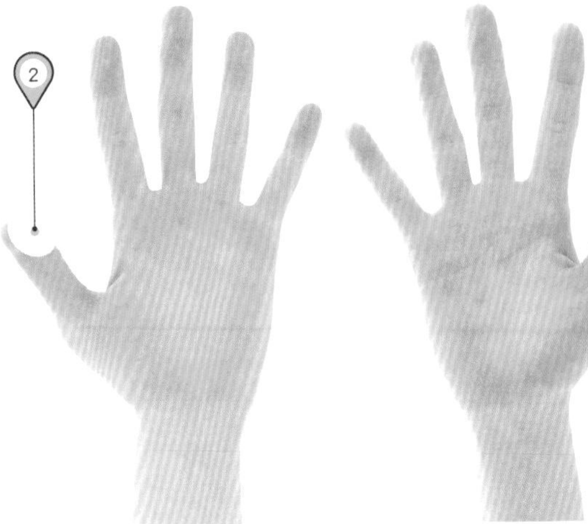

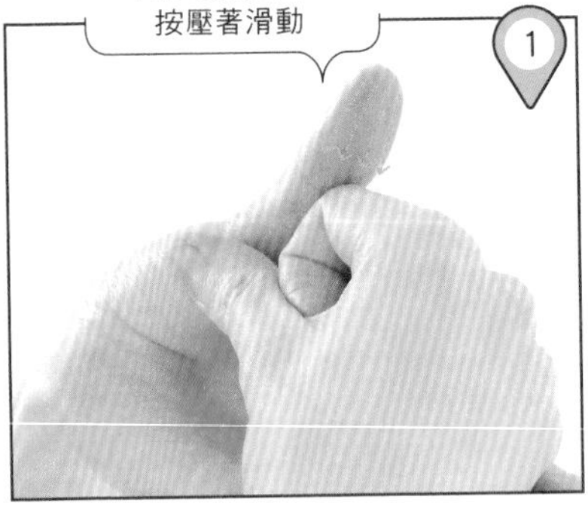

從左手開始進行　每一個箭頭按壓10次

大腦

用食指的第2關節處由上往下按壓大拇指指腹

整個大拇指指腹處是大腦的穴道。此處使用另一隻手的食指第2關節處對準穴道，由上往下按壓著滑動。將大拇指指腹縱向分成4個區塊，各區塊重複10次。

腦下垂體

按壓大拇指指腹中央到最底處

位於大拇指指腹正中央處是腦下垂體的穴道。此處使用食指第2關節處內側對準穴道，垂直按壓到底，維持3秒後放鬆力道，並重複按壓10次。

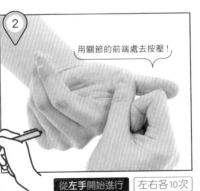

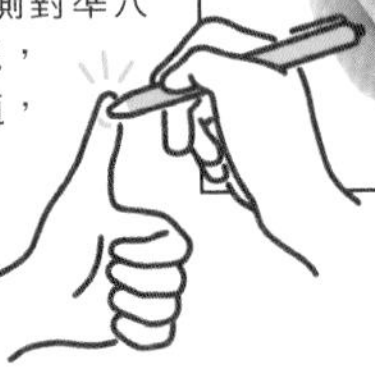

從左手開始進行　左右各10次

5 chapter

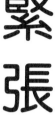

緊張

按壓手掌心來達到放鬆效果

在簡報發表或是面試前等，面臨各種感到緊張的場面時，不妨事先按壓位於手掌心正中間的腹腔神經叢穴道。可以緩解緊張，達到放鬆效果。除了可以預防因緊張而引發的胃痛外，也非常推薦容易因緊張而流手汗的人。

手掌的解毒地圖

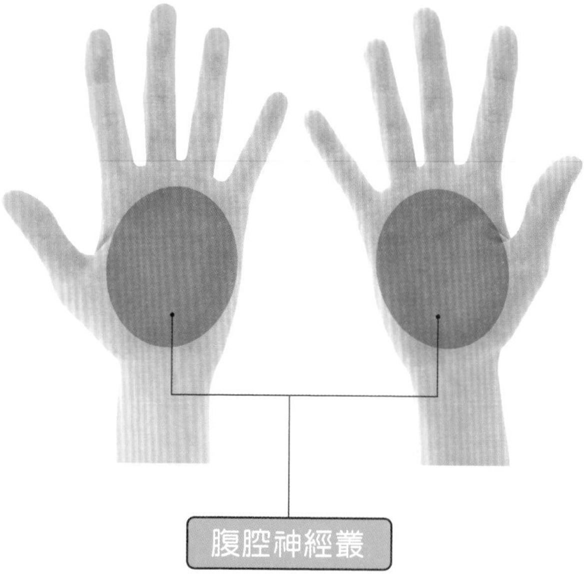
腹腔神經叢

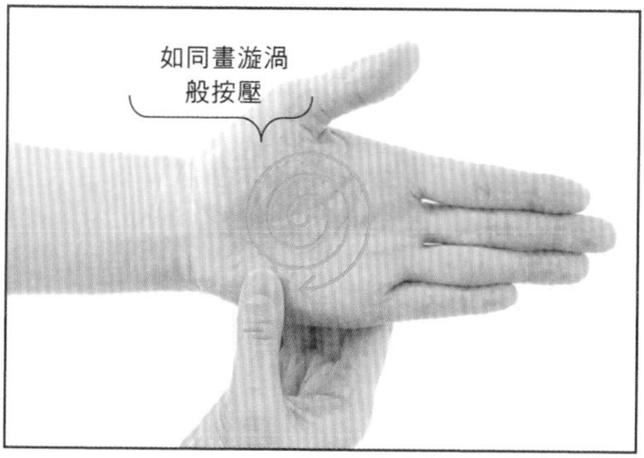
如同畫漩渦
般按壓

用拇指的指腹在手掌上如畫圓般按壓著滑動

手掌心整體為腹腔神經叢的穴道。用另外一隻手的拇指指腹放置於手掌正中心，邊畫圓邊按壓著滑動。用手指畫圓時，越往外側圓要越畫越大。重複此動作10次。

從左手開始進行　左右各10次

對於沒有精神或無法活動的人細心照護

想更加珍視的人 Matty式 腳底按摩

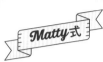

在這裡介紹可以為因生病而無法自由活動身體的人或是伴侶，自己所珍視的人按壓的腳底按摩方法。可以讓對方身體放鬆，務必請嘗試看看。

為對方著想的那份溫厚的心意是非常重要的

要對他人施行腳底按摩，因為有一不小心就讓人受傷的風險，若不是受過專業訓練者來施行是非常困難的，然而其實是有可以安全施行的方法。那就是左頁所記載的3個方法。對於長期躺著、末梢血液循環阻塞的人，嘗試拉拉腳趾就是不錯的方法及也有助於改善水腫及身體發冷等症狀。腳踝矯正不僅可以予防、改善腰部痛及膝蓋痛，希望孩子長高時也十分有效。刺激腳後跟除了能預防失智症之外，也有提升性慾及預防不孕等效果，非常推薦施行於伴侶身上。

但是，要注意因腳底附著了許多雜菌，一定要先用濕紙巾仔細擦拭足部保持清潔，並在腳尖處蓋上毛巾。請帶著為對方著想的溫厚心意去進行按摩。

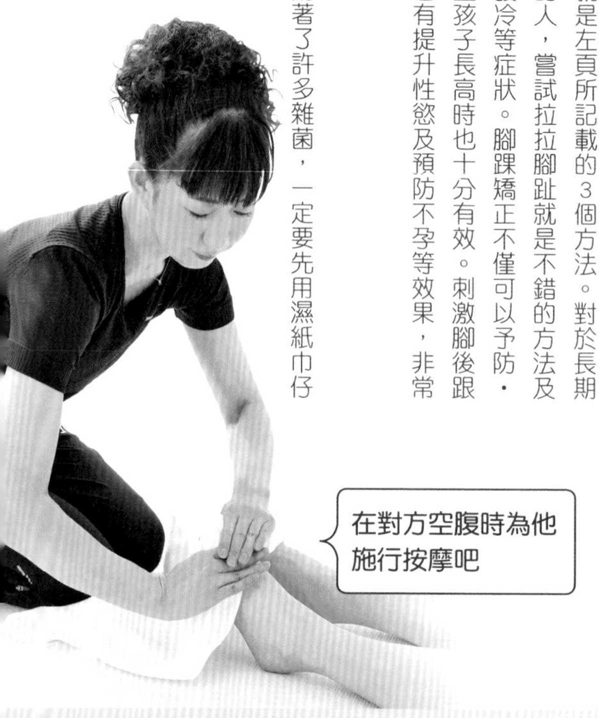
在對方空腹時為他施行按摩吧

腳踝矯正

除了預防腰部及膝蓋的疼痛外，在想要讓孩子長高時也可以施行。也可以預防因高齡而讓身高變矮的狀況。

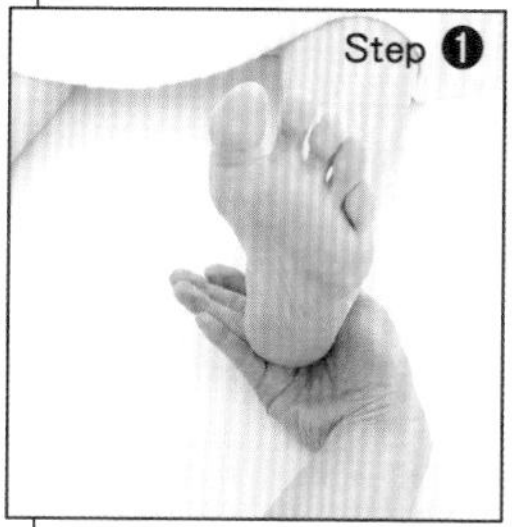

將對方的腳後跟放在自己的手心上

將對方其中一隻腳的腳後跟，放在自己的手掌心上。

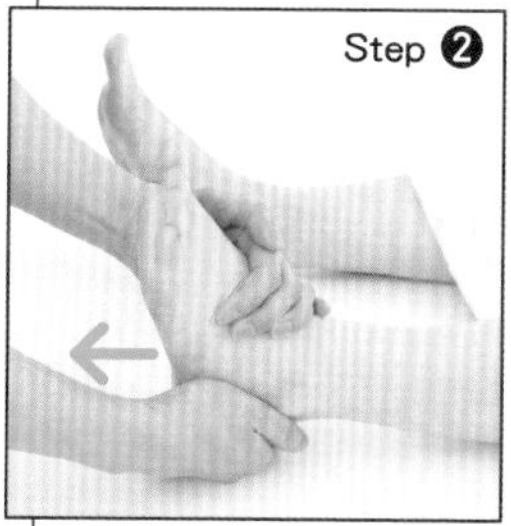

托住腳後跟並往自身方向拉

另外一隻手放在腳的腳背上，托著腳後跟往自身的方向拉。將此動作重複10次，施行此動作後建議躺臥著休息30分鐘，所以最適合在睡前施行。

刺激腳後跟

腳後跟為刺激性慾的穴道，而在女性更年期、男性性慾減少後則變成防止失智症的穴道。

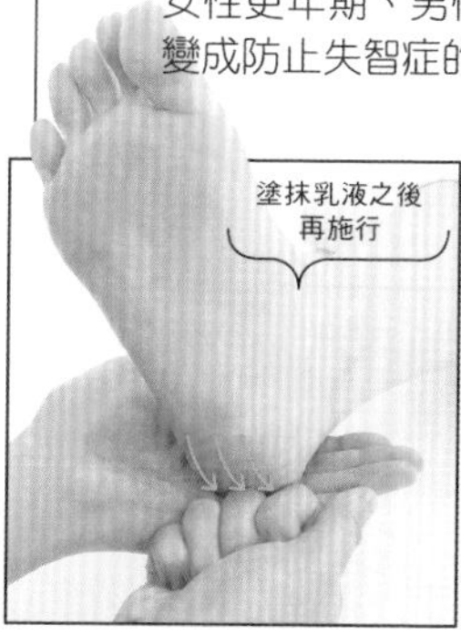

按壓著腳後跟由上往下滑動

將對方的腳後跟放在手掌心上，另一隻手握拳，並用食指、中指及無名指的第2關節處，由上往下按壓著滑動。將此動作重複10次，左右都要施行。

推拉腳趾

長時間一直維持躺臥狀態的話，會讓末端血液循環停滯。這個動作可以改善血液流動，幫助症狀能早日康復。

Step ❶

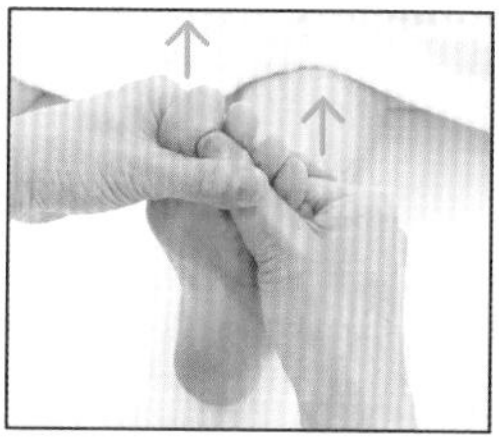

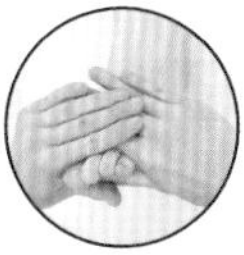

將左右兩手緊緊重疊在腳背處，並用雙手將腳包覆住。

將腳趾包覆，並往正上方拉

將自己雙手大拇指以外的手指，放在對方腳背上，並提起腳趾往正上方拉。

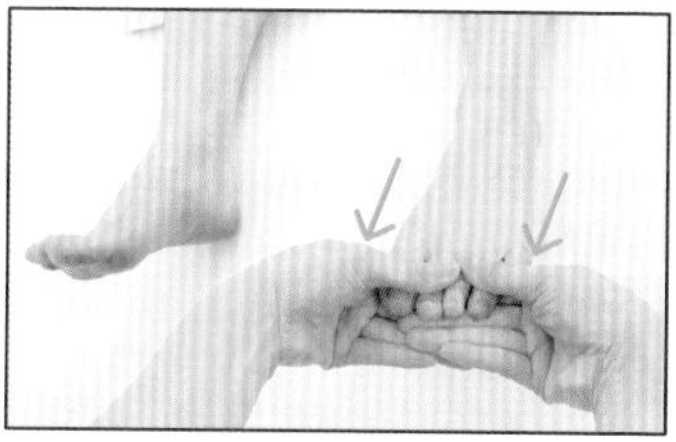

提起腳趾往自身方向拉

接下來，將大拇指以外的手指放在對方腳底側，並提起全部的腳趾，從趾根處往自身的方向拉。用恰到好處且加上利用體重，稍加加強的力道去拉。

Step ❷

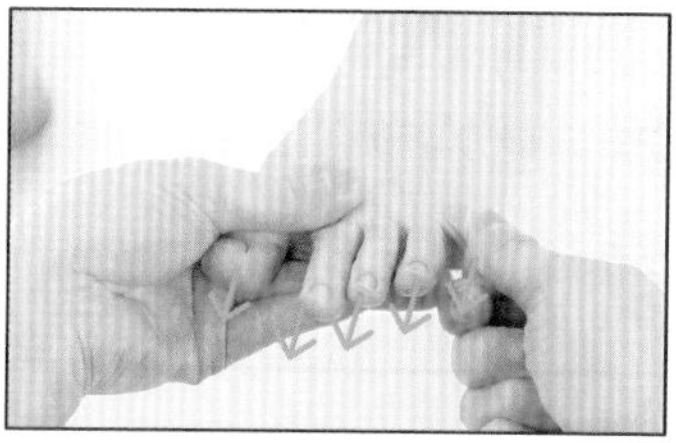

依序去拉每根腳趾

接下來將所有的腳指，從趾根處依序一根一根往自身的方向拉。
此時，也使用對方感到恰到好處的力道，邊向對方確認力道強度邊施行。左右兩腳進行一樣動作。

寫在最後

不知道各位讀者是否已經嘗試過書中所介紹的方法了呢？

我的沙龍最大的特色就在於，我會對光顧的客人傳授各種絕對能在自家中施行的自我照顧的方式。

所以我其實並不希望客人們時常來光顧，而是身體能夠得到某種程度上的改善，記住自我照顧方式的客人，最終能夠從我這裡「畢業」。之所以會如此希望的理由在於，不單只是來到我店面的時間，而是每天無時無刻都要孜孜不倦地照護身體才是最重要的。

堆積在體內的新陳代謝產物會每天日進積累，所以每天進行解毒是維持美麗與健康所不可或缺的。

而本書正是為了讓各位可以輕鬆簡單的進行自我照顧所撰寫的書。

蔓延著各種病菌的現在，也成為了比起過往更加重視人們的免疫力及健康狀態的時代。

雖然要持續地進行運動比較困難，若是在家裡隨時可以施行的腳底按摩，這是不論是誰都可以輕鬆做到的健康方法。

從平時便能孜孜不倦地持之以恆實施的話，便能改善許多身體上的不適，也能打造出不會輸給疾病的強健身體。另外，這次也介紹了能對他人施行的足部按摩，即使只有一點也好，也能使珍視的人身體放鬆舒緩。解毒地圖正是讓身心邁向健康大道的路標。

本地圖若能多少為各位在維持健康上派上用場的話，對我來說沒有比這更高興的事了。

藉由按壓穴道，一同朝向精神飽滿、神采飛揚的未來前進吧。

腳底按摩師 Matty

台灣廣廈國際出版集團
Taiwan Mansion International Group

國家圖書館出版品預行編目（CIP）資料

腳底按摩身體排毒地圖：一目了然的反射區對症按壓圖典，治痠解痛、修復臟器，從頭到腳改善所有不適與常見病症！/ Matty作；彭琬婷譯. -- 初版. -- 新北市：蘋果屋, 2021.08
面； 公分
ISBN 978-986-06689-1-9（平裝）
1.按摩 2.腳 3.健康法

413.92 110010244

蘋果屋
APPLE HOUSE

腳底按摩身體排毒地圖

一目了然的反射區對症按壓圖典，治痠解痛、修復臟器，從頭到腳改善所有不適與常見病症！

作　　者／Matty
譯　　者／彭琬婷
編輯中心編輯長／張秀環・**編輯**／張秀環
封面設計／何偉凱・**內頁排版**／菩薩蠻數位文化有限公司
製版・印刷・裝訂／東豪・弼聖・秉成

行企研發中心總監／陳冠蒨
媒體公關組／陳柔彣
綜合業務組／何欣穎

發 行 人／江媛珍
法律顧問／第一國際法律事務所 余淑杏律師・北辰著作權事務所 蕭雄淋律師
出　　版／蘋果屋
發　　行／蘋果屋出版社有限公司
地址：新北市235中和區中山路二段359巷7號2樓
電話：（886）2-2225-5777・傳真：（886）2-2225-8052

代理印務・全球總經銷／知遠文化事業有限公司
地址：新北市222深坑區北深路三段155巷25號5樓
電話：（886）2-2664-8800・傳真：（886）2-2664-8801
郵政劃撥／劃撥帳號：18836722
劃撥戶名：知遠文化事業有限公司（※單次購書金額未滿1000元需另付郵資70元。）

■出版日期：2021年08月
ISBN：978-986-06689-1-9

心とからだの解毒地図
Kokoro to Karada no Gedokuchizu

First published in Japan 2020 by Gakken Plus Co., Ltd., Tokyo
Traditional Chinese translation rights arranged with Gakken Plus Co., Ltd.
through Keio Cultural Enterprise Co., Ltd.